眼底多波长激光炫彩成像图解

Illustration of Multi-color Laser Imaging on Ocular Fundus

主　编　王　敏

编　者（以姓氏笔画为序）

王　敏　王雨微　叶晓峰　张勇进　冯超逸

刘　卫　周　瑶　常　青　徐格致　宣　懿

黄咏恒　高晓雅　黎　蕾

编者单位　复旦大学附属眼耳鼻喉科医院

人民卫生出版社

图书在版编目（CIP）数据

眼底多波长激光炫彩成像图解 / 王敏主编. —北京：
人民卫生出版社，2020

ISBN 978-7-117-29829-2

Ⅰ．①眼… Ⅱ．①王… Ⅲ．①眼底疾病－影象诊断－
图解 Ⅳ．①R773.404-64

中国版本图书馆 CIP 数据核字（2020）第 044665 号

| 人卫智网 | www.ipmph.com | 医学教育、学术、考试、健康，
购书智慧智能综合服务平台 |
| 人卫官网 | www.pmph.com | 人卫官方资讯发布平台 |

眼底多波长激光炫彩成像图解

主　　编：王　敏
出版发行：人民卫生出版社（中继线 010-59780011）
地　　址：北京市朝阳区潘家园南里 19 号
邮　　编：100021
E - mail： pmph @ pmph.com
购书热线：010-59787592　010-59787584　010-65264830
印　　刷：北京盛通印刷股份有限公司
经　　销：新华书店
开　　本：787×1092　1/16　印张：23
字　　数：574 千字
版　　次：2020 年 4 月第 1 版　2020 年 4 月第 1 版第 1 次印刷
标准书号：ISBN 978-7-117-29829-2
定　　价：198.00 元
打击盗版举报电话：010-59787491　**E-mail：WQ @ pmph.com**
质量问题联系电话：010-59787234　**E-mail：zhiliang @ pmph.com**

前　言

多波长激光炫彩成像技术是近年来新出现的眼底影像技术。该技术展示的眼底图像信息较传统眼底彩照更丰富，炫彩成像技术联合 OCT 扫描能更好地揭示视网膜和脉络膜疾病过程中眼底结构的变化。由于该技术较新，炫彩成像的读片还暂不为广大眼科医生所熟悉，很多眼科医生对炫彩图像的解读了解得很少，迫切需要一本图谱指导眼科医生读图，才能把该技术很好的应用起来。本图谱介绍了多波长激光炫彩成像的技术原理，并通过大量视网膜疾病、脉络膜疾病、青光眼和神经眼科疾病的多波长激光炫彩成像的图片解读，帮助眼科医生理解该技术，了解炫彩成像的优势，并学会读图，以便充分把这项新技术应用在临床工作中。任何眼科疾病的诊断都不能靠单一的辅助检查实现，任何一个影像学技术都有其独有的优势和不足，所以图谱中的所有病例除了突出炫彩成像的特点和优势以外，还配有其他影像学资料，以帮助读者从多模式影像的角度全面理解疾病。本图谱病例丰富，所有病例均来自作者日常工作中接诊的常见多发病和部分少见病，实用性和可读性强，是广大眼科医生、检查科室人员和研究生学习掌握该技术的有用参考书。在眼科影像技术大发展的今天，希望炫彩成像技术能成为眼科影像学的又一把利器，为眼科疾病的诊断发挥新的作用。

我要衷心感谢所有作者对本图谱的贡献，感谢他们提供的优秀病例，感谢他们对图谱编写提出的宝贵建议和意见，感谢图像采集者拍摄的高质量图片，感谢高视医疗公司提供的设备技术支持。

本图谱是我国第一部关于眼科多波长激光炫彩成像技术的专著，也是我们对该项新技术不断实践和探索的一点体会和经验总结。我们感觉到炫彩成像在某些病例的解读上还值得进一步探讨，所以难免有不足之处，希望读者能从图谱中获益的同时，也能给我们提出宝贵意见，共同提高对炫彩成像技术的认知和应用水平。

王敏

2020 年 2 月

致 谢

本书得到上海市重中之重临床医学中心项目"上海市眼部疾病临床医学中心（2017ZZ01020）"和上海市视觉损伤与重建重点实验室的支持，在此表示衷心感谢！

目 录

第一章 眼底多波长激光炫彩成像原理和特征

第一节 共焦扫描激光眼底成像技术简介

共焦扫描激光眼底成像技术或称共焦扫描激光检眼镜技术是扫描激光检眼镜技术的更新,它的图像有很高的对比度,并和照明波长无关。共聚焦是指探测器与聚焦在视网膜上的扫描光斑焦点共轭。在此条件下,当瞳孔成像在快速扫描镜上时,成像效果最佳,且在扫描时,光斑在瞳孔处是静止不动的。

炫彩成像的扫描过程也采用了共焦扫描激光成像技术,共焦扫描激光检眼镜使用近红外二极管激光光束,以光栅方式快速扫描后极,类似于电视在显示器上创建图像的方式。通过与视网膜平面共轭的共焦光电二极管检测反射光,并将数字化图像存储在计算机中。信号探测器只接收来自焦平面的反射信号,非焦平面的反射信号则被完全滤除,从而可以获得高分辨率和高对比度影像(图 1-1-1)。

扫描激光检眼镜技术目前主要应用于视网膜和角膜的诊断性成像,有助于辅助诊断黄斑疾病、其他视网膜疾病、青光眼、神经眼科疾病和角膜病。扫描激光检眼镜技术联合自适应光学技术还能更细致地观察视网膜的感光细胞。

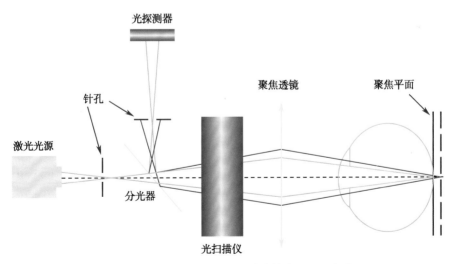

图 1-1-1 共焦扫描激光眼底成像技术原理示意图

第二节　多波长激光炫彩成像原理

多波长激光炫彩眼底成像（multicolor imaging，以下简称炫彩成像）是近几年来新出现的一种全新的眼底影像技术，它采用超级发光二极管作为光源，以三束不同波长（488nm、515nm、820nm）的激光同时扫描眼底，由于不同波长激光的组织穿透力不同，可以分别获取到不同深度、不同层次的组织结构反射信号，然后系统对各波长激光反射信号的强度信息进行整合处理，依据一定的算法，利用数字技术进行颜色综合处理，分别将 488nm 波长的信号转换成蓝色，515nm 波长的信号转换成绿色，820nm 波长的信号转换成红色，并进行合成，得到高分辨率的炫彩（multicolor）眼底图像（图 1-2-1）。为了使炫彩图像的色调更符合眼科医生的阅片习惯，设计者在软件默认设置中刻意减少了蓝色和绿色成分而增加了红色成分，使得图像整体上更加接近传统眼底彩照中的红色调，如果有特殊临床需求（如需要观察浅表的视网膜前膜时），则可以通过"蓝绿增强模式"来增加蓝色和绿色成分而更有利于对浅表病变的观察分析。

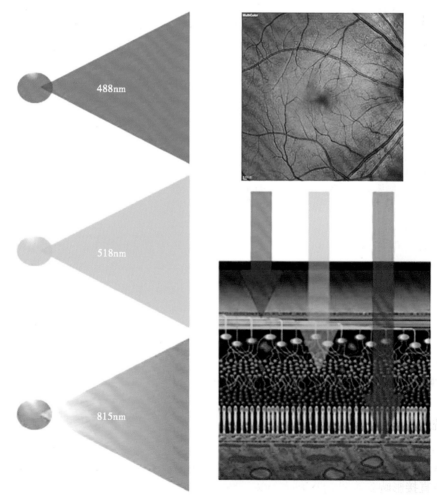

图 1-2-1　多波长激光炫彩眼底成像原理示意图

第三节 三种不同波长激光的特性

由于激光的组织穿透力随波长的增加而增强，因而在同时扫描眼底的三束激光中，波长488nm的蓝光主要聚焦在玻璃体视网膜交界面和表层视网膜，波长515nm的绿光主要聚焦在内层视网膜，包括视网膜血管层，而波长820nm的红外光则可穿透至外层视网膜和部分脉络膜，作用于视网膜色素上皮（retinal pigment epithelium，RPE）层和脉络膜层。

受到外来光波照射时，光波会和组成物体的微粒发生作用。由于组成物质的分子和分子间的结构不同，致使入射光分为三个部分：一部分被物体吸收，一部分被物体反射，一部分则穿透物体继续传播（透射）。

第四节 炫彩成像与OCT联合

使用炫彩成像拍摄眼底图片的同时，还可实时联合海德堡Spectralis频域OCT进行拍摄（图1-4-1），通过实时点对点对比炫彩图像和OCT图像的结构改变，可以精准解读炫彩图像，实现更全面和准确的诊断，更好的理解发病机制。

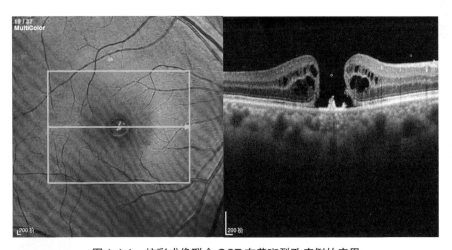

图1-4-1 炫彩成像联合OCT在黄斑裂孔病例的应用

第五节 传统眼底彩色照片和炫彩眼底成像的区别

传统或普通光学眼底相机是一次性向整个视网膜照射具有各种波长成分的白色光，捕捉所有反射光并进行图像信息处理。由于捕捉的反射光中包括各层发出的散射光，因此有可能导致整体图像变得模糊不清并含有混杂信号（图1-5-1）。并且在使用眼底相机时，瞳孔的大小将直接影响到达眼底的拍摄光线。炫彩成像与传统眼底照相不同的是炫彩成像采用的共焦激光技术只获取透过针孔的反射光，不受散射光和焦点面以外的混杂光的影响，可获得高对比度的焦平面高清图像。由于是激光扫描成像,炫彩成像不受瞳孔大小的影响,甚至整个后极部眼底均清晰可见,可获得以像素为单位的高清图像信息。

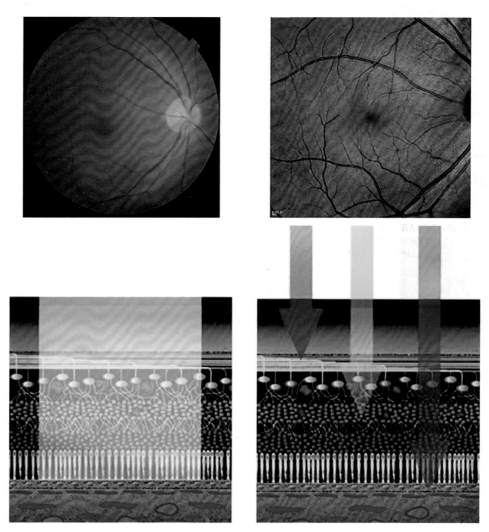

图 1-5-1 传统眼底彩照和炫彩成像原理的区别

🔹 第六节　炫彩图像的解读

一、正常眼底多波长炫彩图像的解读

在炫彩成像过程中,眼底不同组织、不同病变对不同波长激光的吸收、反射、透射的程度是明显不同的,信号探测器采集到各波长激光的反射信号而呈现出相应波长激光的反射图像(蓝光反射图像、绿光反射图像、红外光反射图像),可以分别显示出各波长激光对于不同病变的信号特征。蓝光照射在视网膜神经纤维层(RNFL)反射最强,而叶黄素对蓝光吸收最强,血液对蓝光也有很大程度的吸收,因此在蓝光反射图像中,RNFL 显示为强反射信号,黄斑区

由于叶黄素的分布而显示为弱反射信号，出血亦显示为弱反射信号。血液对绿光的吸收最强（强于对蓝光的吸收），硬性渗出对绿光的反射最强，因此在绿光反射图像中，出血、血管瘤、新生血管等病变均显示为明显的弱反射信号，硬性渗出则显示为明显的强反射信号。红外光照射在水中会被明显吸收，因而积液、水肿在红外反射图像中显示为明显的弱反射信号，而某些色素（黑色素、脂褐质等）对红外光反射很强而显示为强反射信号，但叶黄素对红外光几乎全部透射，因此在红外反射图像中则基本不显示。以上内容对解读炫彩成像很重要。

　　正常黄斑区炫彩成像采集完后会生成 4 幅图像，分别是炫彩图像、蓝光反射图像、绿光反射图像和红外光反射图像（图 1-6-1）。炫彩图像黄斑呈橘红色，中心凹色暗，黄斑周围可呈浅黄绿色，其余视网膜呈均匀暗红色，视盘颜色较黑，有时可呈绿色。蓝光反射图像黄斑呈黑色（叶黄素吸收蓝光），黄斑周围可呈浅灰色，其余视网膜呈均匀暗灰色，视盘颜色较黑，视盘颞上和颞下方的 RNFL 呈灰白色强反射。绿光反射图像除了黄斑呈灰色外，其余特征和蓝光反射图像相似。红外光反射图像黄斑呈灰白色，其余视网膜呈均匀的浅灰色，视盘颜色较黑。

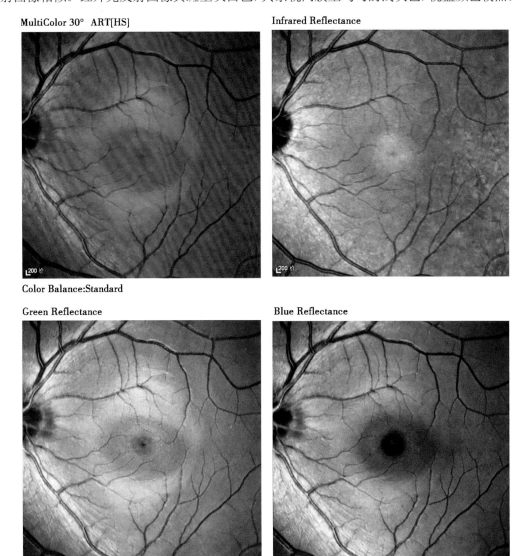

图 1-6-1　正常视网膜 30° 范围多波长炫彩成像报告

二、异常多波长炫彩图像的解读

在了解了三种不同波长激光的特性和视网膜组织包括病变组织对三种不同波长激光的吸收、反射和穿透效应后，我们会对眼底病的各种组织结构改变所导致的多波长炫彩图像改变有更好的理解，从而帮助我们准确解读眼底病的多波长炫彩图像。我们将图解中各种疾病的多波长炫彩图像特征归纳在表 1-6-1 中，供大家解读时参考。

表 1-6-1　常见眼底病体征的多波长炫彩图像表现

	炫彩图像	蓝光反射图像	绿光反射图像	红外光反射图像
视网膜出血	红色	暗灰色	暗灰色	
视网膜渗出	黄绿色	灰白色	灰白色	灰白色
视网膜水肿	黄绿色	灰白色	灰白色	
棉绒斑	黄绿色	灰白色	灰白色	
玻璃膜疣	黄绿色 / 黄白色	灰白色	灰白色	灰白色
CNV	黄绿色	灰白色	灰白色	灰白色
息肉样病灶	黄绿色	灰白色	灰白色	灰黑色投影
PED	黄绿色	灰白色	灰白色	灰黑色带灰白色边界
前膜	黄绿色	灰白色	灰白色	
微血管瘤	黄绿色	灰白色	灰白色	
深层视网膜缺血	黄绿色	灰白色	灰白色	
卵黄样物质	黄绿色	灰白色	灰白色	灰黑色
正常 RNFL	黄绿色	灰白色	灰白色	
RNFL 缺损	暗红色	暗灰色	暗灰色	

CNV：脉络膜新生血管；PED：色素上皮脱离；RNFL：视网膜神经纤维层

参 考 文 献

[1] SHARP P F, MANIVANNAN A. The scanning laser ophthalmoscope [J]. Phys Med Biol, 1997, 42（5）: 951-966.

[2] KEANE P A, SADDA S R. Retinal Imaging in the twenty-first century State of the art and future directions [J]. Ophthalmology, 2014, 121 (12): 2489-2500.

[3] BEMARDES R, SEERRANHO P, LOBO C. Digital Ocular fundus imaging: a review [J].Ophthalmologica, 2011, 226（4）: 161-181.

[4] BENNETT T J, BANY C J. Ophthalmic imaging today: an ophthalmic photographer's viewpoint—a review [J].Clin Experiment Ophthalmol, 2009, 37（1）: 2-13.

[5] EISNER A, BURNS S A, WEITER J J, et a1. Infrared imaging of sub-retinal structures in the human ocular fundus [J].Vision Res, 1996, 36（1）: 191-205.

第二章 各种眼底病的炫彩成像解读

第一节 黄 斑 疾 病

一、中心性浆液性脉络膜视网膜病变

【概述】中心性浆液性脉络膜视网膜病变（central serous chorioretinopathy，CSC），简称"中浆"，是指黄斑区或者后极部局限性视网膜神经上皮脱离为主要特征的常见眼底疾病。好发于中青年男性，发病高峰在 40 岁前后，男女发病比例为 2∶1～ 8∶1，常单眼发病，且易复发。该病是由于脉络膜血管高灌注，并有色素上皮屏障功能受损，液体积聚于视网膜神经上皮层下，造成神经上皮层局限性脱离并影响视网膜功能。按病程可分为急性和慢性中浆。

【临床表现】急性中浆最常见的症状有单眼视物变暗、变形、中心或旁中心暗点以及轻度远视等。检眼镜检查可见黄斑区有边界清楚，圆形或椭圆形视网膜浅脱离，中心凹光反射消失，脱离区内有时可见黄色点状沉积物，一般认为是脱落或被吞噬的感光细胞外节或纤维素物质。部分患者可出现局灶性 PED。在慢性期，位于中心凹及附近的病灶对色素上皮和感光细胞损伤加重，对视功能影响较大，检眼镜检查可见 RPE 改变。

【影像学检查】急性中浆在荧光素眼底血管造影（fundus fluorescein angiography，FFA）静脉期可见荧光素呈炊烟样或墨渍样渗漏，慢性中浆多表现为多灶性的色素上皮损害，出现透见荧光或遮蔽荧光。ICGA 显示病灶相应区域脉络膜血管扩张及通透性增加，深度增强图像 OCT（enhanced depth imaging optical coherence tomography，EDI OCT）显示急性中浆脉络膜厚度明显增厚，眼底自发荧光可用于观察中浆不同时期的 RPE 改变。OCT 检查对中浆的诊断和鉴别诊断十分重要，OCT 血管成像（optical coherence tomography angiography，OCTA）有助于明确慢性中浆是否合并脉络膜新生血管（choroidal neovascularization，CNV），炫彩成像能突显视网膜浆液性脱离、PED 和 RPE 损害。

【炫彩成像的应用价值】炫彩成像、蓝光和绿光能突显视网膜浆液性脱离的范围，RPE 病变也能在炫彩成像和红外光图像中显现，且优于普通眼底彩照。

【病例 2-1-1】患者女性，61 岁，主诉右眼视物变小变暗 1 个月。既往史无特殊，右眼最佳矫正视力（Best corrected visual acuity，BCVA）：0.3，眼前节无特殊。诊断为急性中浆。

眼底表现如图 2-1-1。

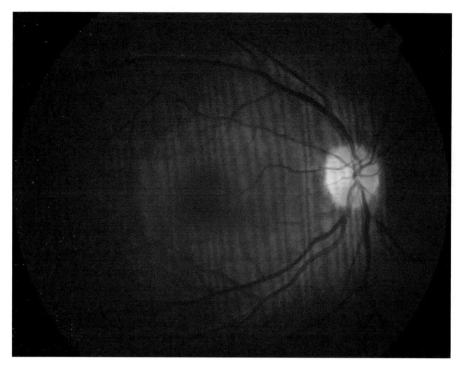

图 2-1-1（1） 右眼底彩照显示黄斑区水肿

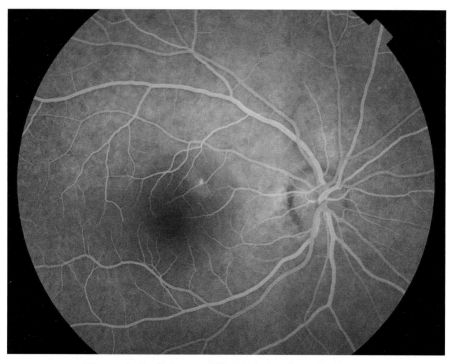

图 2-1-1（2） 右眼 FFA 早期显示中心凹鼻上方弱荧光点

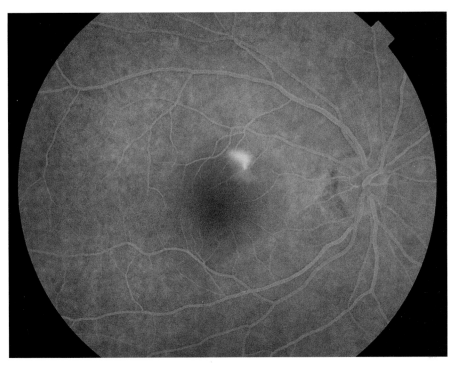

图 2-1-1(3)　右眼 FFA 显示晚期中心凹鼻上方强荧光点呈烟囱样荧光渗漏

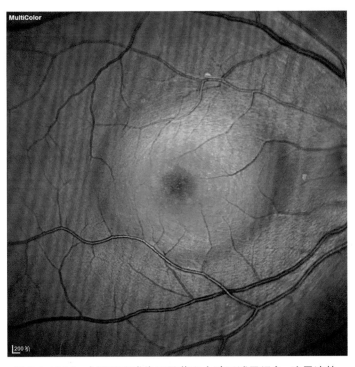

图 2-1-1(4)　右眼炫彩成像可见黄斑水肿区域呈绿色,边界清楚,
其上方和鼻侧可见黄白色斑点,提示 RPE 病变

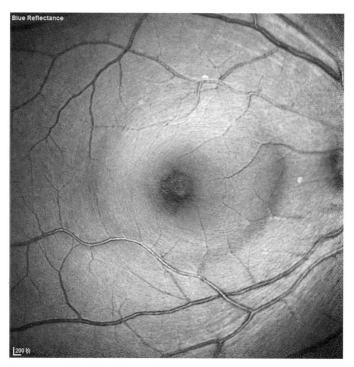

图 2-1-1（5） 右眼蓝光反射图像可见黄斑水肿区呈灰白色，中央见灰白色点状改变，
其上方和鼻侧可见白色点状改变，提示 RPE 病变

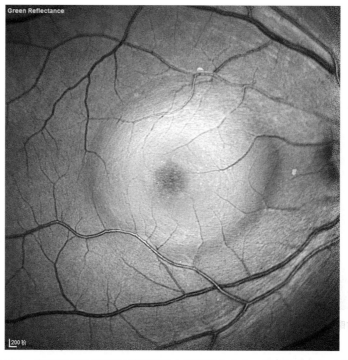

图 2-1-1（6） 右眼绿光反射图像可见黄斑水肿区呈灰白色，中央见灰白色点状改变，
较蓝光层面更清晰，其上方和鼻侧可见白色点状改变，提示 RPE 病变

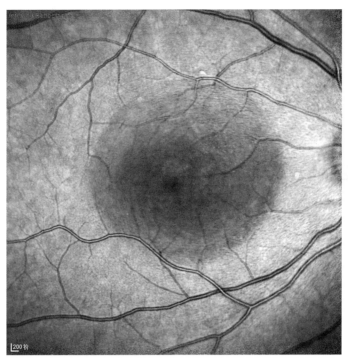

图 2-1-1(7) 右眼红外光反射图像可见黄斑水肿区域在该层的投影，
其上方和鼻侧可见白色点状改变，提示 RPE 病变

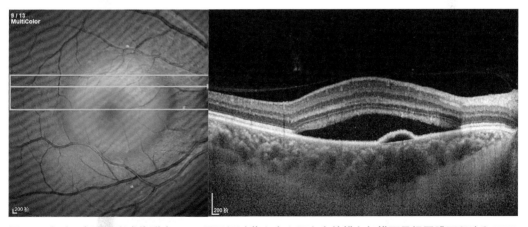

图 2-1-1(8) 右眼炫彩成像联合 OCT 显示经过黄斑中心凹上方的横向扫描可见视网膜下积液和 PED

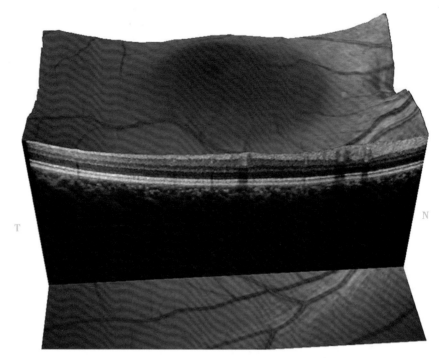

图2-1-1(9)　右眼3D炫彩成像显示黄斑水肿区呈圆顶状隆起

【**病例2-1-2**】患者男性，45岁，主诉左眼视物变小变暗3个月。既往史无特殊，左眼BCVA：0.4。诊断为急性中浆。

眼底表现如图2-1-2。

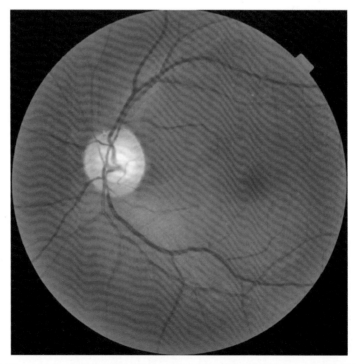

图2-1-2(1)　左眼底彩照可见黄斑区RPE改变呈点片状黄白色和灰黑色

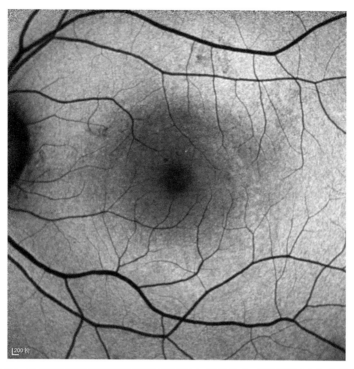

图 2-1-2（2）　左眼短波长自发荧光可见黄斑区点状弱荧光，周围呈不均匀点片状弱荧光

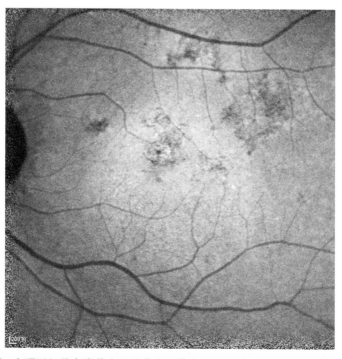

图 2-1-2（3）　左眼近红外自发荧光可见黄斑区荧光增强，中间夹杂点片状强荧光和弱荧光，
黄斑区鼻侧和上方散在点片状弱荧光

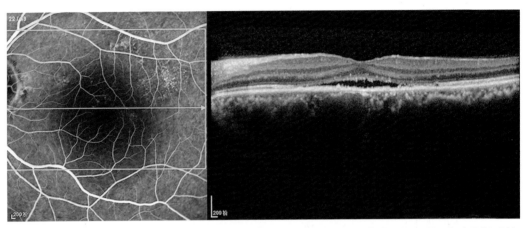

图 2-1-2（4）　左眼 FFA 联合 OCT 显示经过中心凹的水平扫描可见视网膜神经上皮层下积液呈低反射，
RPE 不规则，椭圆体带呈颗粒样改变

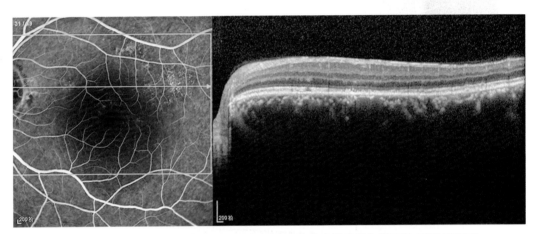

图 2-1-2（5）　左眼 FFA 联合 OCT 显示经过中心凹上方的水平扫描可见 RPE 不规则，
椭圆体带呈颗粒样改变

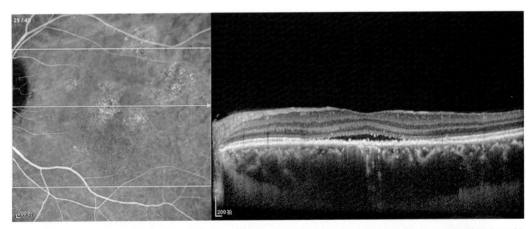

图 2-1-2（6）　左眼 ICGA 联合 OCT 显示经过中心凹的水平扫描可见视网膜神经上皮层下积液呈低反射，
RPE 不规则，椭圆体带呈颗粒样改变，ICGA 可见黄斑区及上方颗粒状荧光

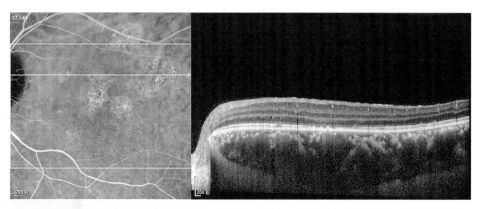

图 2-1-2（7） 左眼 ICGA 联合 OCT 显示经过中心凹上方的水平扫描可见 RPE 不规则改变，
ICGA 可见黄斑区及上方颗粒状荧光

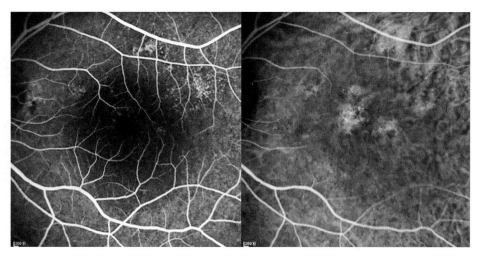

图 2-1-2（8） 左眼 FFA 早期黄斑区见点簇状弱荧光，上方见点片状透见荧光；ICGA 早期黄斑区
见点片状强荧光，脉络膜血管扩张，上方见脉络膜荧光增强，脉络膜血管扩张

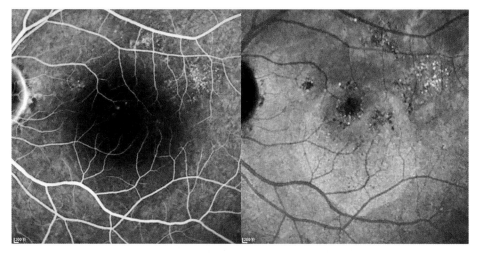

图 2-1-2（9） 左眼 FFA 晚期黄斑区见点状弱荧光，上方点片状透见荧光减退；ICGA 晚期黄斑区见点片状
弱荧光，水肿区域显示边界清楚的荧光增强，上方见脉络膜层面点状荧光增强

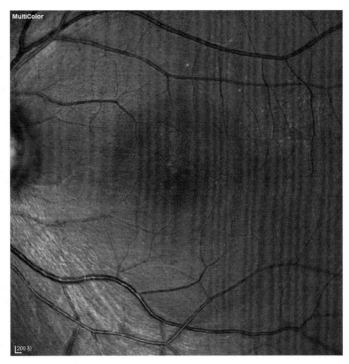

图 2-1-2(10) 左眼炫彩成像显示黄斑区和颞上方 PRE 病变区域呈不均匀黄绿色和橘黄色，隐约可见黄斑区水肿边界

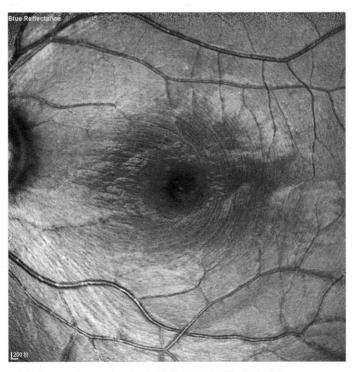

图 2-1-2(11) 左眼蓝光反射图像未见异常

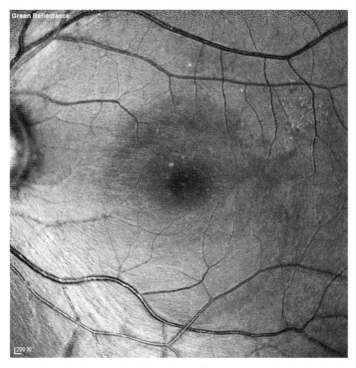

图 2-1-2(12)　左眼绿光反射图像可见黄斑区和颞上方颗粒状高反射，
隐约可见黄斑区水肿边界

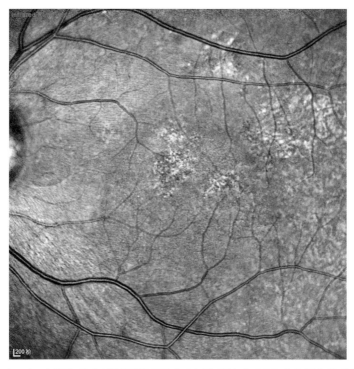

图 2-1-2(13)　左眼红外光反射图像可见黄斑区和颞上方 RPE 病变呈斑片状灰白色，
隐约可见黄斑区水肿边界

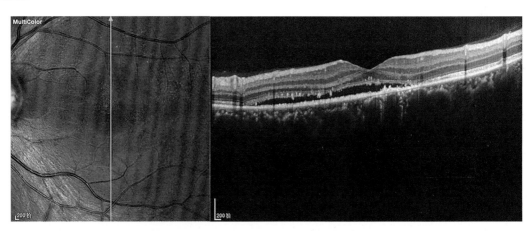

图 2-1-2(14) 左眼炫彩成像联合 OCT 显示经过中心凹的纵向扫描可见中心凹及下方视网膜神经上皮层下积液呈低反射，RPE 不规则隆起，局部椭圆体带呈颗粒样改变

【病例 2-1-3】患者男性，55 岁，左眼反复视力下降近一年，既往史无特殊，BCVA 左眼 0.4，眼前节无特殊。诊断为慢性中浆。

眼底表现如图 2-1-3。

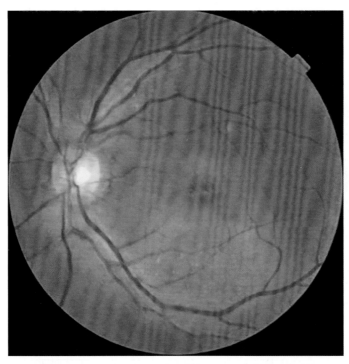

图 2-1-3(1) 左眼底彩照可见黄斑区水肿和 RPE 改变

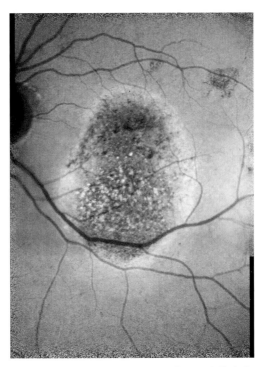

图 2-1-3（2） 左眼底短波长自发荧光可见黄斑区大片点状强弱荧光，
病灶周围呈强荧光，颞上方片状弱荧光

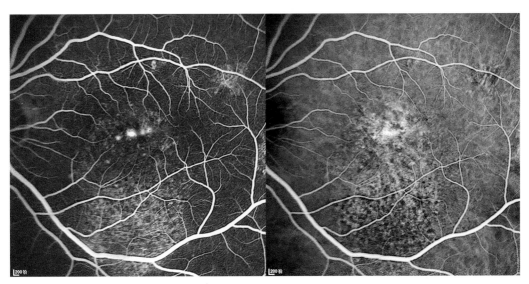

图 2-1-3（3） FFA 早期黄斑区见多点荧光渗漏，下方见大片透见荧光，ICGA 早期中心凹上方见片状强荧光，
周围和下方见点片状弱荧光，脉络膜血管扩张

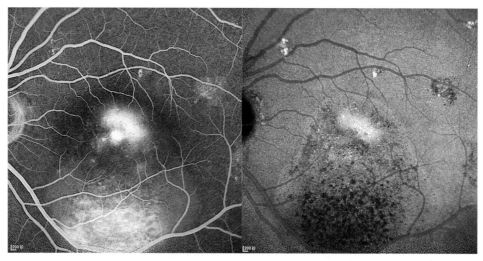

图 2-1-3(4) FFA 晚期黄斑区荧光渗漏增强，下方见大片透见荧光增强，ICGA 晚期中心凹上方荧光增强，
下方见点片状弱荧光，颞侧中周部散在弱荧光

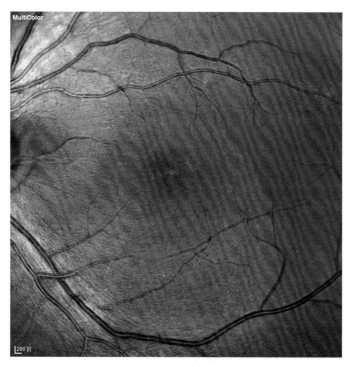

图 2-1-3(5) 左眼炫彩成像可见黄斑区 RPE 病变区域呈斑片样黄绿色和橘红色，
下方水肿区域呈黄绿色

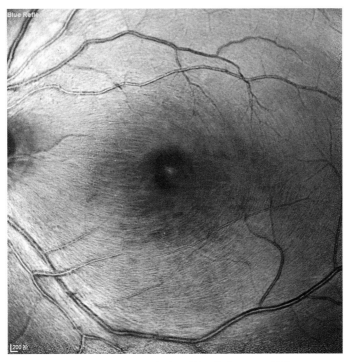

图 2-1-3(6) 左眼蓝光反射图像未见明显异常

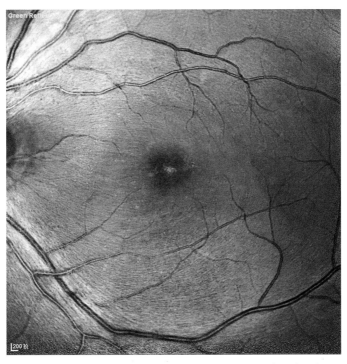

图 2-1-3(7) 左眼绿光反射图像可见中心凹周围点状高反射

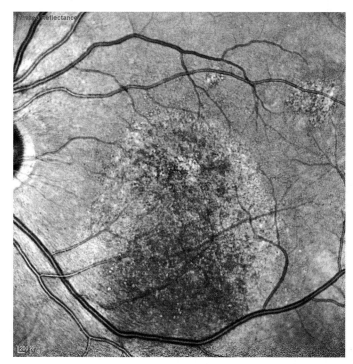

图 2-1-3（8）　左眼红外光反射图像显示黄斑区大片 RPE 病变呈点片状灰白色改变，
颞上方有类似改变

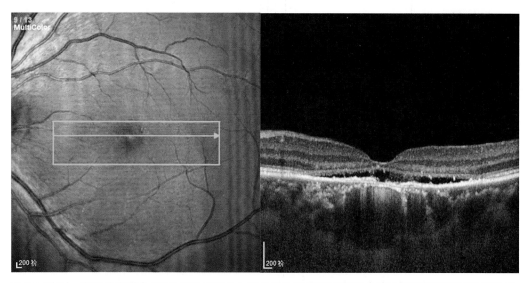

图 2-1-3（9）　左眼炫彩联合 OCT 显示经过中心凹的横向扫描可见神经上皮层下视网膜积液呈低反射，
RPE 结构破坏不连续，椭圆体带下见颗粒状改变

　　【病例 2-1-4】患者女性，48 岁，左眼视力下降 2 个月，因系统性红斑狼疮长期服用糖皮质激素，BCVA 左眼 0.3，眼前节无特殊。诊断为左眼糖皮质激素性中浆。

　　眼底表现如图 2-1-4。

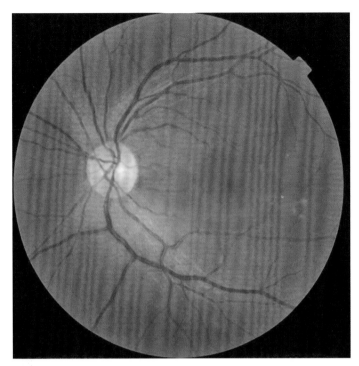

图 2-1-4（1） 左眼底彩照可见黄斑区 RPE 改变

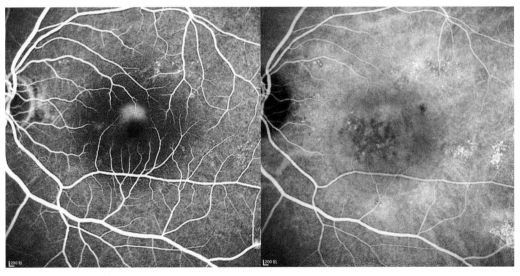

图 2-1-4（2） 左眼 FFA 中期中心凹上方见荧光渗漏，颞侧和上方见点状透见荧光，水肿区域色暗，
ICGA 中期黄斑区见强弱荧光夹杂，水肿边界可见，水肿区周围可见点片状强荧光

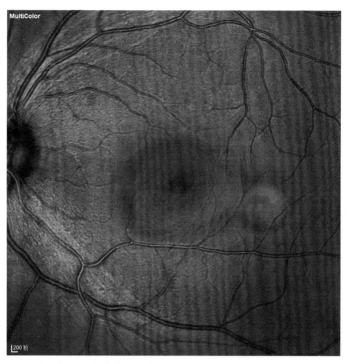

图 2-1-4（3）　左眼炫彩成像显示黄斑区和颞侧圆形视网膜水肿区呈黄绿色，
RPE 病变呈斑片状橘红色

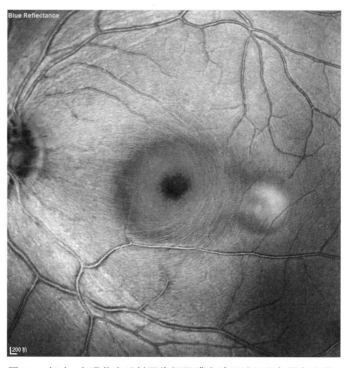

图 2-1-4（4）　左眼蓝光反射图像视网膜水肿区域可见灰黑色边界，
颞侧水肿区呈灰白色高反射

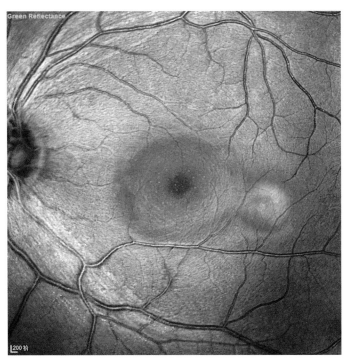

图 2-1-4(5)　左眼蓝光反射图像视网膜水肿区域可见灰黑色边界，颞侧水肿区呈灰白色高反射，
黄斑区见灰白色点状颗粒

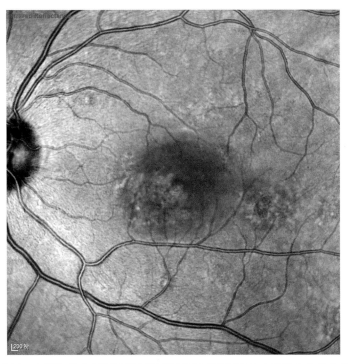

图 2-1-4(6)　左眼红外光反射图像显示黄斑区和颞侧 RPE 病变呈灰白色点片状改变

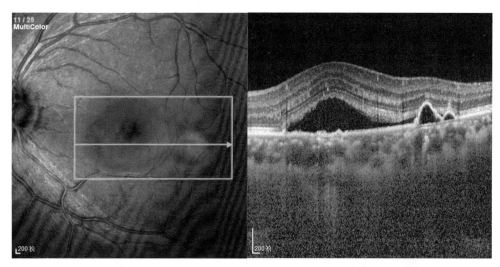

图 2-1-4(7) 左眼炫彩联合 OCT 显示经过中心凹下方的横向扫描可见视网膜神经上皮层下视网膜积液呈低反射、RPE 不规则改变和 RPE 脱离

二、黄斑前膜

【概述】黄斑前膜（macular epiretinal membrane，ERM）是指视网膜内表面黄斑区出现胶原细胞聚集增生，沿着内界膜（inner limiting membrane，ILM）逐步形成的纤维细胞增生膜可牵拉视网膜，引起视网膜功能障碍。不同患者发生前膜的范围、部位及严重程度可有不同。根据发病原因将黄斑前膜分为特发性和继发性。前者是指发病原因不明确的患者，多为老年人；后者是指继发于眼部外伤、玻璃体葡萄膜炎症、玻璃体切除术后或视网膜冷凝、光凝术后等各种眼部疾病或手术。

【临床表现】患者患眼可出现不同程度的视力减退及视物变形等症状。眼底可见黄斑区及附近视网膜表面一层半透明或增厚发灰的增生膜，类似金箔样改变，视网膜出现皱褶，视网膜小血管迂曲。

【影像学检查】在 OCT 图像上可表现为视网膜神经上皮层表面厚薄不一的高亮光带，部分与视网膜内表面完全紧密粘连或分离，黄斑中心凹变平且增厚，部分可伴黄斑假性裂孔、板层裂孔、黄斑囊样水肿或视网膜神经上皮脱离；血管改变可表现为视网膜血管迂曲、不规则扩张。位于黄斑附近小血管的扩张，可伴点状出血甚至黄斑水肿（部分为囊样水肿）。颞侧血管弓被牵拉可发生黄斑无血管区缩小、黄斑中心凹移位等。

【治疗】玻璃体切除联合黄斑前膜剥离手术，是一种效果较为理想的治疗方法。

【炫彩成像的应用价值】炫彩成像、蓝光和绿光能突显黄斑前膜的范围和形态。

【病例 2-1-5】患者女性，67 岁，右眼视力下降伴视物变形 4 个月，既往史无特殊，BCVA 右眼 0.15，眼前段无特殊。

眼底表现如图 2-1-5。

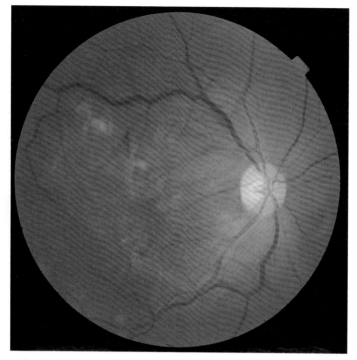

图 2-1-5(1)　右眼底彩照可见黄斑区可见视网膜皱褶，血管迂曲

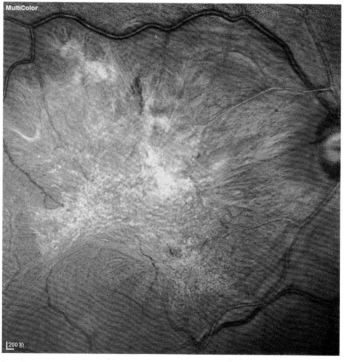

图 2-1-5(2)　右眼炫彩成像可见黄斑区前膜和方向不一的视网膜皱褶呈黄绿色，血管迂曲

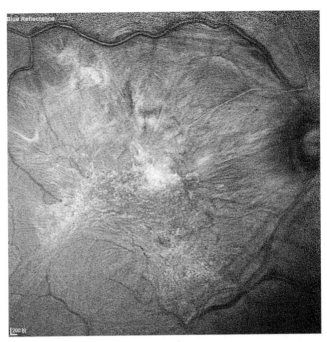

图 2-1-5(3) 右眼蓝光反射图像可见视网膜皱褶呈方向不一的条状灰黑色改变，中间夹杂灰白色斑片状病灶，血管迂曲

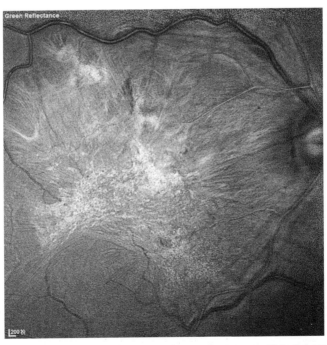

图 2-1-5(4) 右眼绿光反射图像可见视网膜皱褶呈方向不一的条状灰黑色改变，中间夹杂灰白色斑片状病灶，对比度较蓝光清楚，血管迂曲

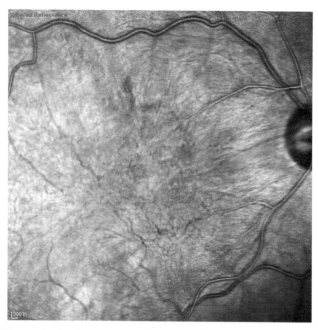

图 2-1-5（5） 右眼红外光反射图像可见迂曲的表层视网膜血管

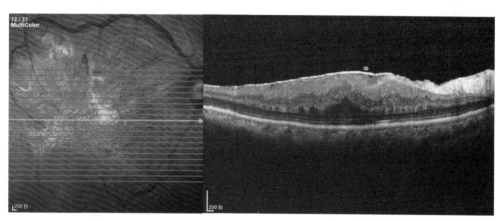

图 2-1-5（6） 右眼炫彩成像联合 OCT 显示经过黄斑的横向扫描可见前膜在视网膜表面呈高反射，
黄斑水肿变形

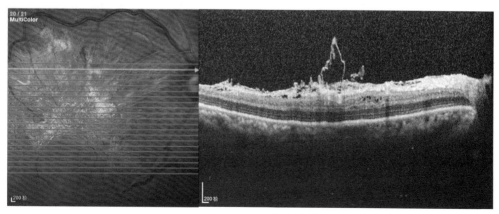

图 2-1-5（7） 右眼炫彩成像联合 OCT 显示经过黄斑区上方的横向扫描可见前膜不规则增厚，
部分突出于视网膜表面呈高反射

【**病例 2-1-6**】　患者男性，28 岁，右眼视力差多年，黄斑裂孔术后 3 个月，既往史无特殊，BCVA 左眼 0.05，眼前段无特殊。诊断为先天性视网膜劈裂伴视网膜前膜，先天性脉络膜小凹。

眼底表现如图 2-1-6。

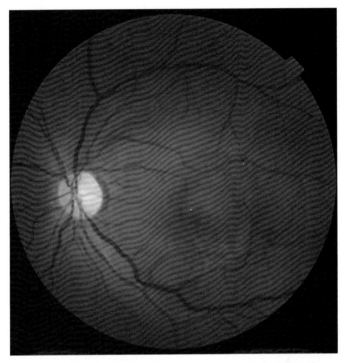

图 2-1-6(1)　左眼黄斑区呈橘黄色，下方见视网膜前膜伴血管迂曲

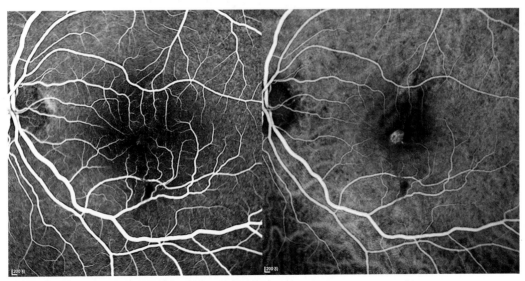

图 2-1-6(2)　左眼 FFA 早期可见黄斑区点状弱荧光，下方血管迂曲，ICGA 早期黄斑区见片状强荧光

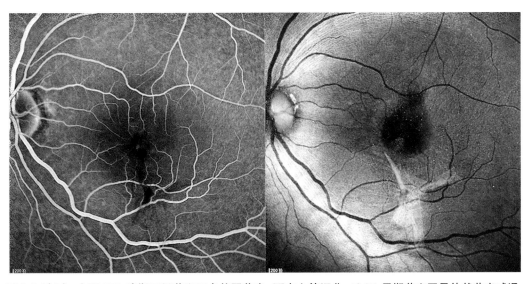

图 2-1-6(3) 左眼 FFA 晚期可见黄斑区点状弱荧光,下方血管迂曲,ICGA 早期黄斑区见片状荧光减退,
下方前膜呈强荧光

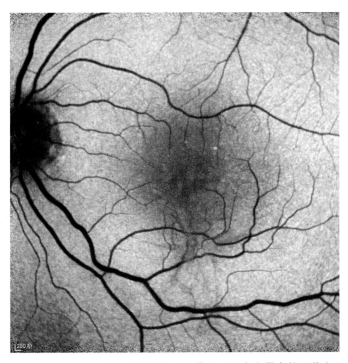

图 2-1-6(4) 左眼底自发荧光可见黄斑区散在少量点状强荧光

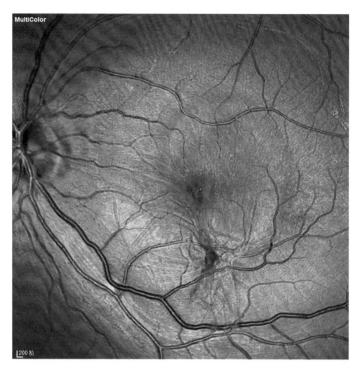

图 2-1-6(5)　左眼炫彩成像可见黄斑中央脉络膜凹陷区呈橘红色,周围视网膜劈裂区域呈深浅不等的
黄绿色,下方前膜呈方向不一的棕色条纹,提示视网膜前膜

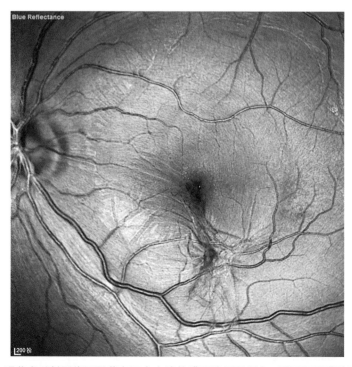

图 2-1-6(6)　左眼蓝光反射图像可见黄斑区中央脉络膜凹陷区呈黑色,周围视网膜劈裂区域呈暗灰色,
下方前膜呈方向不一的灰黑色条纹,提示视网膜前膜

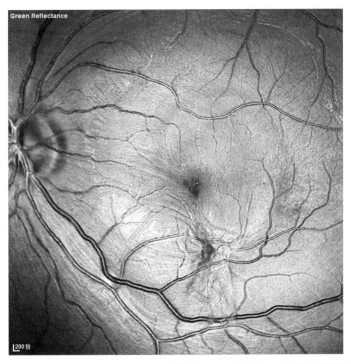

图 2-1-6(7)　左眼绿光反射图像可见黄斑区中央脉络膜凹陷区呈黑色，周围视网膜劈裂区域呈暗灰色，
下方前膜呈方向不一的灰黑色条纹，提示视网膜前膜

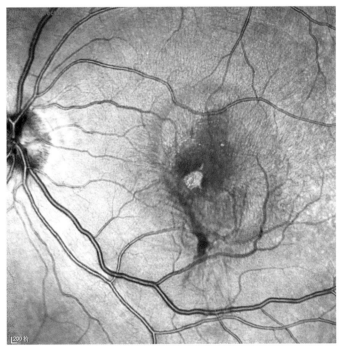

图 2-1-6(8)　左眼红外光反射图像可见黄斑区中央脉络膜凹陷区呈灰白色，周围视网膜劈裂区域的
投影呈暗灰色，下方前膜的投影呈方向不一的灰黑色条纹

图 2-1-6（9） 左眼炫彩成像联合 OCT 显示经过黄斑的纵向扫描可见脉络膜小凹和炫彩成像的橘红色区域对应，内核层劈裂和视网膜抬高的区域和黄绿色区域对应，下方视网膜前膜在 OCT 上可见突出于视网膜表面的线团样高反射

三、黄斑裂孔

【概述】累及黄斑中心凹的视网膜神经上皮层全层的缺失又称黄斑裂孔（macular hole），可分为特发性黄斑裂孔和继发性黄斑裂孔。前者发病原因尚不明确，后者可继发于眼外伤、黄斑长期囊样变性破裂、高度近视、年龄相关性黄斑变性（age-related macular degeneration，AMD）等。

【临床表现】患者表现为不同程度的视力下降、视物模糊、视物变形，且出现中心暗点。

【影像学检查】Gass 将黄斑裂孔分为 4 期，典型全层黄斑裂孔在眼底彩照可表现为黄斑区中心呈圆形或类圆形红斑；OCT 可见黄斑区神经上皮层全层断裂，可伴有孔缘水肿及浅脱离。

【治疗】可根据具体病因选择玻璃体手术或激光光凝治疗。

【炫彩成像的应用价值】炫彩成像能突显黄斑裂孔和周围组织改变如前膜和视网膜浅脱离，且优于普通眼底彩照，联合 OCT 可鉴别黄斑全层裂孔、板层孔和假孔。

【病例 2-1-7】患者男性，45 岁，右眼视力下降，视物变形 3 个月，既往史无特殊，BCVA 右眼 0.1，眼前节无特殊，诊断为右眼黄斑裂孔。

眼底表现如图 2-1-7。

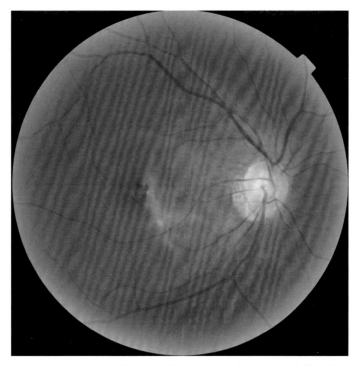

图 2-1-7(1)　右眼底彩照可见黄斑裂孔呈红色，周围视网膜浅脱离

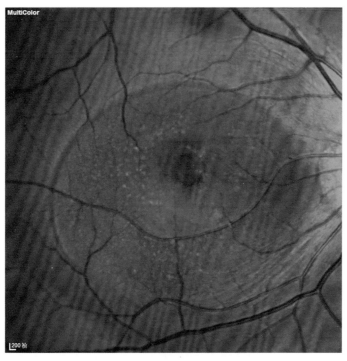

图 2-1-7(2)　右眼炫彩成像显示黄斑裂孔边界清晰呈红色，周围视网膜浅脱离呈边界清楚的暗绿色，
脱离区域散在绿色斑点

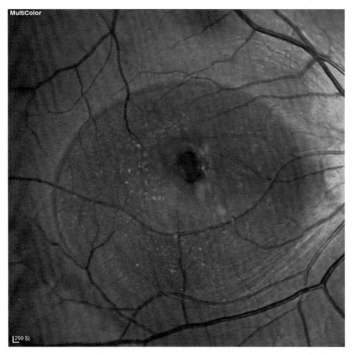

图 2-1-7(3) 右眼蓝绿增强炫彩成像显示黄斑裂孔边界清晰呈红色,
周围视网膜浅脱离呈边界清楚的蓝绿色,脱离区域散在绿色斑点

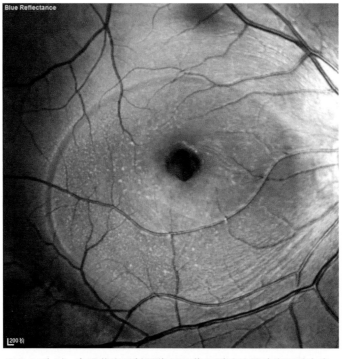

图 2-1-7(4) 右眼蓝光反射图像显示黄斑裂孔边界清晰呈暗灰色,
周围视网膜浅脱离呈边界清楚的灰色,脱离区域散在灰白色斑点

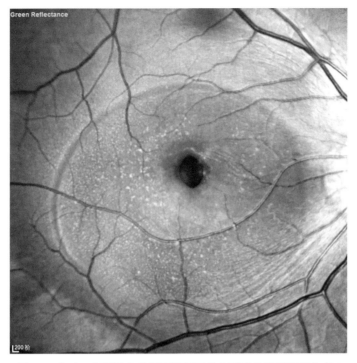

图 2-1-7(5) 右眼绿光反射图像显示黄斑裂孔边界清晰呈灰色，
周围视网膜浅脱离呈边界清楚的灰色，脱离区域散在灰白色斑点

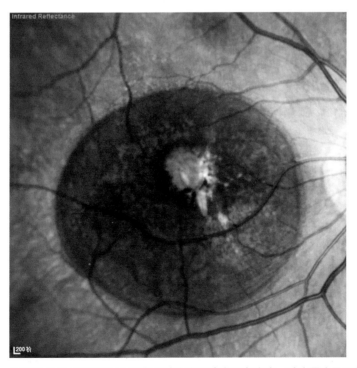

图 2-1-7(6) 右眼红外光反射图像显示黄斑裂孔边界清晰呈灰白色，裂孔周边呈不规则灰白色，
周围视网膜浅脱离区在 RPE 层面的投影呈边界清楚的暗灰色

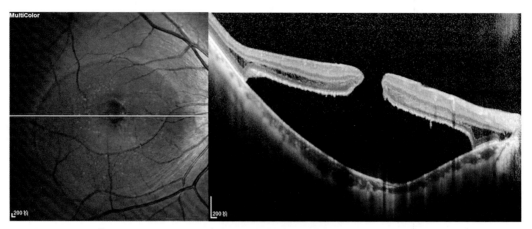

图 2-1-7(7) 右眼炫彩成像联合 OCT 显示经过黄斑的横向扫描可见黄斑全层裂孔，
视网膜神经上皮层脱离呈低反射

【病例 2-1-8】患者女性，28 岁，右眼视力下降伴中心暗点 4 个月，既往史无特殊，BCVA 右眼 0.2，眼前段无特殊，诊断为右眼黄斑假孔。

眼底表现如图 2-1-8。

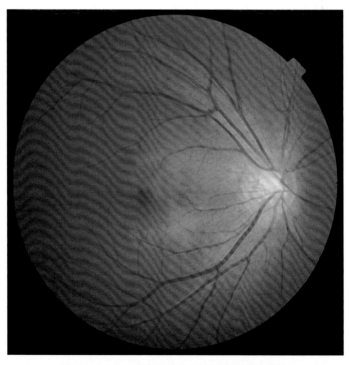

图 2-1-8(1) 右眼底彩照可见黄斑区圆形裂孔

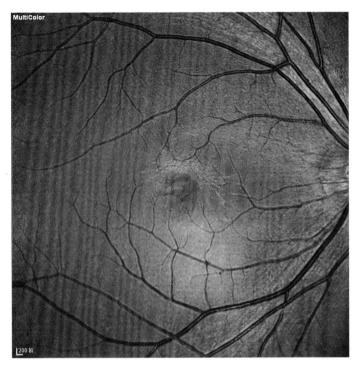

图 2-1-8（2）　右眼炫彩成像显示黄斑区圆形裂孔边界呈暗红色，裂孔中央呈橘红色，
裂孔上方和鼻侧见前膜形成的条状皱褶

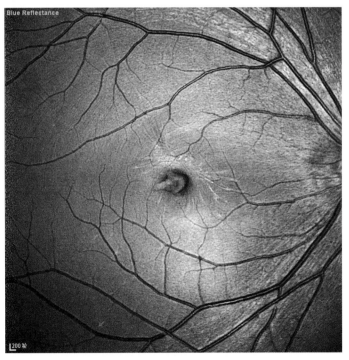

图 2-1-8（3）　右眼蓝光反射图像显示黄斑区圆形裂孔边界呈黑色，裂孔中央呈灰白色，
裂孔上方和鼻侧见前膜形成的条状皱褶呈灰白色

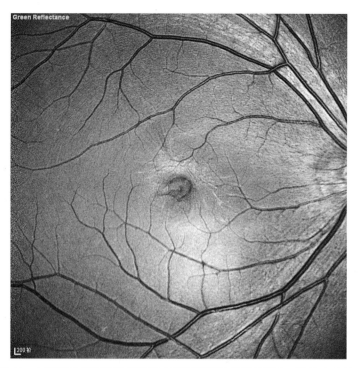

图 2-1-8(4) 右眼绿光反射图像显示黄斑区圆形裂孔边界呈黑色，裂孔中央呈暗灰色，
裂孔上方和鼻侧见前膜形成的条状皱褶呈灰白色

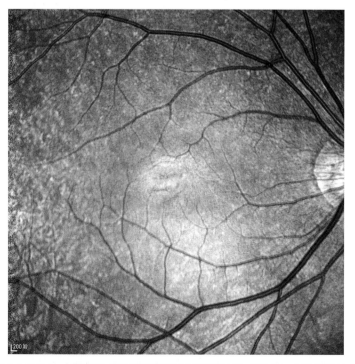

图 2-1-8(5) 右眼红外光反射图像显示黄斑区灰白色改变，未见裂孔边界

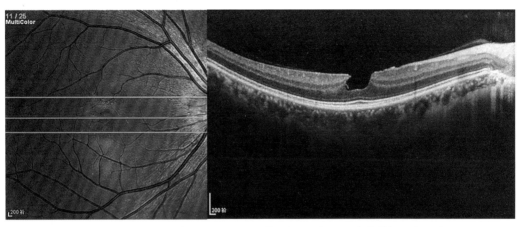

图 2-1-8(6)　右眼炫彩成像联合 OCT 显示黄斑假孔，与炫彩成像的橘红色区域对应，
裂孔累及内层视网膜，外层视网膜结构完整，裂孔鼻侧视网膜表面见前膜

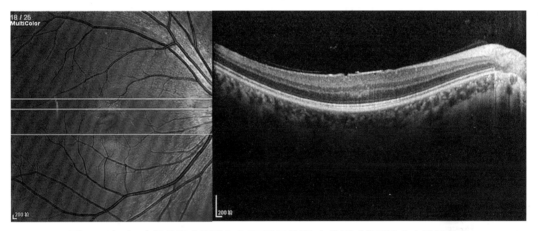

图 2-1-8(7)　右眼炫彩成像联合 OCT 显示前膜，与炫彩成像裂孔上方皱褶对应

四、特发性脉络膜新生血管

【概述】特发性脉络膜新生血管（idiopathic choroidal neovascularization，ICNV）是一种在不明原因下发生的，不伴有其他眼部或系统性疾患，脉络膜层出现新生血管的疾病，多见于50 岁以下人群。由于多在黄斑部，而损害中心视力，本病若不积极治疗对中心视力影响大。

【临床表现】早期可无自觉症状。随着新生血管范围逐渐扩大、渗漏和破裂出血，可致视力减退、视物变形，出现中心或旁中心暗点。症状反复发作者，黄斑部受到严重破坏，造成永久性视力障碍。

【影像学检查】眼底彩照可见视网膜下出血，因出血位于色素上皮深层而呈暗红色、青灰色或棕灰色，边界清楚。若出血穿破色素上皮达视网膜神经上皮下或神经上皮内即呈鲜红色。少数出血可穿破视网膜神经上皮进入玻璃体内。脉络膜新生血管迁延数月或数年逐渐稳定，由灰黄色的纤维血管膜代替，之后可变白色，最终形成一片视网膜脉络膜萎缩区。FFA 早期可辨认脉络膜新生血管的形态，呈花边状或单车轮状图形，或呈扇形向周边扩展。随时间荧光渗漏明显，晚期荧光素从新生血管膜的边缘缓慢扩散进入视网膜神经上皮脱离区。ICGA 在脉络膜新生血管膜成像上较 FFA 有明显优越性。而 OCTA 可以更清晰显示

CNV 的轮廓、形态以及异常血流信号。

【治疗】首选抗 VEGF 治疗。

【炫彩成像的应用价值】炫彩成像可突显黄斑 CNV 病灶、周围 RPE 病变和水肿区域的改变，红外光图像可分辨 CNV 的范围，显示的信息优于普通眼底彩照。

【病例 2-1-9】患者女性，24 岁，左眼急性视力下降视物变形 1 个月余，既往史无特殊，BCVA 左眼 0.08，眼前段无特殊，诊断为左眼特发性脉络膜新生血管。

眼底表现如图 2-1-9。

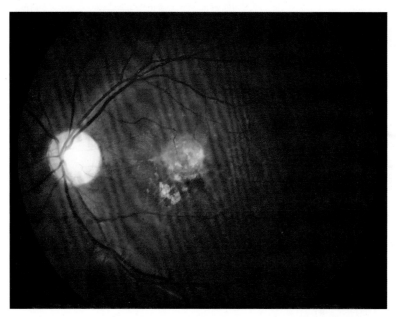

图 2-1-9（1） 左眼底彩照可见黄斑区黄白色病灶，周围视网膜水肿

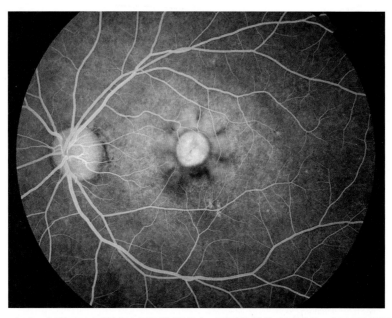

图 2-1-9（2） 左眼 FFA 早期黄斑区团状强荧光，周围放射状暗区围绕，水肿区域呈弱荧光

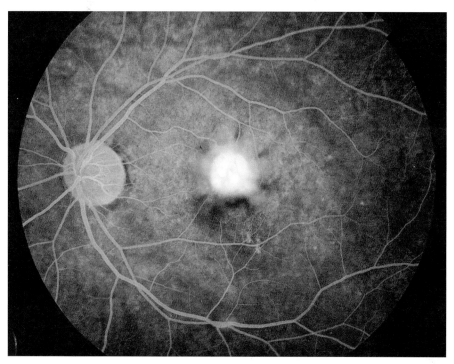

图 2-1-9（3） 左眼 FFA 晚期黄斑区荧光渗漏，周围放射状暗区围绕，水肿区域呈弱荧光

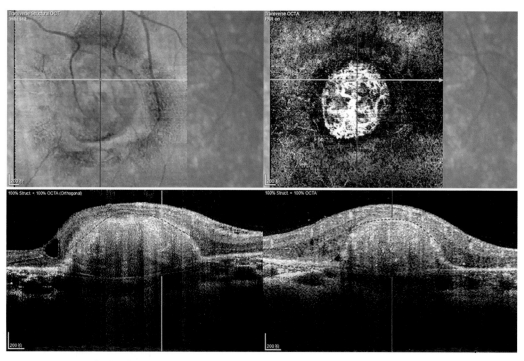

图 2-1-9（4） 左眼 En face OCTA 显示团状 CNV 血流信号，和外层视网膜分层面中
CNV 病灶内的黄色血流信号对应

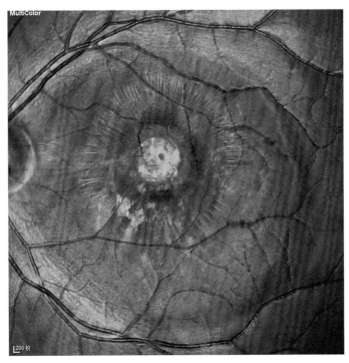

图 2-1-9（5）　左眼炫彩成像可见黄斑 CNV 病灶呈黄绿色，周围 RPE 病变呈橘黄色，
水肿区域见放射状黄绿色条纹，环形水肿边界清晰可见

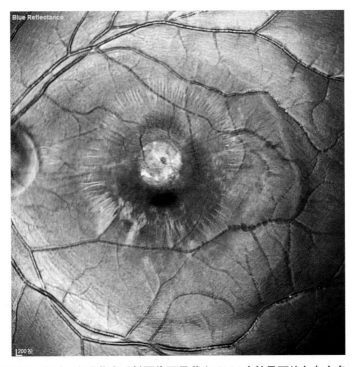

图 2-1-9（6）　左眼蓝光反射图像可见黄斑 CNV 病灶呈不均匀灰白色，
周围水肿区域见放射状灰白色条纹，可见环形水肿边界

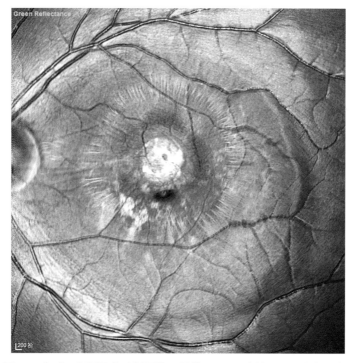

图 2-1-9(7)　左眼绿光反射图像可见黄斑 CNV 病灶呈不均匀灰白色，
周围水肿区域见放射状灰白色条纹，可见环形水肿边界

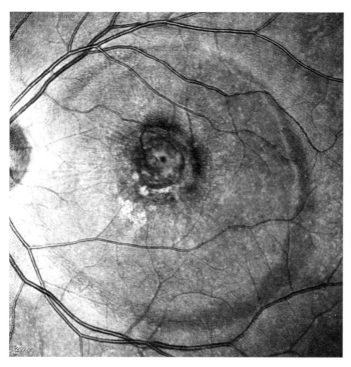

图 2-1-9(8)　左眼红外光反射图像可见黄斑 CNV 病灶呈暗灰白色，
周围 RPE 病变呈斑片状亮灰白色，环形水肿边界可见

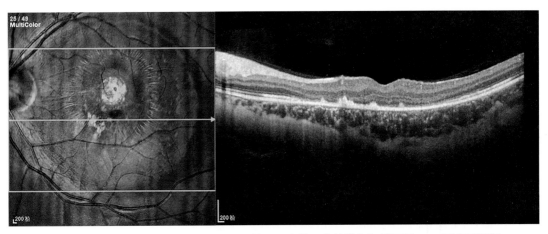

图 2-1-9（9） 炫彩成像联合 OCT 显示经过 CNV 病灶下方的横向扫描可见 RPE 不规则隆起，
于炫彩成像的黄白色病灶对应

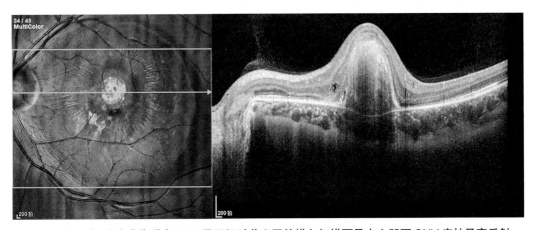

图 2-1-9（10） 炫彩成像联合 OCT 显示经过黄斑区的横向扫描可见中心凹下 CNV 病灶呈高反射

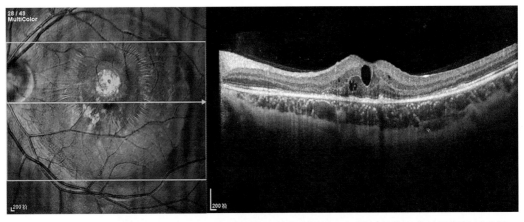

图 2-1-9（11） 炫彩成像联合 OCT 显示经过 CNV 病灶下方的横向扫描可见黄斑水肿呈囊样低反射，
RPE 不规则隆起

参 考 文 献

[1] SAHOO N K，MALTSEV D S，GOUD A，et al. Choroidal Changes at the Leakage Site in Acute Central Serous Chorioretinopathy[J]. 2019，34（5）：1-6.

[2] MATSUMOTO H，MUKAI R，MORIMOTO M，et al. Clinical characteristics of pachydrusen in central serous chorioretinopathy[J]. Graefe's Archive for Clinical and Experimental Ophthalmology，2019（Suppl 1）：1-6.

[3] WATANABE A，GEKKA T，ARAI K，et al. Early postoperative evaluation of retinal function by electroretinography after vitreous surgery for idiopathic epimacular membrane.[J]. Documenta Ophthalmologica，2017，134（132-139）：1-7.

[4] HIRANO M，MORIZANE Y，KANZAKI Y，et al. En face image–based analysis of retinal traction caused by epiretinal membrane and its relationship with visual functions[J]. Retina，2019，publish ahead of print：1.

[5] TAKAHASHI K，MORIZANE Y，KIMURA S，et al. Results of lamellar macular hole-associated epiretinal proliferation embedding technique for the treatment of degenerative lamellar macular hole[J]. Albrecht von Graæes Archiv für Ophthalmologie，2019.

[6] ZOU J L，ZENG J. The macular microstructure repair and predictive factors of surgical outcomes after vitrectomy for idiopathic macular hole[J]. International Journal of Ophthalmology，2019，12（05）：162-167.

[7] KUMAR A，VOHRA R，AGRAWAL S，et al. Characterization of Idiopathic Choroidal Neovascularization Using Fluorescein Angiography，Indocyanine Green Angiography，and Optical Coherence Tomography Angiography[J]. Ophthalmic Surgery Lasers & Imaging Retina，2018，49（7）：516.

[8] TAKEUCHI J，KATAOKA K，ITO Y，et al. Optical Coherence Tomography Angiography to Quantify Choroidal Neovascularization in Response to Aflibercept [J]. Ophthalmologica，2018：1-9.

⌖ 第二节　年龄相关性黄斑变性

年龄相关性黄斑变性（age-related macular degeneration，AMD）是基因、环境和个体之间可变相互作用导致的复杂遗传性疾病的一个主要代表。在理解这种复杂疾病的基础方面，研究取得了长足的进步，并正向着预防和延缓疾病进展的方向进展。AMD 分为非渗出性 / 干性和渗出性 / 湿性。干性和湿性 AMD 患者正常的感光细胞、RPE、Bruch 膜和脉络膜毛细血管的关系被打乱，导致所有这些成分的破坏和功能异常。AMD 的各种组织病理学改变是基底膜沉积物变化、RPE 衰退、脱色素、增生、萎缩、软性玻璃膜疣形成、脉络膜新生血管形成和盘状瘢痕形成。AMD 的主要影像学检查包括眼底彩照、眼底自发荧光、OCT、OCTA、FFA 和 ICGA。

一、非渗出性 / 干性年龄相关性黄斑变性

【概述】约 90% 的 AMD 为非渗出性 / 干性，早期主要表现为玻璃膜疣、色素上皮增生和脱色素灶，晚期可发展为地图样萎缩。

【临床表现】视力减退发展隐匿，晚期可有视物变形，双眼病变程度相近。

【影像学检查】玻璃膜疣具有特征性，眼底彩照上表现为视网膜深层的黄白色小圆点状沉着物，边界清晰。根据其内容物的化学组成成分及 RPE 的改变，FFA 上可出现透见荧光、荧光染色或弱荧光。OCT 上表现为 RPE 和 Bruch 膜之间呈扁平或半球状单个或弥漫性隆起，对应的自发荧光呈现强荧光。

【治疗】定期随访，可适当补充叶黄素。

【炫彩成像的应用价值】 炫彩成像和红外光反射图像能突显玻璃膜疣的大小、范围以及 RPE 损害，突入深层视网膜的玻璃膜疣还能在绿光反射图像上观察到。炫彩成像和红外光反射图像对地图样萎缩细节的显示优于普通眼底彩照。

【病例 2-2-1】患者女性，63 岁，双眼视力下降 2 年，既往史无特殊，BCVA 右眼 0.1，左眼 0.2，眼前节无特殊。

眼底表现如图 2-2-1。

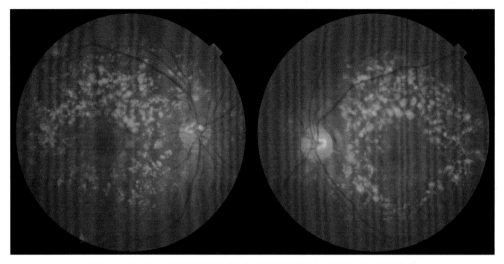

图 2-2-1(1) 双眼底彩照可见黄斑区及周围大量黄白色玻璃膜疣

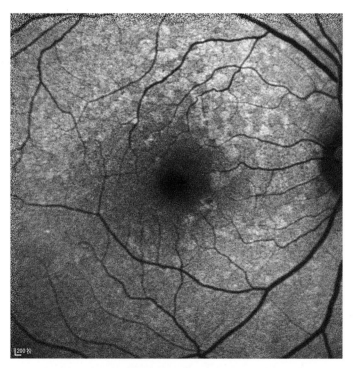

图 2-2-1(2) 右眼底短波长自发荧光显示黄斑中心凹周围散在大量斑片状强荧光，与玻璃膜疣所在部位对应

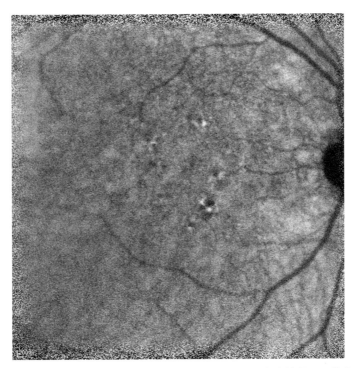

图 2-2-1（3） 右眼眼近红外自发荧光可见黄斑区散在点片状强弱荧光

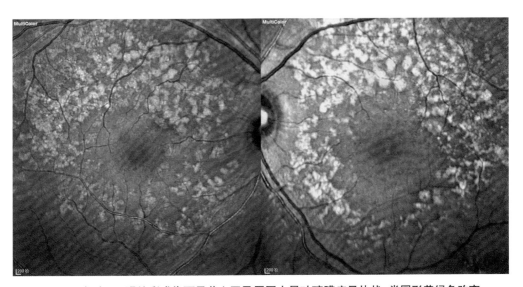

图 2-2-1（4） 双眼炫彩成像可见黄斑区及周围大量玻璃膜疣呈片状、类圆形黄绿色改变

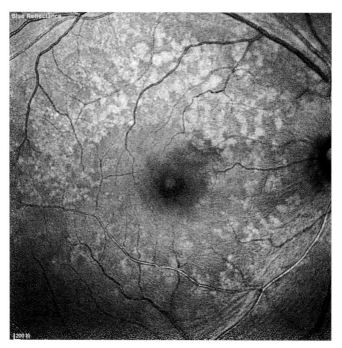

图 2-2-1(5) 右眼蓝光反射图像显示黄斑中心凹周围散在大量斑片状灰白色病灶，
与玻璃膜疣所在部位对应

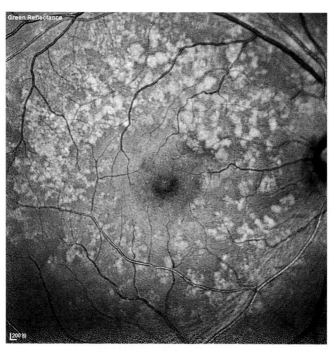

图 2-2-1(6) 右眼绿光反射图像显示黄斑中心凹周围散在大量片状灰白色病灶，
与玻璃膜疣所在部位对应

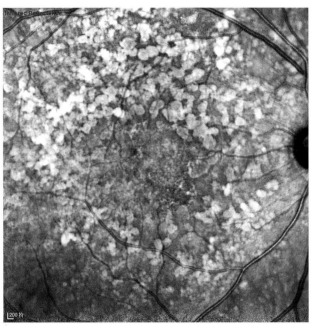

图 2-2-1(7)　右眼红外光反射图像显示黄斑中心凹周围散在大量类圆形和片状灰白色病灶，
与玻璃膜疣所在部位对应

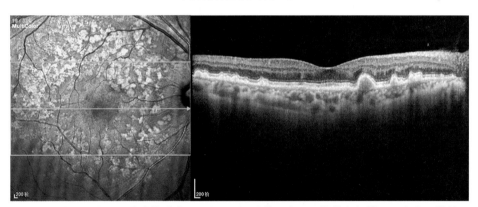

图 2-2-1(8)　右眼炫彩成像联合 OCT 显示经过黄斑中心凹的横向扫描可见大小不等的
色素上皮脱离(pigment epithelium detachment，PED)　和玻璃膜疣

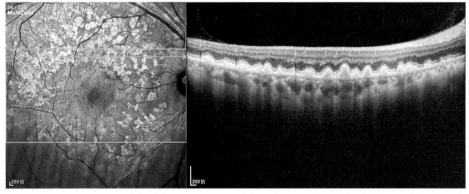

图 2-2-1(9)　右眼炫彩成像联合 OCT 显示经过黄斑中心凹上方的横向扫描可见大小相似的
玻璃膜疣样 PED

【**病例 2-2-2**】患者男性，69 岁，右眼视力下降半年，BCVA 右眼：0.1，眼前节无特殊。诊断为干性 AMD 伴地图样萎缩。

眼底表现如图 2-2-2。

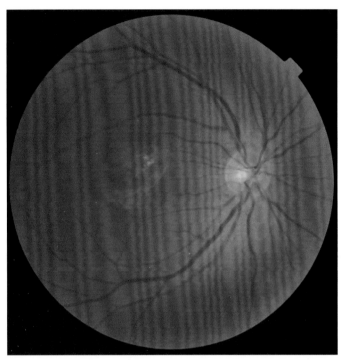

图 2-2-2(1) 右眼眼底彩照可见黄斑区地图样萎缩病灶，边界清晰

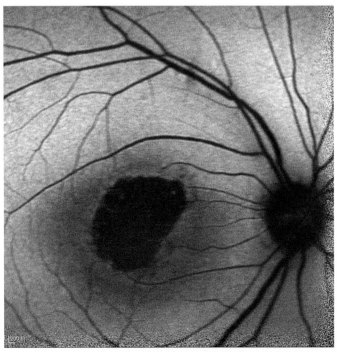

图 2-2-2(2) 右眼底短波长自发荧光可见地图样萎缩区呈边界清楚的无自发荧光区，周边夹杂少量点状弱荧光

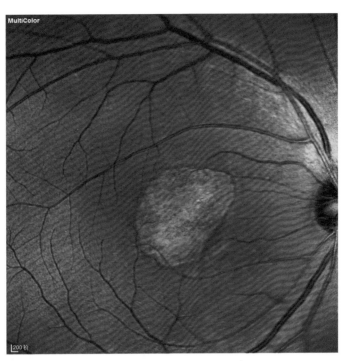

图 2-2-2（3） 右眼炫彩成像可见黄斑区地图样萎缩病灶边界清楚，
病灶内呈斑片样黄绿色和橘红色

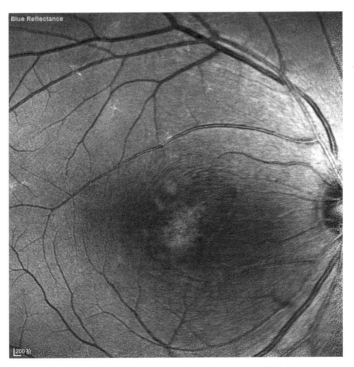

图 2-2-2（4） 右眼蓝光反射图像不能显示地图样萎缩病灶，
仅见黄斑区灰白色改变

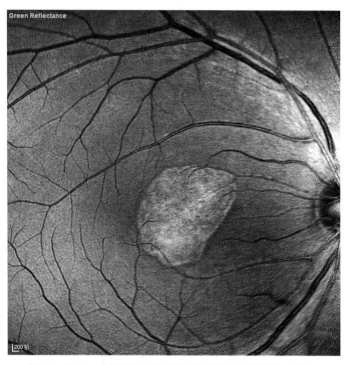

图 2-2-2（5） 右眼绿光反射图像可透见地图样萎缩病灶呈
边界清楚的不均匀灰白色改变

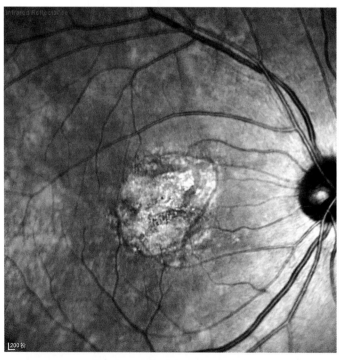

图 2-2-2（6） 右眼红外光反射图像可见地图样萎缩的病灶范围，
病灶内呈不均匀的灰白色改变，病灶外下方散在灰白色改变

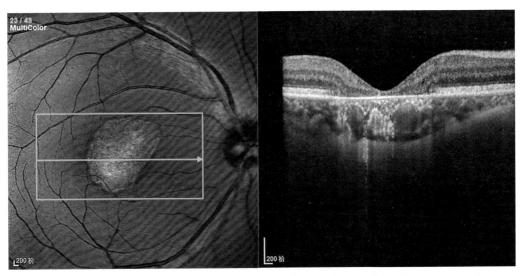

图 2-2-2(7)　右眼炫彩成像联合 OCT 经过黄斑中心凹的横向扫描显示萎缩区视网膜外层结构丢失，中心凹厚度明显变薄，RPE 下脉络膜组织信号增强

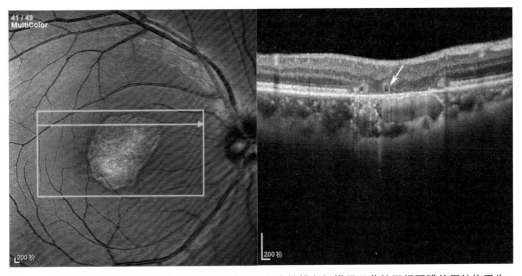

图 2-2-2(8)　右眼炫彩成像联合 OCT 经过黄斑区上方的横向扫描显示萎缩区视网膜外层结构丢失，外层视网膜管腔样结构(outer retinal tubulation，ORT) 形成(箭头)

二、渗出性／湿性年龄相关性黄斑变性

【概述】随着 AMD 疾病进展可形成 CNV、渗出、出血、黄斑区纤维血管性瘢痕，导致渗出性／湿性 AMD，造成明显视力损伤。

【临床表现】患者会发生突然的视力下降，视物变形和旁中心或中心暗点。

【影像学检查】眼底彩照上 CNV 处表现为视网膜深层的青灰色隆起灶，周围常伴片状网膜下出血、渗出，或引起出血性视网膜脱离，甚至出血突破内界膜而进入玻璃体腔，引起玻璃体积血。经典型 CNV 在 FFA 及 ICGA 上可清晰显示 CNV 轮廓且荧光素渗漏，隐匿型 CNV 在 FFA 中无法显示 CNV 轮廓，在 ICGA 上常可呈现。OCTA 则可更为清晰显示 CNV 的异常血流信号和形态。

【治疗】首选抗 VEGF 治疗。

【炫彩成像的应用价值】和普通眼底彩照相比,炫彩成像和红外光反射图像能突显 CNV 和 RPE 的改变。

【病例 2-2-3】患者女性,左眼视力下降半年,既往史无特殊,BCVA 左眼 0.2,眼前节无特殊。诊断为湿性 AMD 伴 1 型 CNV。

眼底表现如图 2-2-3。

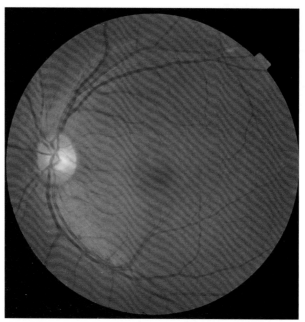

图 2-2-3(1) 左眼底彩照可见黄斑区 RPE 改变

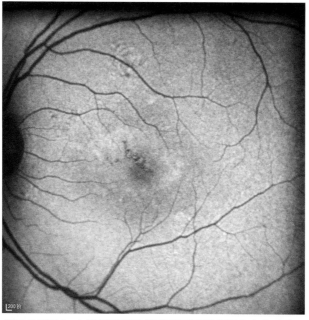

图 2-2-3(2) 左眼短波长自发荧光可见黄斑区灰白色改变,
中间夹杂点状弱荧光,上方和下方散在灰白色自发荧光改变

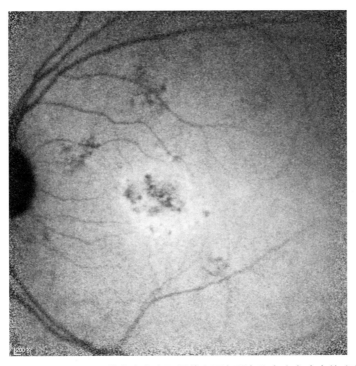

图 2-2-3(3)　左眼近红外自发荧光可见黄斑区灰黑色和灰白色夹杂的改变，
上方和下方散在灰黑色自发荧光改变

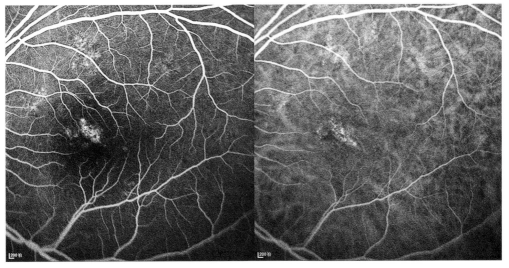

图 2-2-3(4)　左眼 FFA 早期黄斑区可见点状荧光，上方散在点状透见荧光；
ICGA 早期黄斑区可见点片状荧光，上方见斑片状脉络膜荧光增强

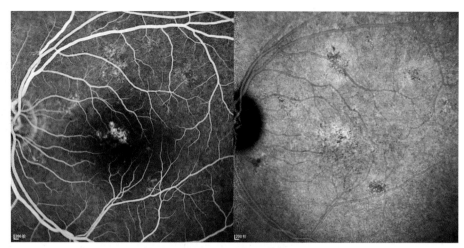

图 2-2-3(5) 左眼 FFA 晚期黄斑区可见点状荧光稍增强,上方散在点状透见荧光减退;
ICGA 晚期黄斑区可见荧光减退,黄斑区周围见斑片状脉络膜荧光减退

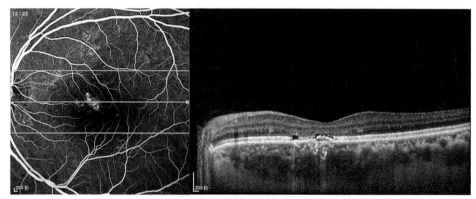

图 2-2-3(6) 左眼 FFA 联合 OCT 可见黄斑区 RPE 和椭圆体带结构破坏,
部分 RPE 轻度抬高,与 FFA 强荧光病灶对应

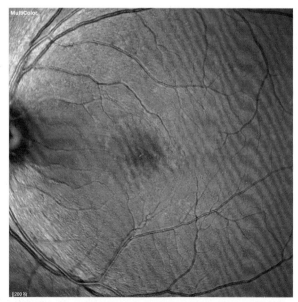

图 2-2-3(7) 左眼炫彩成像可见黄斑区 RPE 层面呈黄绿色改变

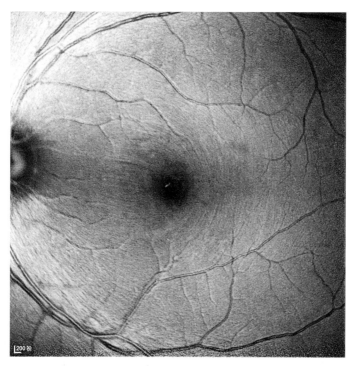

图 2-2-3(8) 左眼蓝光反射图像未见明显异常

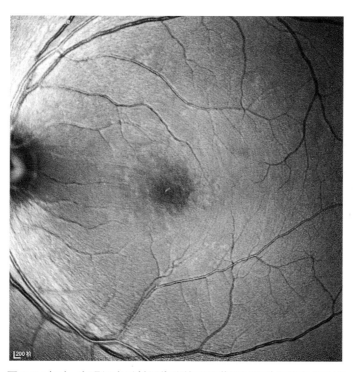

图 2-2-3(9) 左眼绿光反射图像隐约可见黄斑区斑片状浅灰色改变

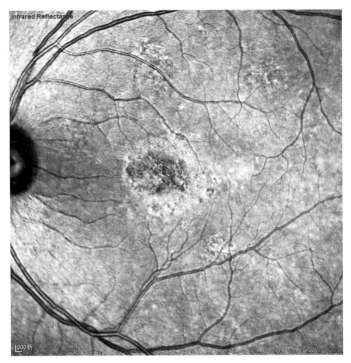

图 2-2-3(10) 左眼红外光眼底照相可见黄斑区 RPE 水平灰黑色病灶,边界不清,
上方和下方散在灰白色点片状病灶

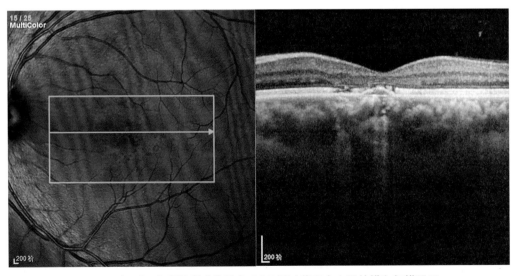

图 2-2-3(11) 左眼炫彩成像联合 OCT 经过黄斑中心凹的横向扫描显示
中心凹下椭圆体带断裂和部分 RPE 和 Bruch 膜分离

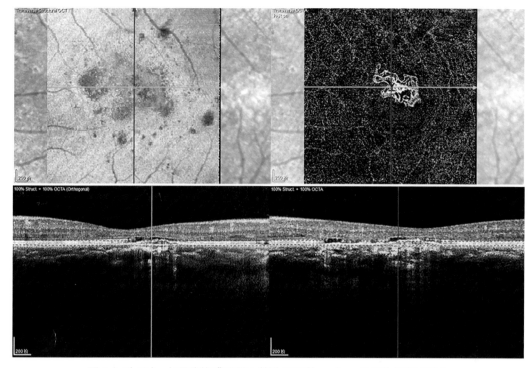

图 2-2-3(12) 左眼脉络膜毛细血管分层面的 en face OCTA 可见 CNV，
对应的断面 OCTA 可见 RPE 和 Bruch 膜之间的黄色血流信号

三、息肉样脉络膜血管病变

【概述】息肉样脉络膜血管病变（polypoidal choroidal vasculopathy，PCV）是一种湿性 AMD 的特殊亚型，以视网膜下橘红色结节样病变和脉络膜异常分支血管网及其末端血管息肉样扩张为特点，病程中常出现血液性和（或）浆液性色素上皮脱离（pigment epithelial detachment，PED）和神经上皮层脱离。多见于亚洲人群。

【临床表现】患者常表现为视力下降、视物变形、眼前黑影遮挡等。

【影像学检查】眼底检查显示黄斑区视网膜下橘红色病灶，有时由于视网膜下出血的遮蔽而难以发现。ICGA 是诊断 PCV 的金标准，典型患者可见异常分支状脉络膜血管网（branch vascular network，BVN）及其末端息肉样膨大病灶，造影晚期可出现"冲刷现象"。息肉样病灶对应 OCT 上显示 RPE 呈陡峭的穹窿状隆起，分支状血管网呈现"双线征"。OCTA 易于发现 BVN，息肉样病灶检出率还不是很高。

【治疗】采用抗 VEGF 或抗 VEGF 联合 PDT 治疗。

【炫彩成像的应用价值】炫彩成像对 PED 和位于 PED 顶端的息肉样病灶的显示优于普通眼底彩照。

【病例 2-2-4】患者男性，56 岁，左眼视力下降伴视物变形 3 个月，既往史无特殊，BCVA 左眼 0.1，眼前节无特殊。

眼底表现如图 2-2-4。

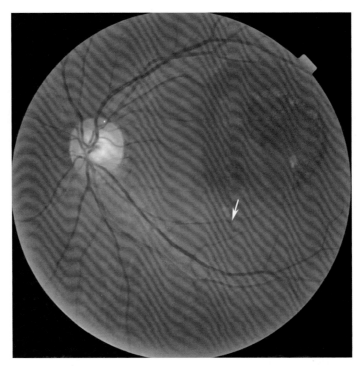

图 2-2-4(1) 左眼底黄斑区颞侧见大片暗红色视网膜下出血，
黄斑区下方见结节样橘红色病灶(箭头)

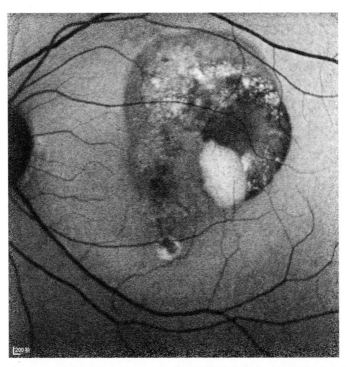

图 2-2-4(2) 左眼底自发荧光可见 PED 呈边界清楚的强荧光，视网膜下出血呈弱荧光，
中间夹杂点片状强荧光，下方结节样病灶呈弱荧光，周围强荧光围绕

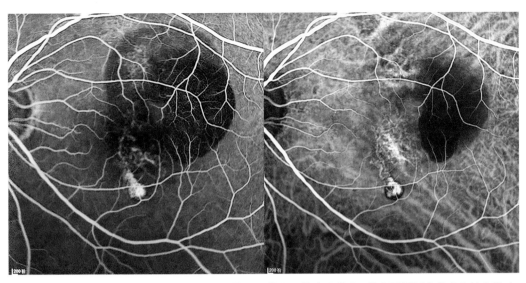

图 2-2-4(3) 左眼 FFA 早期黄斑区下方见强荧光结节和网状中强荧光,黄斑区周围大片出血遮蔽荧光; ICGA 早期黄斑区下方见息肉样强荧光,上方见 CNV 血管影(BVN),颞侧 PED 和出血呈弱荧光

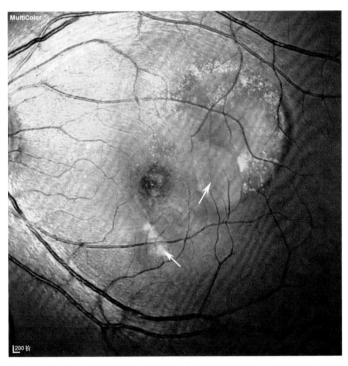

图 2-2-4(4) 左眼炫彩成像可见黄斑区颞侧大片视网膜下出血呈黄绿色,鼻侧的 PED 呈 边界清楚的黄绿色(箭头),黄斑区下方结节样病灶呈黄绿色, 黄斑中心凹呈橘红色和黄绿色夹杂

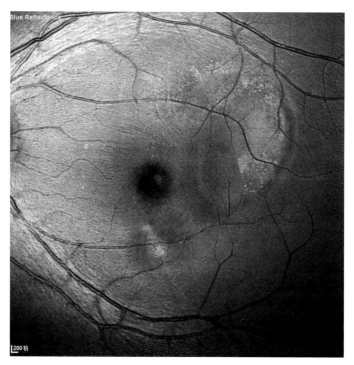

图 2-2-4（5） 左眼蓝光反射图像可见黄斑区色暗，颞侧 PED 边界不清楚，视网膜下出血呈暗灰色，
中间夹杂灰白色点状改变，下方结节样病灶呈灰白色

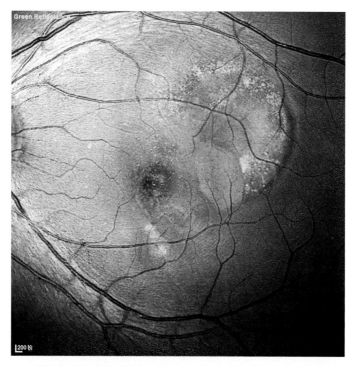

图 2-2-4（6） 左眼绿光反射图像可见黄斑区色暗，见灰白色点状改变，颞侧 PED 边界清楚，
呈均匀灰白色，视网膜下出血呈暗灰色，中间夹杂灰白色点状改变，下方结节样病灶呈灰白色

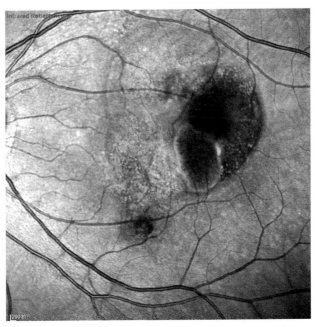

图 2-2-4（7） 左眼红外光反射图像可见黄斑区呈灰白色点状改变，颞侧 PED 可见灰白色边界，
PED 旁可见视网膜下出血的投影呈暗灰色，结节样病灶呈边界清楚的灰黑色

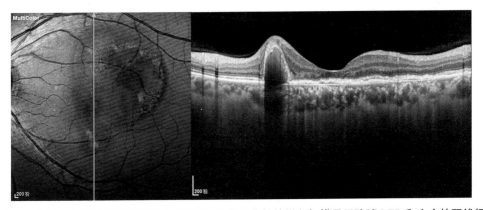

图 2-2-4（8） 左眼炫彩成像联合 OCT 经过结节样病灶的纵向扫描显示陡峭 PED 和上方的双线征

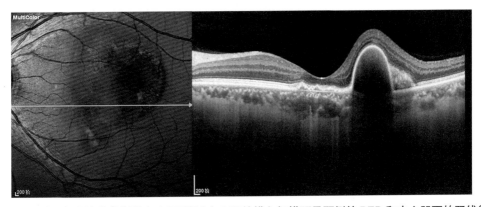

图 2-2-4（9） 左眼炫彩成像联合 OCT 经过中心凹的横向扫描可见颞侧的 PED 和中心凹下的双线征，
PED 旁出血呈高反射

【病例 2-2-5】患者男性，55 岁，右眼视力下降 1 个月，既往史无特殊，BCVA 右眼 0.2，眼前节无特殊。

眼底表现如图 2-2-5。

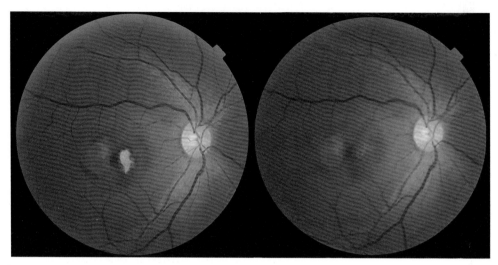

图 2-2-5(1) 右眼底彩照可见初诊时黄斑区出血和 PED(左图)，抗 VEGF 治疗后两个月后黄斑区出血有吸收(右图)PED 范围缩小

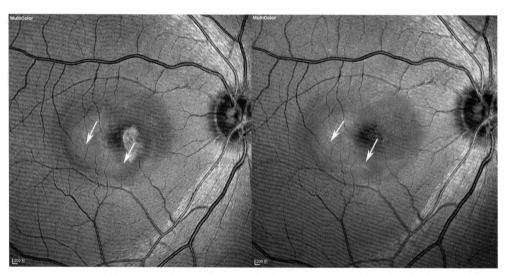

图 2-2-5(2) 右眼炫彩成像显示初诊时黄斑区出血区域呈橘黄色和暗红色，PED 呈绿色(左图，箭头)，抗 VEGF 治疗后出血病灶消退，黄斑区见黄色颗粒状改变，PED 仍存呈绿色(右图，箭头)

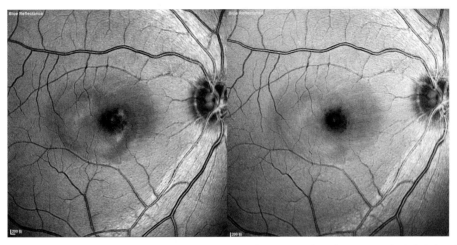

图 2-2-5(3) 右眼蓝光反射图像显示初诊时黄斑区出血区域呈灰黑色，PED 呈灰白色（左图），抗 VEGF 治疗后出血病灶消退，黄斑区呈黑色，PED 仍存呈灰白色（右图）

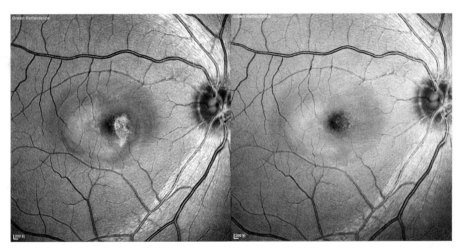

图 2-2-5(4) 右眼绿光反射图像显示初诊时黄斑区出血区域呈灰白色，PED 呈灰白色（左图），抗 VEGF 治疗后出血病灶消退，黄斑区呈灰黑色，PED 仍存呈灰白色（右图）

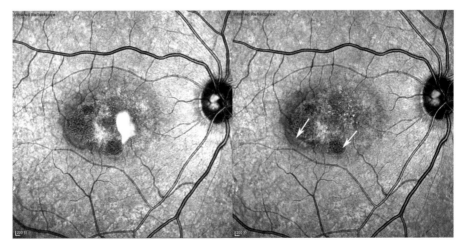

图 2-2-5(5) 右眼红外光反射图像显示初诊时黄斑区出血区域呈白色和灰白色，PED 的边界可见（左图），抗 VEGF 治疗后出血病灶消退，黄斑区残留少量灰白色出血病灶，PED 边界可见（右图）

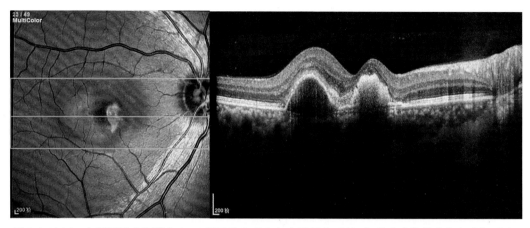

图 2-2-5(6) 右眼炫彩成像联合 OCT 显示黄斑区出血病灶呈高反射，与炫彩成像的黄白色病灶对应，PED 呈低反射，与炫彩成像的绿色区域对应

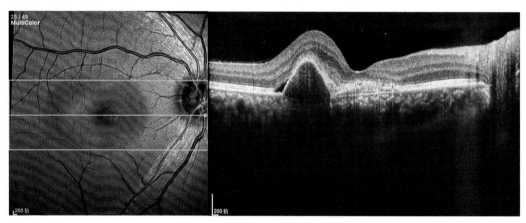

图 2-2-5(7) 右眼抗 VEGF 治疗后炫彩成像联合 OCT 显示黄斑区出血病灶呈高反射，较治疗前低平，与炫彩成像的暗红色病灶对应，PED 呈低反射，与炫彩成像的绿色区域对应

参 考 文 献

[1] RABIOLO A，BENATTI L，TOMASSO L，et al. Retinal arterial dilation is impaired in eyes with drusen and reticular pseudodrusen[J]. Retina，2018，publish ahead of print.

[2] SPAIDE R F，YANNUZZI L，FREUND K B，et al. Eyes with subretinal drusenoid deposits and no drusen：Progression of Macular Findings[J]. Retina，2018，39（1）：1.

[3] LEE J，KIM M，LEE C S，et al. Drusen subtypes and choroidal characteristics in asian eyes with typical neovascular age-related macular degeneration[J]. Retina，2019，publish ahead of print.

[4] LI M，DOLZ-MARCO R，HUISINGH C，et al. Clinicopathologic correlation of geographic atrophy secondary to age-related macular degeneration[J]. Retina，2019，39（4）：1.

[5] BABENKO B，BALASUBRAMANIAN S，BLUMER K E，et al. Predicting Progression of Age-related Macular Degeneration from Fundus Images using Deep Learning[J]. 2019.

[6] LI X，LUO H，ZUO C，et al. Conbercept in patients with treatment-naive neovascular age-related macular degeneration in real-life setting in china [J]. Retina，2018，39：1.

[7] MOUALLEM-BEZIERE A，BLANCO-GARAVITO R，RICHARD F，et al. Genetics of large pigment epithelial detachments in neovascular age-related macular degeneration[J]. Retina，2019，publish ahead of print.

[8] JANG J W，KIM J M，KANG S W，et al. Typical polypoidal choroidal vasculopathy and polypoidal choroidal neovascularization[J]. Retina，2019，publish ahead of print：1.

[9] LIU B，ZHANG X，MI L，et al. Choroidal structure in subtypes of polypoidal choroidal vasculopathy determined by binarization of optical coherence tomographic images[J]. Clinical & Experimental Ophthalmology，2019，47.

[10] TSO M O M，SUAREZ M J，EBERHART C G. Pathologic study of early manifestations of polypoidal choroidal vasculopathy and pathogenesis of choroidal neo-vascularization[J]. American Journal of Ophthalmology Case Reports，2018，11：176-180.

第三节　视网膜血管性疾病

一、视网膜动脉阻塞

（一）视网膜中央动脉阻塞

【概述】视网膜中央动脉阻塞（central retinal artery occlusions，CRAO）为急性致盲性眼底血管性疾病。由于视网膜中央动脉属于终末动脉，分支间无吻合，一旦发生阻塞，视网膜内层血供即中断，引起视网膜内层组织急性缺血。CRAO 的病因与相关全身病变密切相关，来自颈动脉斑块的栓子最为常见。近年来，面部美容手术导致 CRAO 的病例报道逐渐增多。

【临床表现】发病前部分患者会出现一过性黑矇的先兆症状，发病时表现为无痛性单眼视力严重下降。全视网膜呈灰白色水肿，黄斑呈樱桃红斑，视网膜动脉变细。

【影像学检查】FFA 表现为视网膜动脉充盈迟缓。急性期 CRAO 的 OCT 表现为后极部视网膜神经上皮层水肿增厚，外丛状层以内组织反射增强，在 CRAO 萎缩期，后极部视网膜神经上皮层均明显变薄且反射减弱。OCTA 可观察到不同层次视网膜的血流情况。

【治疗】该病视力下降严重，预后差，一旦发现需尽早救治，扩张血管，降低眼压，并注意患者的全身状况。

【炫彩成像的应用价值】炫彩成像在 CRAO 早期病例上能突显内层视网膜水肿并呈现出亮绿色，也能显示黄斑区樱桃红改变，蓝光和绿光反射图像内层视网膜水肿区域显示为高反射；晚期在内层视网膜萎缩区域炫彩成像显示为暗红色，蓝光和绿光反射图像能突显视盘周围包括视盘黄斑区 RNFL 的丢失，并显示为低反射改变。炫彩成像比普通眼底彩照显示的信息更丰富。

【病例 2-3-1】患者男性，45 岁，左眼突然视力下降 2 天后就诊。左眼视力光感，相对传入性瞳孔障碍（relative afferent pupillary defect，RAPD）阳性，全身情况无特殊。

眼底表现如图 2-3-1。

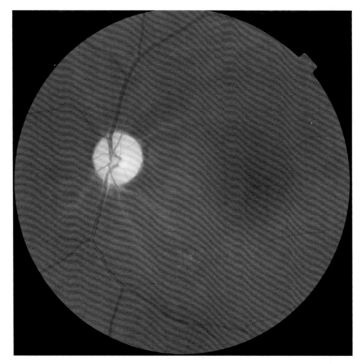

图 2-3-1（1） 左眼患病后一个月眼底彩照，可见视盘苍白，边界清楚，
各分支动脉变细呈灰白色

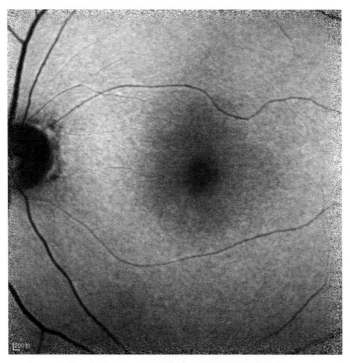

图 2-3-1（2） 左眼短波长自发荧光未见异常

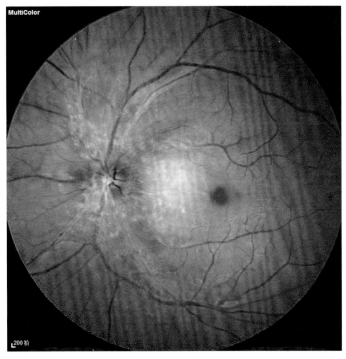

图 2-3-1（3） 左眼 55° 广角炫彩成像显示黄斑区呈樱桃红，黄斑和视盘之间呈亮绿色，
视盘周围 RNFL 走行区呈亮绿色

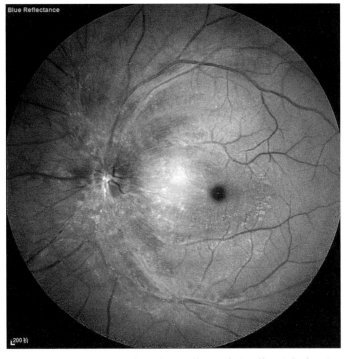

图 2-3-1（4） 左眼 55° 广角蓝光反射图像显示黄斑区色黑，黄斑和视盘之间呈高反射，
视盘周围 RNFL 走行区呈高低反射夹杂，动脉细

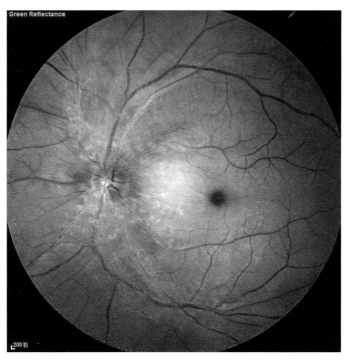

图 2-3-1(5) 左眼 55°广角绿光反射图像显示黄斑区色黑，黄斑和视盘之间呈高反射，
视盘周围 RNFL 走行区呈高低反射夹杂，动脉细

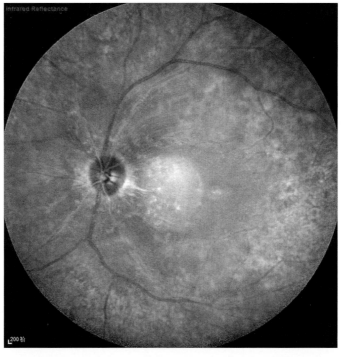

图 2-3-1(6) 左眼 55°广角红外光反射图像显黄斑和视盘之间呈高反射的投影，动脉细

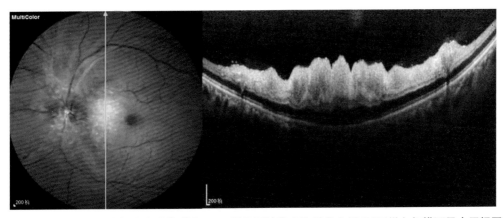

图 2-3-1（7） 左眼 55° 广角炫彩成像联合 OCT 显示经过黄斑和视盘之间 OCT 纵向扫描可见内层视网膜高度水肿呈高反射

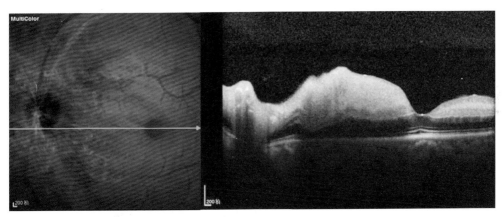

图 2-3-1（8） 左眼炫彩联合 OCT 显示经过黄斑中心凹的横向扫描可见内层视网膜高度水肿呈高反射

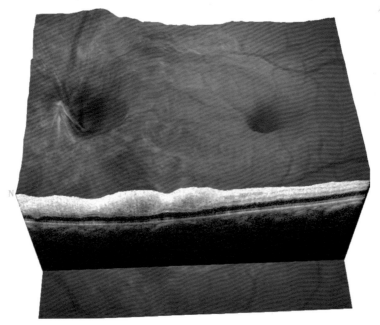

图 2-3-1（9） 左眼炫彩立体成像显示视盘周围视网膜不规则隆起，黄斑中心凹呈樱桃红

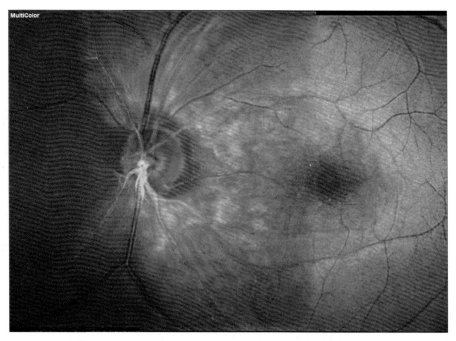

图 2-3-1(10)　左眼发病一个月后炫彩成像显示视盘鼻侧扇形暗红色区，
在黄斑中心凹鼻侧黄绿色分布不均匀，中线鼻侧颜色偏暗

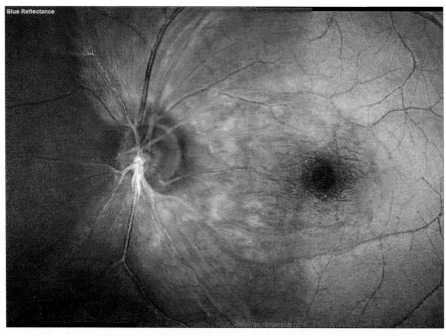

图 2-3-1(11)　左眼发病一个月后蓝光反射图像显示视盘鼻侧扇形暗区，视盘颞上方、
颞下方和视盘颞侧 RNFL 走行区反射变暗，提示中央动脉阻塞后导致的 RNFL 萎缩

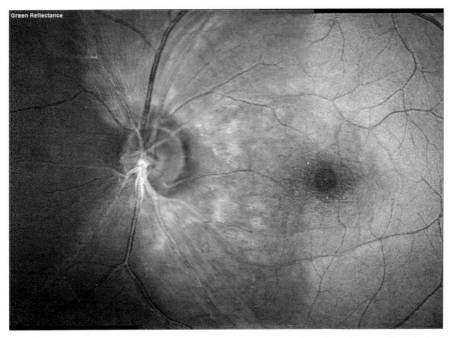

图 2-3-1(12)　左眼发病一个月后绿光反射图像显示视盘鼻侧扇形暗区，视盘颞上方、颞下方和视盘颞侧 RNFL 走行区反射变暗，提示中央动脉阻塞后导致的 RNFL 萎缩

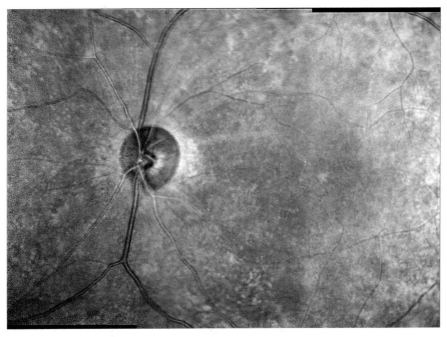

图 2-3-1(13)　左眼发病一个月后红外光反射图像隐约见视盘周围色暗，延伸接近黄斑区

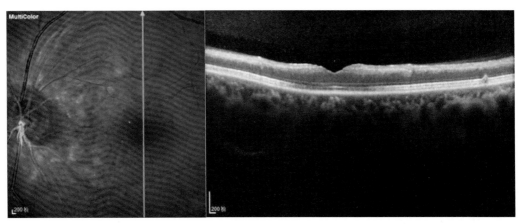

图 2-3-1(14) 左眼发病一个月后炫彩联合 OCT 显示经过中心凹的纵向扫描可见内层视网膜明显变薄，RNFL 完全丢失

（二）视网膜分支动脉阻塞

【概述】 视网膜分支动脉阻塞（branch retinal artery occlusion，BRAO）发生于视网膜的动脉分支，与 CRAO 相比，虽病变范围相对较小，但若累及黄斑区，同样对视功能造成严重损害。其发病原因与 CRAO 类似，多见于患心血管疾病的中老年人，表现为阻塞血管区对应的视野无痛性缺损。最常见原因为颈动脉硬化斑块来源的栓子栓塞，随着皮肤美容注射逐渐增多，美容注射用透明质酸所致 BRAO 的报道也逐渐增多。视力预后较 CRAO 相对较好。

【临床表现】 若缺血部位不累及黄斑区，患者可无视力改变，仅感到视物模糊或有某一方位的固定黑影；若累及黄斑，则可感到单眼无痛性视力急剧下降。眼底表现为阻塞血管支配区域的视网膜明显发白，有时可在阻塞血管处发现动脉栓子。

【影像学检查】 FFA 可见受累的分支动脉充盈延迟，后期有时可见逆向充盈。视野检查可见与 RNFL 丢失区域对应的缺损。OCT 显示阻塞部位早期视网膜内层水肿增厚，其下方结构信号减弱，晚期水肿消退，萎缩变薄。OCTA 可显示缺血部位的相应毛细血管血流信号和密度明显减少。

【治疗】 治疗与 CRAO 相同。

【炫彩成像的应用价值】 炫彩成像在 BRAO 病例上能突显深层视网膜缺血改变，蓝绿光反射图像同样能突显内核层水肿增厚和浅层深层视网膜出血，炫彩成像比普通眼底彩照显示的信息更丰富。

【病例 2-3-2】 患者女性，16 岁，右眼突然出现下方视野遮挡伴视力下降 3 天，全身情况无特殊，BCVA 右眼 0.6，眼前节检查无特殊。

眼底表现如图 2-3-2。

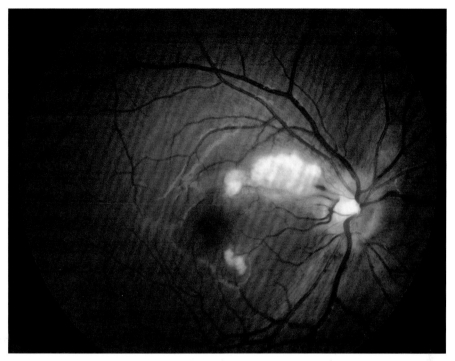

图 2-3-2(1)　右眼底彩照可见视盘颞上方和黄斑中心凹下方棉绒斑,视盘颞侧边缘少许出血

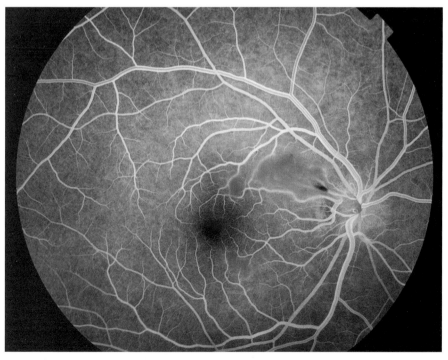

图 2-3-2(2)　右眼 FFA 早期视网膜动静脉充盈时间正常,视盘颞上方棉绒斑遮挡部分血管,
视盘颞侧见片状出血弱荧光

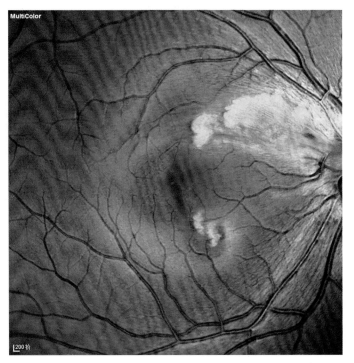

图 2-3-2（3） 右眼炫彩成像显示视盘颞上方扇形高亮黄绿色病灶，
黄斑区下方小片状高亮黄绿色病灶，提示缺血区域

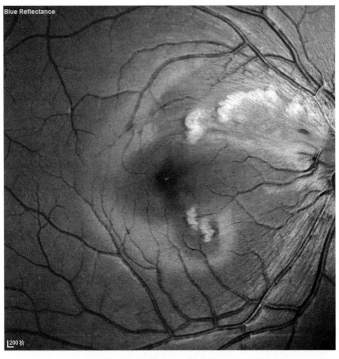

图 2-3-2（4） 右眼蓝光反射图像显示与视盘颞上方和黄斑中心凹下方
视网膜分支动脉阻塞区域对应的高亮反射区，病灶周围可见灰色暗影

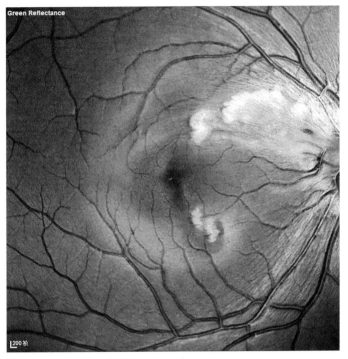

图 2-3-2(5)　右眼绿光反射图像显示与视盘颞上方和黄斑中心凹下方
视网膜分支动脉阻塞区域对应的高亮反射区,病灶周围可见灰色暗影

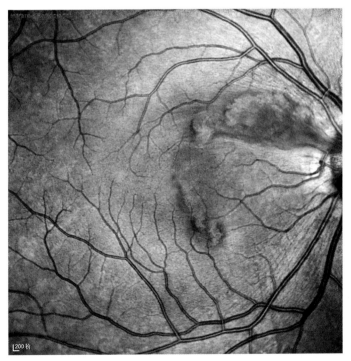

图 2-3-2(6)　右眼红外光反射图像显示与视盘颞上方和黄斑中心凹下方
视网膜分支动脉阻塞区域对应高亮反射区的投影

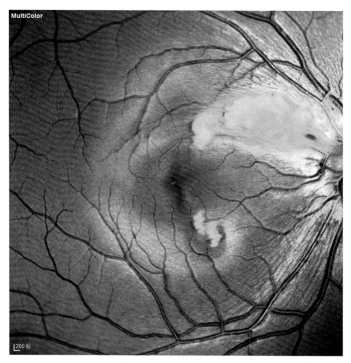

图 2-3-2(7) 右眼蓝绿增强反射图像突显视盘颞上方扇形高亮黄绿色病灶，
黄斑区下方小片状高亮黄绿色病灶

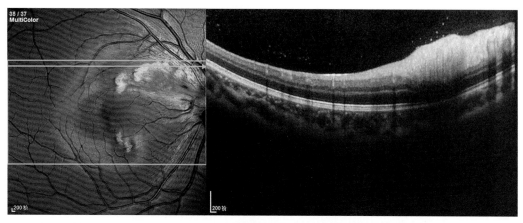

图 2-3-2(8) 右眼炫彩成像联合 OCT 显示经过黄绿色缺血病灶的横向扫描可见视盘颞上方 RNFL 水肿增
厚呈高反射

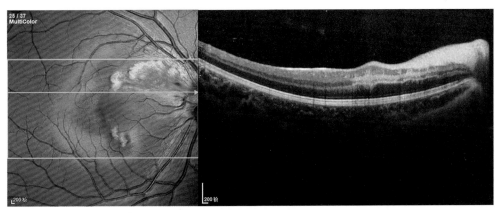

图 2-3-2（9）　右眼炫彩成像联合 OCT 显示经过黄绿色缺血病灶下方的横向扫描可见视盘颞侧内丛状层和外丛状层增厚呈高反射

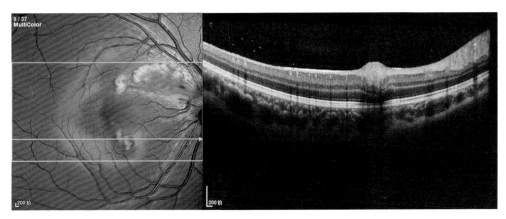

图 2-3-2（10）　右眼炫彩成像联合 OCT 显示经过黄斑区下方黄绿色缺血病灶的横向扫描可见对应的局部内层视网膜增厚呈高反射

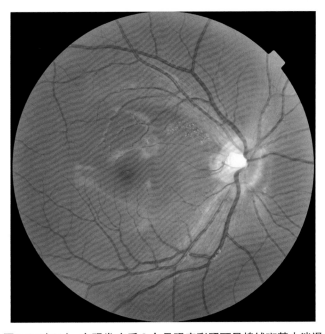

图 2-3-2（11）　右眼发病后 2 个月眼底彩照可见棉绒斑基本消退

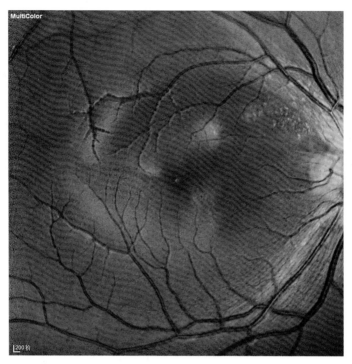

图 2-3-2(12)　右眼发病后 2 个月炫彩成像显示视盘颞上方呈黄绿色颗粒状改变，
延伸区域和下方呈暗红色

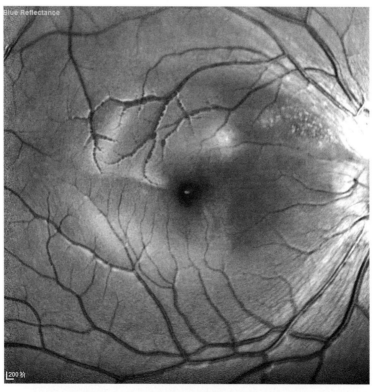

图 2-3-2(13)　右眼发病后 2 个月蓝光反射图像显示视盘颞上方呈白色颗粒状改变，
延伸区域和下方呈灰黑色

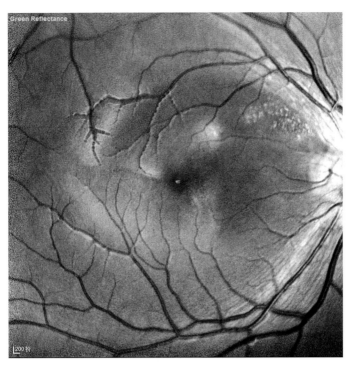

图 2-3-2(14)　右眼发病后 2 个月绿光反射图像显示视盘颞上方呈白色颗粒状改变，
延伸区域和下方呈灰黑色

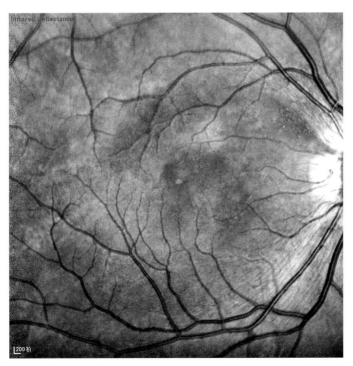

图 2-3-2(15)　右眼发病后 2 个月红外光反射图像显示与视盘颞上方和黄斑中心
凹鼻侧原视网膜分支动脉阻塞区域一致的投影

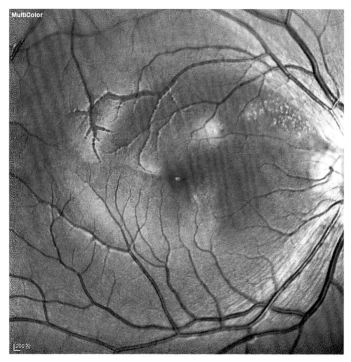

图 2-3-2(16) 右眼发病后 2 个月炫彩蓝绿增强成像显示视盘颞上方呈黄绿色颗粒状改变，
延伸区域呈淡蓝色，下方色暗

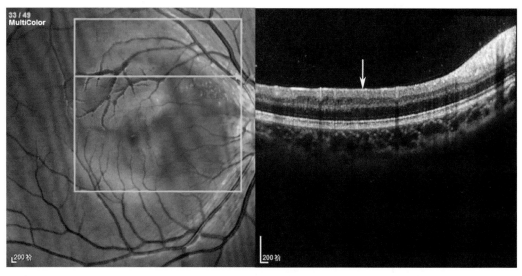

图 2-3-2(17) 右眼发病后 2 个月炫彩成像联合 OCT 显示经过视盘颞上方的
横向扫描可见 RNFL 明显变薄(箭头)

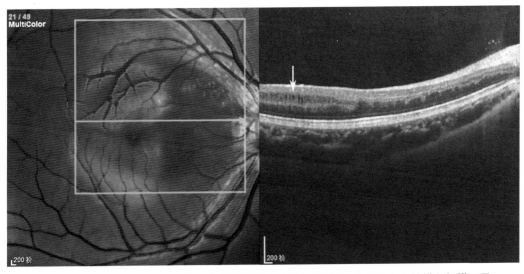

图 2-3-2(18)　右眼发病后 2 个月炫彩成像联合 OCT 显示经过中心凹上方的横向扫描可见
局部内核层广泛萎缩,颞侧内核层可见微囊样改变(箭头)

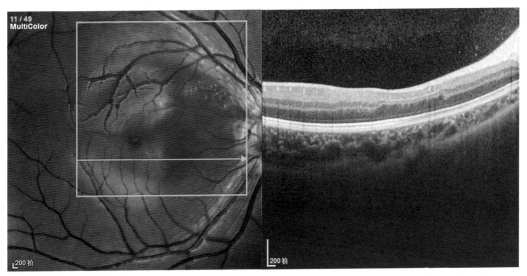

图 2-3-2(19)　右眼发病后 2 个月炫彩成像联合 OCT 显示经过中心凹下方的横向扫描可见
局部内核层萎缩

【病例 2-3-3】患者女性,42 岁,左侧眉尖部注射玻尿酸一小时后出现视力下降、视物遮挡,既往无心脑血管疾病史,BCVA 左眼 0.1,眼前节无特殊。

眼底表现如图 2-3-3。

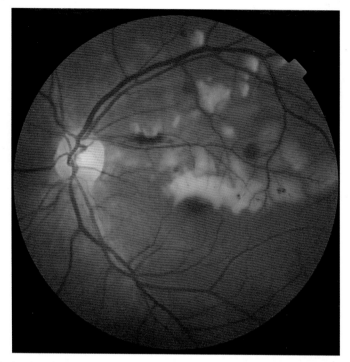

图 2-3-3（1）　左眼底彩照可见黄斑区上方散在片状灰白色视网膜缺血病灶伴点片状出血

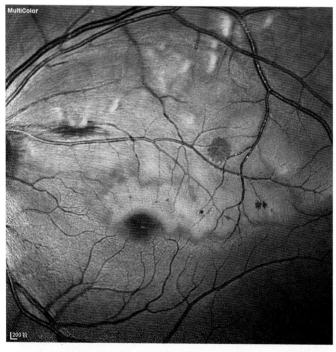

图 2-3-3（2）　左眼炫彩成像显示黄斑区上方斑片状黄绿色病灶，与内层视网膜缺血区域对应，
中间夹杂点片状红色浅层视网膜出血和暗红色深层视网膜出血，中心凹色红

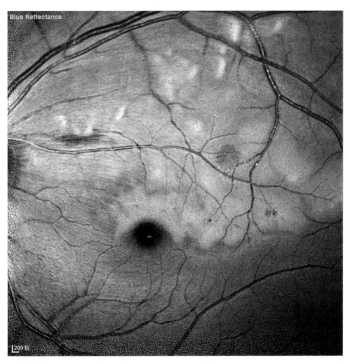

图 2-3-3（3）　左眼蓝光反射图像可见黄斑区上方灰白色斑片状病灶，与内层视网膜缺血区域对应，
中间夹杂点片状黑色浅层视网膜出血和灰黑色深层视网膜出血，中心凹色黑

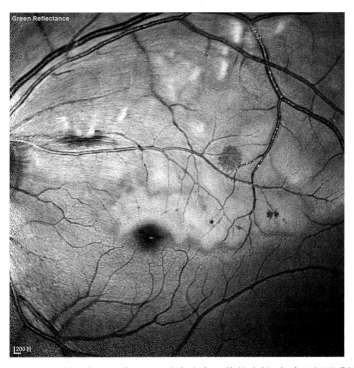

图 2-3-3（4）　左眼绿光反射图像可见黄斑区上方灰白色斑片状病灶，与内层视网膜缺血区域对应，
中间夹杂点片状黑色浅层视网膜出血和灰黑色深层视网膜出血，中心凹色黑，
出血灶对比度优于蓝光反射图像

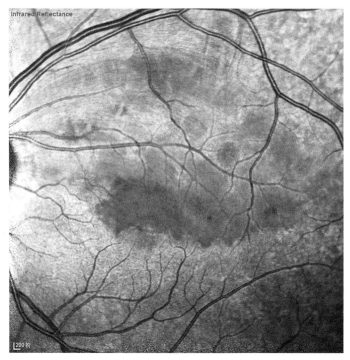

图 2-3-3(5) 左眼红外光反射图像可见黄斑区上方视网膜缺血灶与出血在该层面的投影，呈灰黑色斑片状

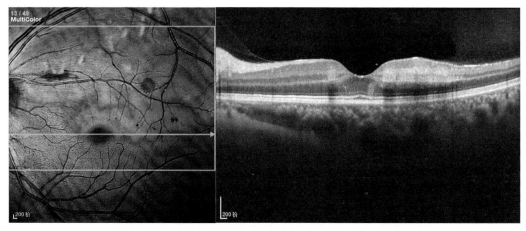

图 2-3-3(6) 左眼炫彩联合 OCT 经过黄斑中心的横向扫描可见中心凹鼻颞侧部分内核层和内丛状层增厚呈高反射

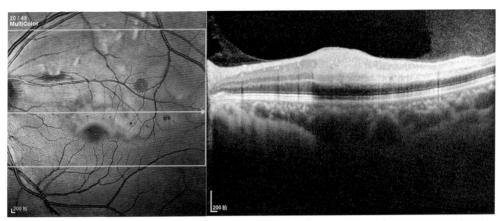

图 2-3-3(7)　左眼炫彩联合 OCT 经过中心凹上方的横向扫描显示局部内层视网膜增厚呈高反射，
与炫彩成像黄绿色病灶对应

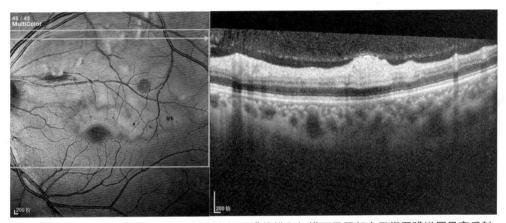

图 2-3-3(8)　左眼炫彩联合 OCT 经过上方视网膜的横向扫描可见局部内层视网膜增厚呈高反射，
与炫彩成像黄绿色病灶对应

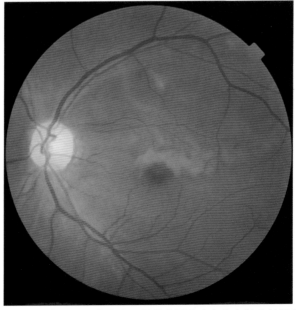

图 2-3-3(9)　左眼治疗 1 个月后眼底彩照可见黄斑区上方灰白色缺血灶明显消退，出血吸收

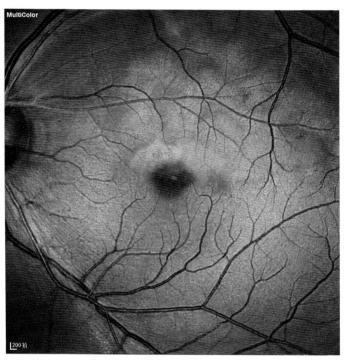

图 2-3-3(10) 左眼治疗 1 个月后炫彩成像可见黄斑呈暗红色，上方黄绿色病灶范围缩小

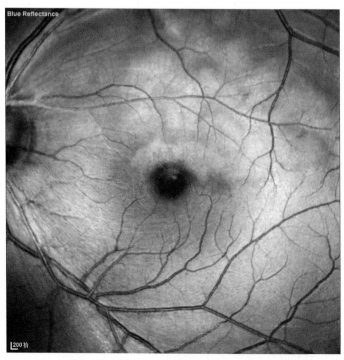

图 2-3-3(11) 左眼治疗 1 个月后蓝光反射图像可见黄斑区上方灰白色斑片减少，
中心凹色暗，蓝光反射图像突显浅层视网膜改变

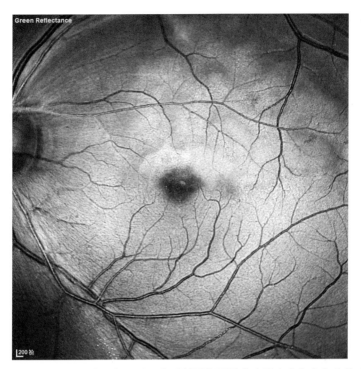

图 2-3-3(12)　左眼治疗 1 个月后绿光反射图像可见黄斑区上方灰白色斑片减少，
中心凹色暗

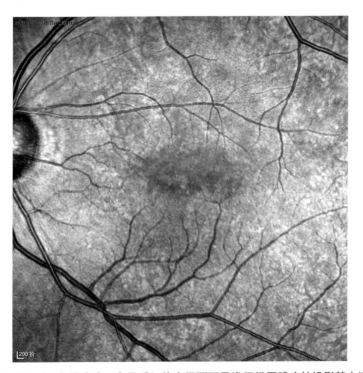

图 2-3-3(13)　左眼治疗 1 个月后红外光层面可见浅层视网膜病灶投影基本消失

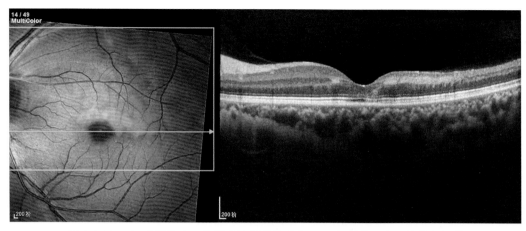

图 2-3-3(14) 左眼治疗 1 个月后炫彩成像联合 OCT 经过黄斑中心的横向扫描
可见中心凹鼻颞侧部分内核层增厚呈高反射

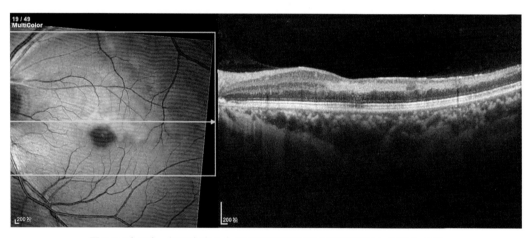

图 2-3-3(15) 左眼治疗 1 个月后炫彩成像联合经过黄斑中心凹上方的
横向扫描显示局部内核层增厚呈高反射

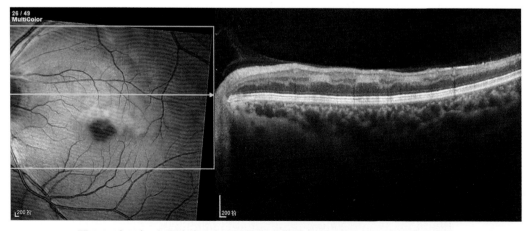

图 2-3-3(16) 左眼治疗 1 个月后炫彩成像联合经过黄斑区上方的横向扫描
显示局部内核层增厚呈高反射

二、视网膜静脉阻塞

（一）视网膜中央静脉阻塞

【概述】视网膜中央静脉阻塞（central retinal vein occlusion，CRVO）是发生在视网膜静脉总干的阻塞，常为单眼发病，患者发病年龄多大于 50 岁，也可发生于青壮年。其发病由全身因素（包括高血压、糖尿病、高血脂、高同型半胱氨酸血症、抗磷脂抗体综合征等）和眼局部危险因素（青光眼、视网膜血管炎、创伤等）共同参与。

【临床表现】患者主诉常为突然无痛性视力下降，典型眼底表现可见围绕视盘的放射状和火焰状视网膜浅层出血，视网膜静脉扩张迂曲，可呈腊肠状，可见动静脉交叉压迫征。若出现新生血管，病程中还会突发玻璃体积血以及新生血管性青光眼。

【影像学检查】FFA 可区分缺血型 CRVO 与非缺血型 CRVO，两者均可见沿着视网膜静脉分布的荧光渗漏和微血管瘤，黄斑区可因囊样水肿而呈花瓣状高荧光。缺血型 CRVO 可见大片毛细血管无灌注区。OCT 可显示黄斑囊样水肿，视网膜内层以及表层出血则呈现高反射，并遮挡深层组织的反射。OCTA 可观察黄斑区及周围毛细血管血流改变。

【治疗】出血及黄斑水肿严重应首选抗 VEGF 治疗，缺血型 CRVO 需联合激光治疗预防并发症。同时需做仔细的全身检查。

【炫彩成像的应用价值】炫彩成像在 CRVO 早期病例上能突显内层视网膜水肿并呈现出亮绿色，也能显示黄斑区水肿改变，蓝光和绿光反射图像内层视网膜水肿区显示为高亮反射；晚期在内层视网膜萎缩区域炫彩成像显示为暗红色，蓝光和绿光反射图像能突显视盘周围包括视盘黄斑区 RNFL 的丢失，并显示为低反射改变。炫彩成像比普通眼底彩照显示的信息更丰富。

【病例 2-3-4】患者女性，70 岁，右眼视力下降、视物遮挡一月，患高血压病 5 年，BCVA 右眼：0.05，右眼前节无特殊。

眼底表现如图 2-3-4。

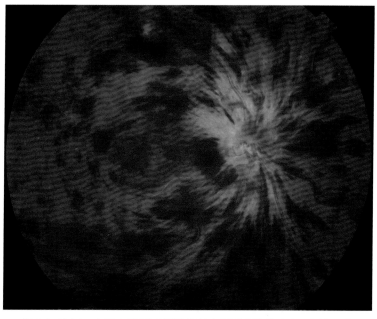

图 2-3-4(1)　右眼底彩照可见围绕视盘周围火焰状出血，血管迂曲

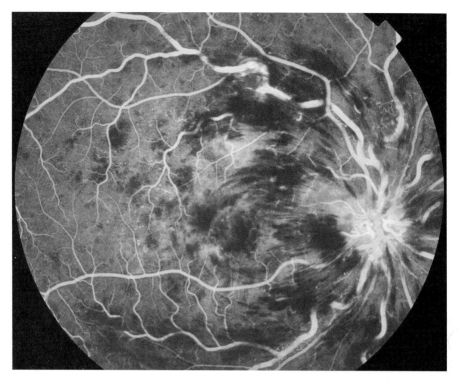

图 2-3-4(2) FFA 早期视盘周围及黄斑区出血点片状弱荧光,分支血管迂曲

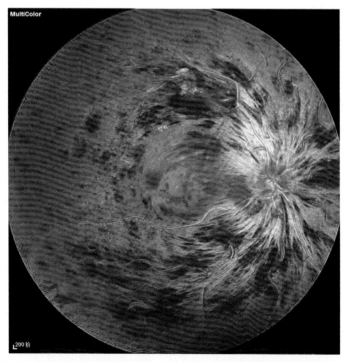

图 2-3-4(3) 右眼 55°炫彩成像可见视盘周围、黄斑区及沿视网膜血管走行区分布的红色出血病灶,
黄斑水肿呈暗绿色,RNFL 水肿呈黄白色

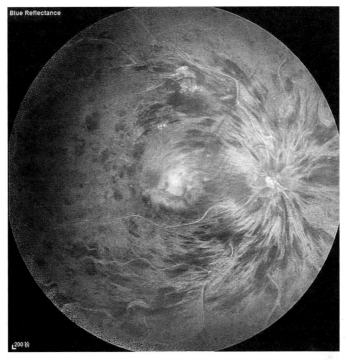

图 2-3-4（4） 右眼 55° 蓝光反射图像可见视盘周围、分支静脉走行区及黄斑周围出血，
呈灰黑色，视盘周围 RNFL 水肿，呈灰白色

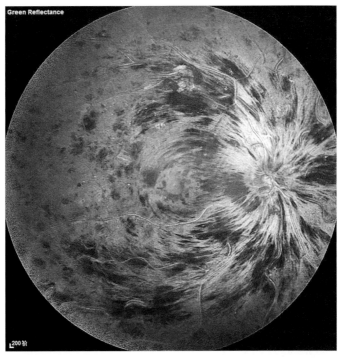

图 2-3-4（5） 右眼 55° 绿光反射图像可见视盘周围、分支静脉走行区及黄斑周围出血，
呈灰黑色；视盘周围 RNFL 水肿，呈灰白色，出血和 RNFL 水肿的对比度较蓝光反射图像强

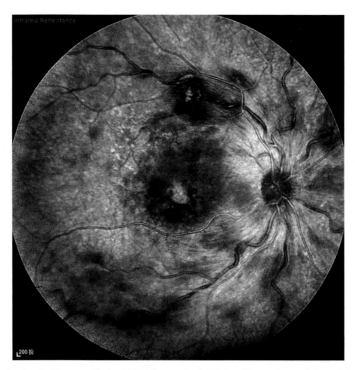

图 2-3-4(6) 右眼 55° 红外光反射图像可见视盘周围及黄斑区视网膜出血病灶的投影

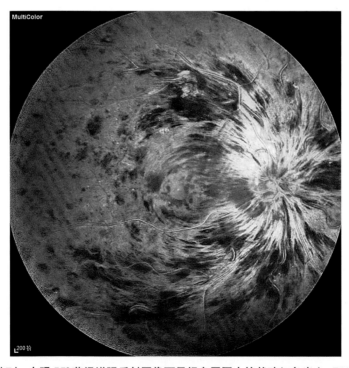

图 2-3-4(7) 右眼 55° 蓝绿增强反射图像可见视盘周围火焰状暗红色出血，RNFL 水肿，
呈现黄绿色，黄斑水肿呈蓝绿色。

【病例 2-3-5】患者女性，56 岁，左眼视力下降 7 个月，既往有高血压病，左眼做过 2 次眼底激光，BCVA 左眼 0.1，眼前节无特殊。

眼底表现如图 2-3-5。

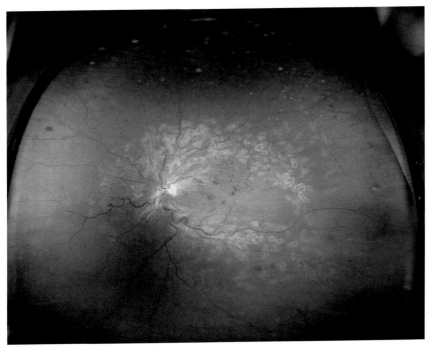

图 2-3-5（1） 左眼广角眼底照可见视网膜静脉迂曲扩张，中周部和后极部散在出血，中周部可见大量视网膜激光斑

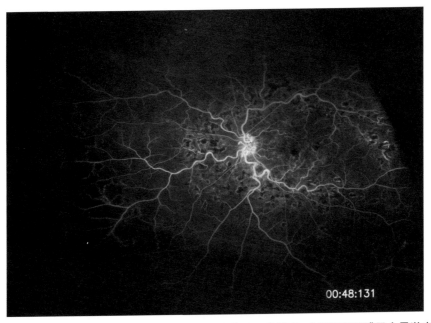

图 2-3-5（2） 左眼广角 FFA 早期可见视网膜分支静脉迂曲扩张，中周部视网膜见大量激光斑，鼻侧及下方周边部视网膜见大片毛细血管无灌注区

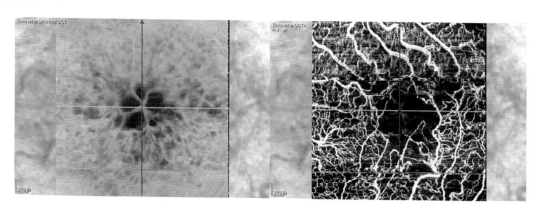

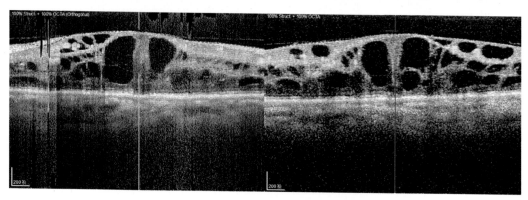

图 2-3-5(3) 左眼 OCTA 浅层视网膜分层面黄斑区血管弓不规则，
毛细血管迂曲扩张和小片状毛细血管无灌注区

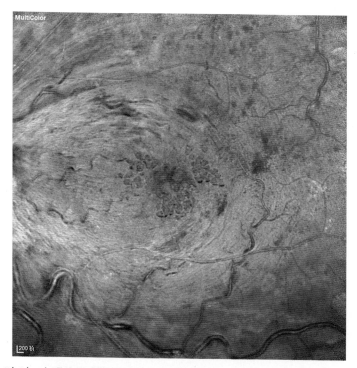

图 2-3-5(4) 左眼炫彩成像可见分支静脉迂曲扩张，黄斑区及周围散在出血呈红色，
黄斑区囊样水肿呈黄绿色，并可见蜂窝状分隔，提示囊样水肿腔

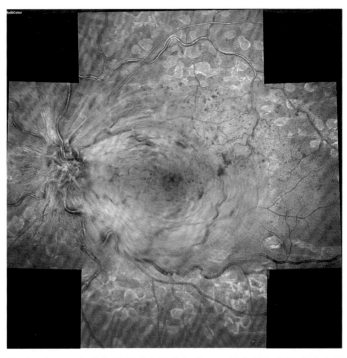

图 2-3-5(5)　左眼炫彩成像拼图除上图特征外还可见中周部大量激光斑呈橘红色

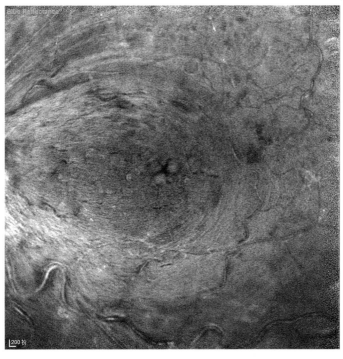

图 2-3-5(6)　左眼蓝光反射图像可见视盘颞上方 RNFL 缺损呈暗灰色，颞下方 RNFL 走行区呈灰白色，
提示 RNFL 水肿，视网膜出血呈斑片状灰黑色，黄斑呈灰白色花瓣样改变，提示黄斑水肿

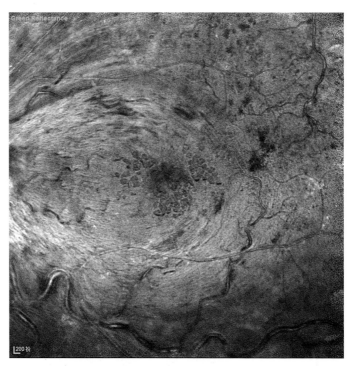

图 2-3-5(7) 左眼绿光反射图像可见视盘颞上方 RNFL 缺损呈暗灰色，颞下方 RNFL 走行区呈灰白色，
提示 RNFL 水肿，黄斑区及周围视网膜出血呈黑色点片状分布，较蓝光层面清晰，
黄斑水肿区见蜂窝状改变，视网膜血管迂曲，可见颞上方侧支循环形成

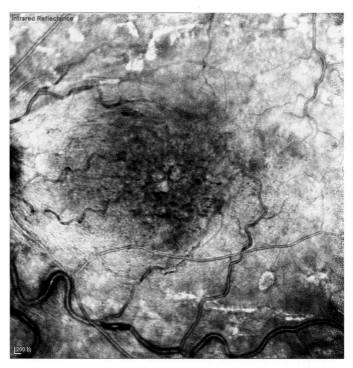

图 2-3-5(8) 左眼红外光反射图像可见视网膜分支静脉迂曲，黄斑区可见迂曲小静脉、
出血及囊样水肿的投影，呈点片状黑白夹杂。

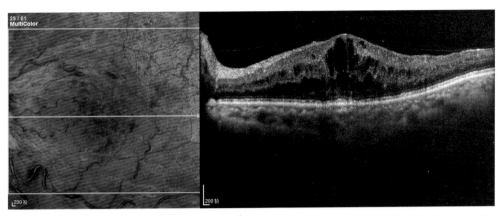

图 2-3-5(9) 左眼炫彩成像联合 OCT 经过黄斑中心凹的横向扫描可见黄斑囊样水肿,呈低反射

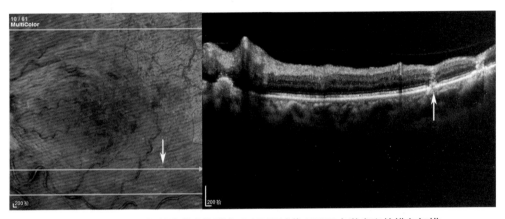

图 2-3-5(10) 左眼炫彩成像联合 OCT 经过黄斑区下方激光斑的横向扫描
可见 RPE 破坏及内层视网膜高反射(箭头)

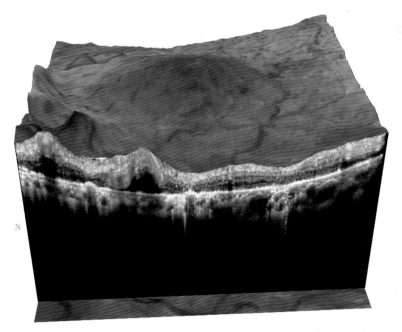

图 2-3-5(11) 左眼立体炫彩成像可见黄斑区隆起,视网膜血管迂曲

（二）视网膜分支静脉阻塞

【概述】　视网膜分支静脉阻塞（branch retinal vein occlusion，BRVO）是发生在视网膜分支静脉的血液回流受阻，常单眼发病，主要发生在动静脉交叉处或血管壁有局部炎症处，其继发的缺血可导致黄斑水肿、毛细血管无灌注，视盘或视网膜新生血管形成，视网膜前和玻璃体积血，视网膜前膜形成和牵拉性视网膜脱离。

【临床表现】　患者可突发视物模糊或视野缺损，静脉阻塞部位位于眼底一个或两个象限，视网膜出血以阻塞部位为顶点，呈扇形或三角形。

【影像学检查】　FFA 可用于评估视网膜毛细血管无灌注的程度和位置。阻塞的静脉充盈延迟，阻塞部位的视网膜静脉管壁荧光染色，病程长者可出现代偿性侧支循环。OCT 可用于观察 BRVO 有无黄斑囊样水肿或弥漫水肿、视网膜前膜等。OCTA 可观察黄斑区及周围视网膜毛细血管血流的改变。

【治疗】　出血及黄斑水肿严重应首选抗 VEGF 治疗，缺血型 BRVO 需联合激光治疗预防并发症，同时需做仔细的全身检查。

【炫彩成像的应用价值】　炫彩成像可显示比普通眼底彩照更多更清楚的信息，如视网膜出血、棉绒斑、黄斑水肿和囊样改变、RNFL 水肿和缺失、静脉串珠和不同层面的激光斑，这些改变均有不同的颜色显示。出血水肿消退后，在蓝、绿光反射层面甚至能看到毛细血管无灌注区。

【病例 2-3-6】　患者男性，51 岁，左眼视力下降 1 个月，患高血压病 2 年，BCVA 左眼 0.2，眼前节无特殊。

眼底表现如图 2-3-6。

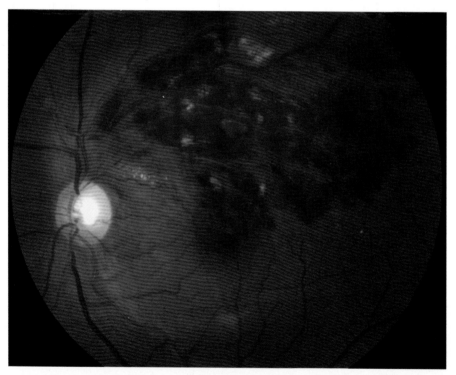

图 2-3-6(1)　左眼底彩照可见上方视网膜出血及棉绒斑，累及黄斑区，分支血管迂曲

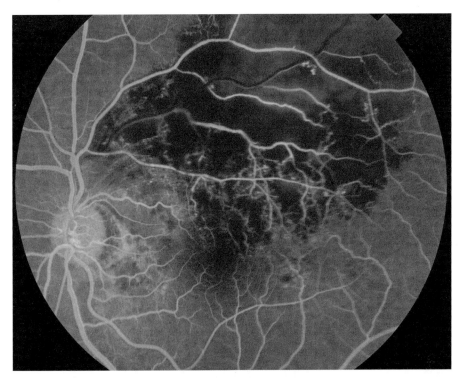

图 2-3-6(2) 左眼 FFA 早期颞上分支静脉走行区见出血遮蔽弱荧光及大片毛细血管无灌注区，
黄斑区上方小分支静脉迂曲扩张

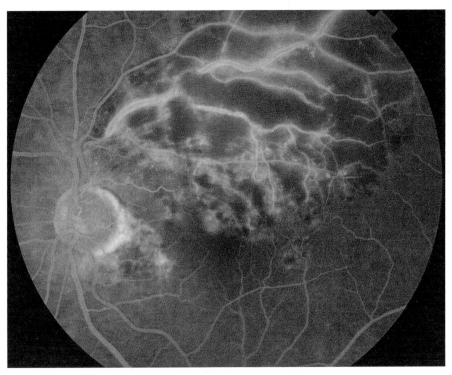

图 2-3-6(3) 左眼 FFA 晚期分支静脉管壁荧光着染，毛细血管荧光渗漏，
分支静脉走行区可见大片毛细血管无灌注区

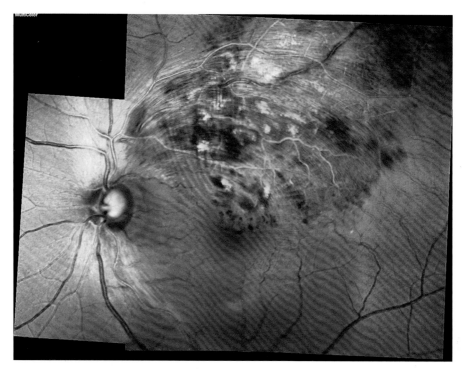

图 2-3-6（4） 左眼炫彩成像显示颞上分支静脉走行区视网膜出血呈红色，棉绒斑呈亮绿色，视网膜水肿区域呈绿色，颞上分支动脉呈亮绿色，分支静脉呈暗绿色，水肿区下方见斑片状橘红色改变，视盘上下方 RNFL 走行区呈亮绿色，视盘颞侧可见视网膜皱褶，呈暗绿色条带，水肿区下方见斑片状橘红色病灶

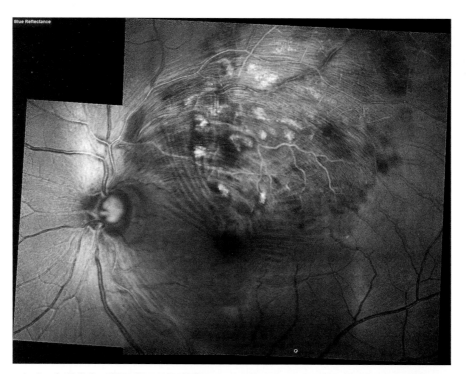

图 2-3-6（5） 左眼蓝光反射图像可见视网膜颞上分支静脉走行区域出血灶呈黑色，棉绒斑呈灰白色，血管迂曲，视盘上下方 RNFL 走行区呈灰白色，视盘颞侧可见视网膜皱褶，呈灰黑相间条带

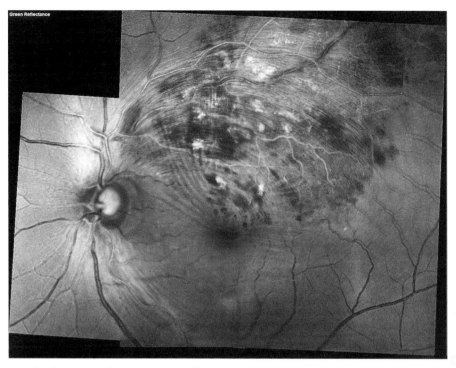

图 2-3-6(6)　左眼绿光反射图像可见视网膜颞上分支静脉走行区域出血灶呈黑色,棉绒斑呈灰白色,
血管迂曲,视盘上下方 RNFL 走行区呈灰白色,视盘颞侧可见视网膜皱褶,呈灰黑相间条带

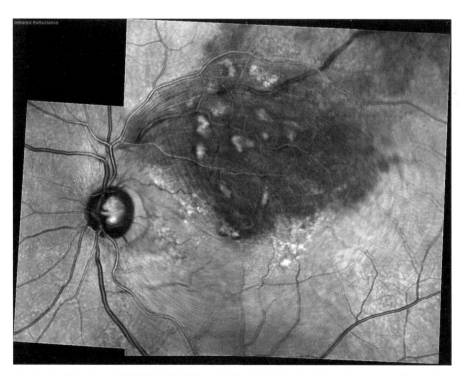

图 2-3-6(7)　左眼红外光反射图像可见蓝绿光反射层视网膜颞上分支静脉走行区及黄斑上方出血灶、
棉绒斑、水肿区域在该层的投影,水肿区下方见斑片状灰白色病灶

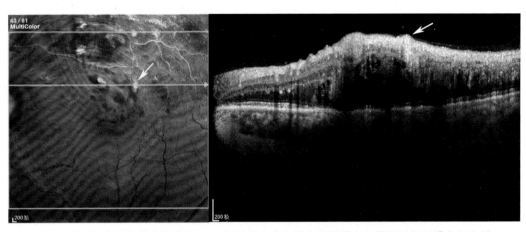

图 2-3-6(8) 左眼炫彩成像联合 OCT 经过黄斑中心凹上方的横向扫描可见视网膜全层水肿，
内层视网膜高反射，与炫彩成像的棉绒斑对应（箭头）

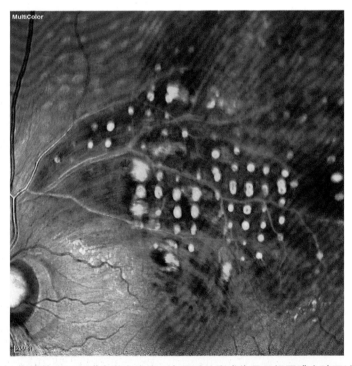

图 2-3-6(9) 左眼抗 VEGF 联合激光治疗 1 个月后炫彩成像显示视网膜水肿区域呈暗绿色，
水肿区激光斑呈亮绿色，周围无水肿区激光斑呈橘红色，黄斑区及上方出血呈暗红色，
视盘颞侧及黄斑颞侧可见少量渗出呈黄绿色，黄斑水肿区下方见斑片状橘红色改变

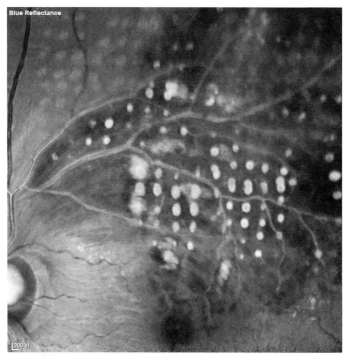

图 2-3-6（10）　左眼抗 VEGF 联合激光治疗 1 个月后蓝光反射图像可见视网膜水肿区域呈灰黑色，水肿区激光斑呈灰白色，周围无水肿区隐约可见灰白色激光斑，视盘颞侧及黄斑颞侧可见点状渗出呈灰白色

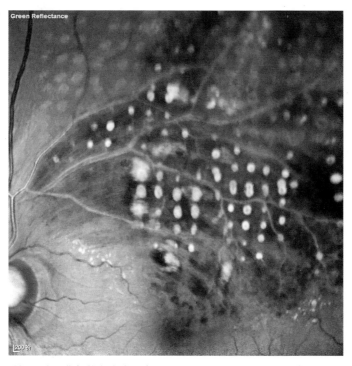

图 2-3-6（11）　左眼抗 VEGF 联合激光治疗 1 个月后绿光反射图像可见视网膜水肿区域呈灰黑色，水肿区激光斑呈灰白色，周围无水肿区隐约可见灰白色激光斑，视盘颞侧及黄斑颞侧可见点状渗出呈灰白色，黄斑区出血在该层面显示为片状灰黑色

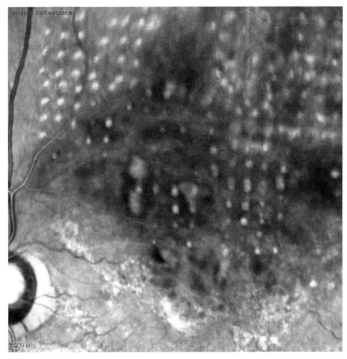

图 2-3-6(12) 左眼抗 VEGF 联合激光治疗 1 个月后红外光反射图像可见视网膜水肿区域激光斑成像
较模糊，周围无水肿区激光斑呈白色，水肿区散在边界不清的灰白色改变，
水肿区下方见 RPE 层面散在灰白色不规则病灶

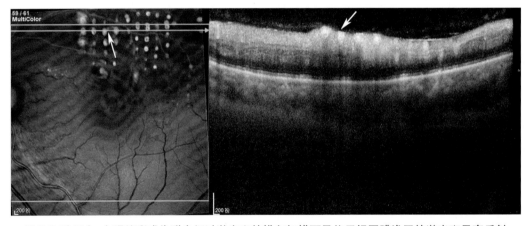

图 2-3-6(13) 左眼炫彩成像联合经过激光斑的横向扫描可见位于视网膜浅层的激光斑呈高反射

【病例 2-3-7】患者女性，56 岁，右眼视力下降 3 月，既往史无特殊，BCVA 右眼 0.5，眼前段无特殊。

眼底表现如图 2-3-7。

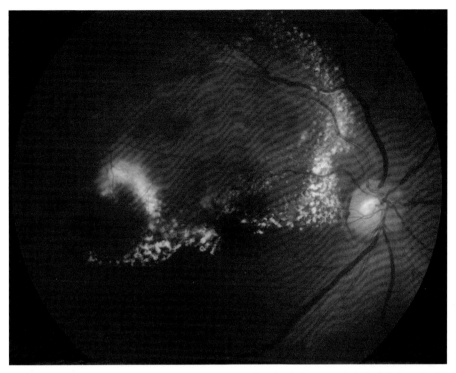

图 2-3-7(1)　右眼底彩照可见黄斑区颞侧及视盘颞侧见黄白色渗出，颞上分支静脉走行区见陈旧性出血

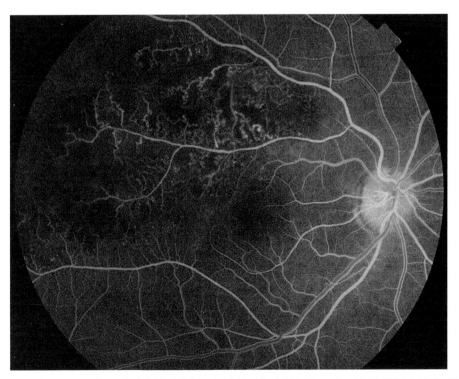

图 2-3-7(2)　右眼 FFA 早期颞上分支静脉走行区见大片毛细血管无灌注区，毛细血管迂曲扩张，异常吻合

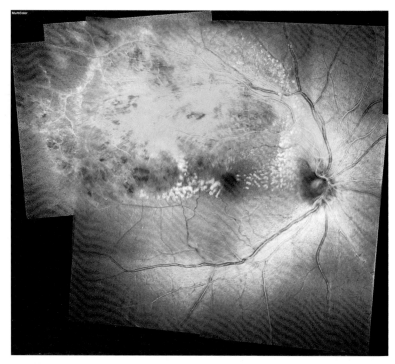

图 2-3-7(3) 右眼蓝绿增强炫彩成像显示颞上分支静脉走行区视网膜水肿呈蓝绿色，黄斑颞侧及视盘颞侧渗出呈黄绿色，视网膜颞上及颞侧出血呈暗红色，颞上分支静脉远端见大片毛细血管无灌注区

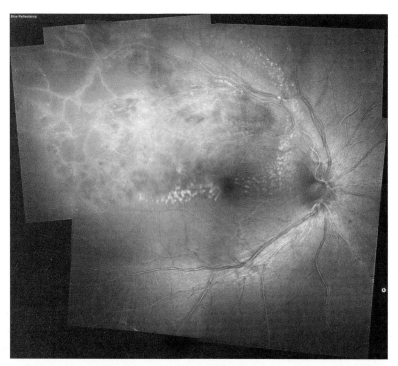

图 2-3-7(4) 右眼蓝光反射图像可见分支静脉走行区视网膜水肿呈灰白色，黄斑颞侧及视盘颞侧渗出呈灰白色，分支静脉远端见大片毛细血管无灌注区，呈暗灰色

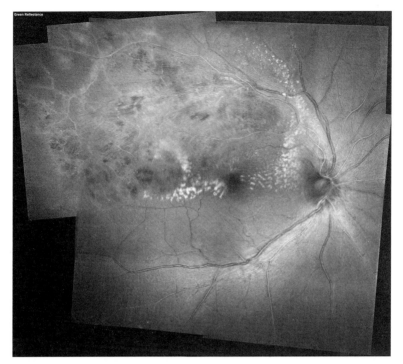

图 2-3-7(5)　右眼绿光反射图像可见分支静脉走行区视网膜水肿呈灰白色，黄斑颞侧及视盘颞侧渗出呈灰白色，分支静脉远端见大片毛细血管无灌注区，呈暗灰色

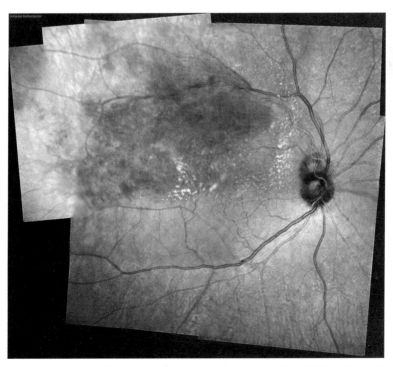

图 2-3-7(6)　右眼红外光反射图像可见颞上分支静脉走行区视网膜水肿的投影，呈暗灰色，黄斑颞侧及视盘颞侧渗出呈白色斑点状

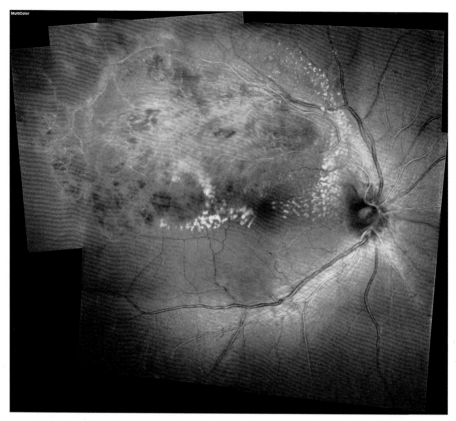

图 2-3-7（7）　右眼炫彩成像显示颞上分支静脉走行区视网膜水肿，呈蓝绿色，黄斑颞侧及视盘颞侧渗出呈黄绿色，视网膜颞上及颞侧出血呈暗红色，颞上分支静脉远端见大片毛细血管无灌注区

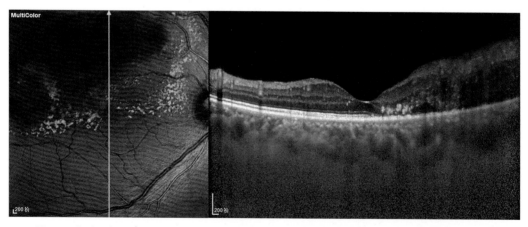

图 2-3-7（8）　右眼炫彩成像联合 OCT 经过黄斑中心凹的纵向扫描可见上方视网膜全层水肿

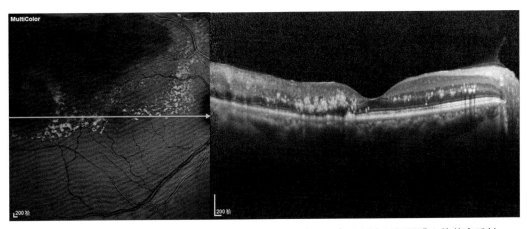

图 2-3-7(9) 右眼炫彩成像联合 OCT 的横向扫描可见中心凹鼻颞侧内层视网膜斑片状高反射，
与炫彩成像的黄绿色渗出病灶对应

【病例 2-3-8】患者男性，59 岁，左眼视力下降 1 个月，既往史无特殊，BCVA 左眼 0.1，
眼前节无特殊。

眼底表现如图 2-3-8。

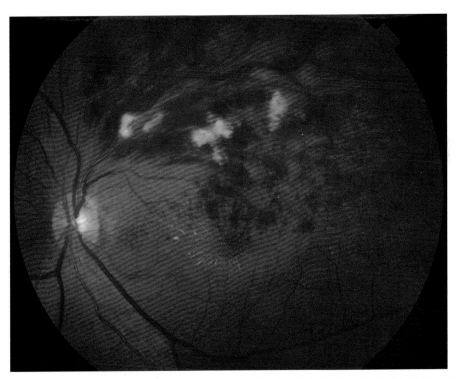

图 2-3-8(1) 左眼底彩照可见颞上分支静脉走行区视网膜出血和棉绒斑，黄斑区黄白色星芒状渗出

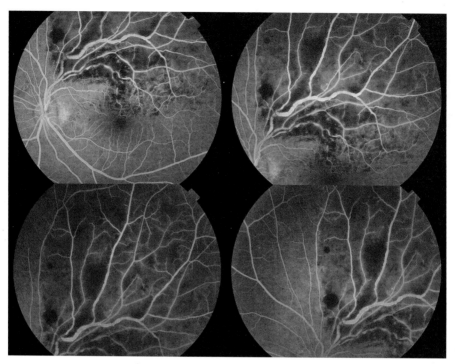

图 2-3-8(2) 左眼 FFA 早期颞上分支静脉走行区可见静脉迂曲及出血遮蔽弱荧光，
分支静脉远端见毛细血管无灌注区

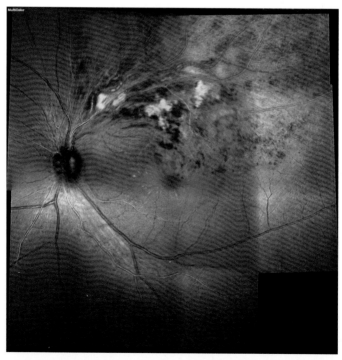

图 2-3-8(3) 左眼炫彩成像显示颞上分支静脉走行区视网膜出血呈暗红色，棉绒斑呈黄绿色，
黄斑区放射状渗出呈暗绿色，颞上分支静脉迂曲，呈串珠样改变

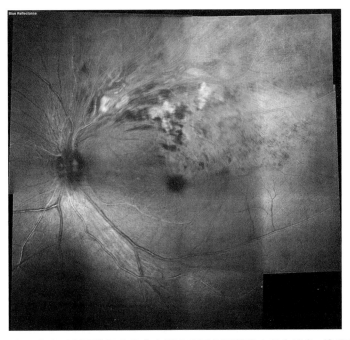

图 2-3-8(4) 左眼蓝光反射图像颞上分支血管走行区视网膜出血呈灰黑色,棉绒斑呈灰白色,
黄斑区放射状渗出呈浅灰色,视盘下方 RNFL 走行区呈灰白色改变

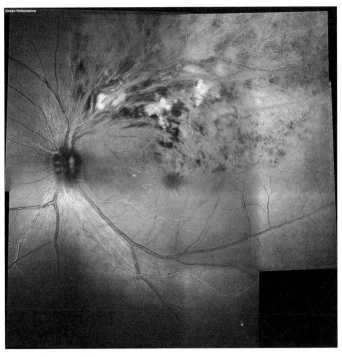

图 2-3-8(5) 左眼绿光反射图像颞上分支血管走行区视网膜出血呈黑色,棉绒斑呈白色,
黄斑区放射状渗出呈灰白色,视盘下方 RNFL 走行区呈灰白色改变,出血、
棉绒斑及渗出灶较蓝光反射层明显

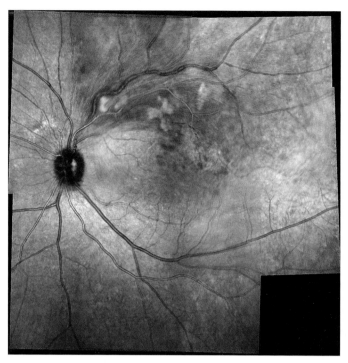

图 2-3-8（6） 左眼红外光反射图像可见颞上分支血管走行区视网膜水肿、出血及渗出的投影，
分支静脉走行迂曲，呈腊肠样

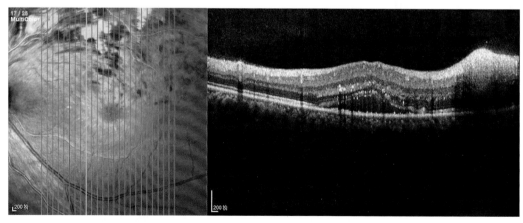

图 2-3-8（7） 左眼炫彩成像联合经过黄斑中心凹的 OCT 纵向扫描可见上方视网膜水肿、
渗出呈低反射，神经纤维层水肿呈高反射

【病例 2-3-9】患者女性，57 岁，左眼视力下降伴视物遮挡 2 个月，既往患高血压病，BCVA 左眼 0.05，眼前节无特殊。诊断为左眼半侧分支静脉阻塞。

眼底表现如图 2-3-9。

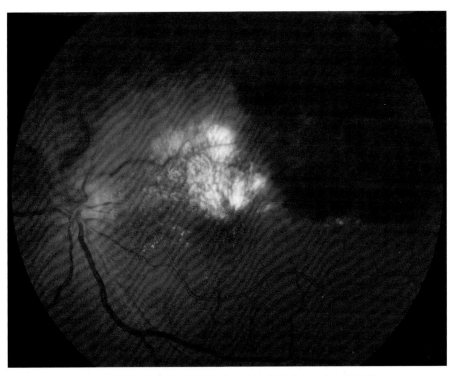

图 2-3-9(1) 左眼视网膜上半可见出血渗出，分支血管迂曲

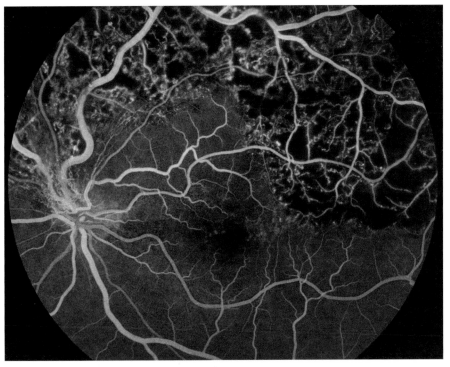

图 2-3-9(2) 左眼 FFA 早期显示视网膜颞上、鼻上分支静脉迂曲扩张，
上方视网膜毛细血管扩张和大片毛细血管无灌注区

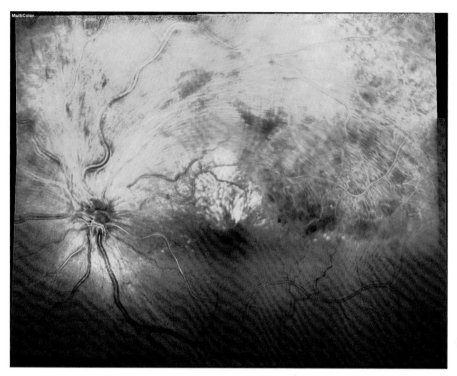

图 2-3-9（3）　左眼炫彩成像显示视网膜颞上、鼻上分支静脉迂曲扩张，
上方视网膜水肿呈明暗不均的黄绿色，黄斑区渗出呈黄绿色

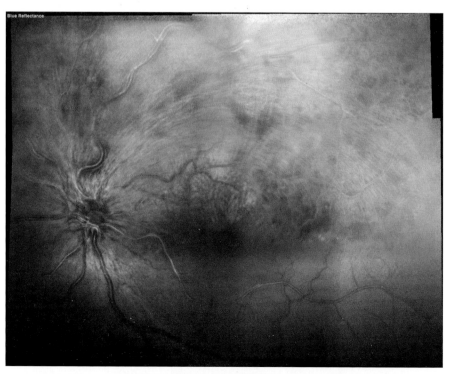

图 2-3-9（4）　左眼蓝光反射图像显示视网膜颞上、鼻上分支静脉迂曲扩张，
上方视网膜出血区域呈暗灰色，黄斑区渗出呈灰白色

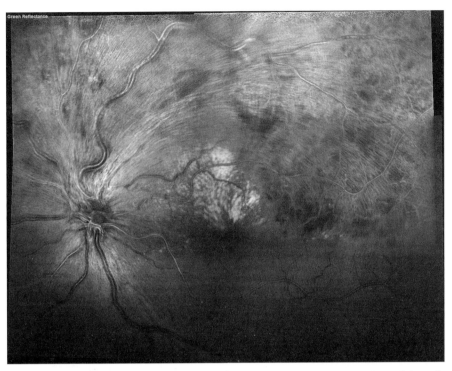

图 2-3-9(5) 左眼绿光反射图像显示视网膜颞上、鼻上分支静脉迂曲扩张，上方视网膜出血区域呈暗灰色，黄斑区渗出呈灰白色，对比度较蓝光反射图像明显

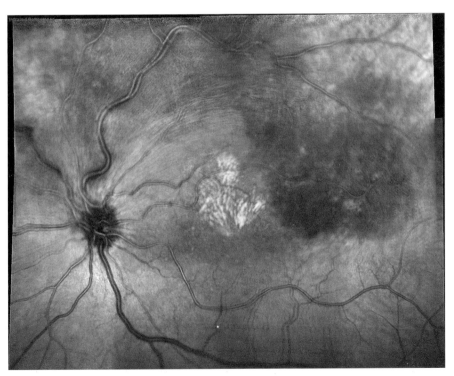

图 2-3-9(6) 左眼红外光反射图像显示视网膜颞上、鼻上分支静脉迂曲扩张，上方视网膜出血和水肿区域呈暗灰色，黄斑区渗出呈灰白色

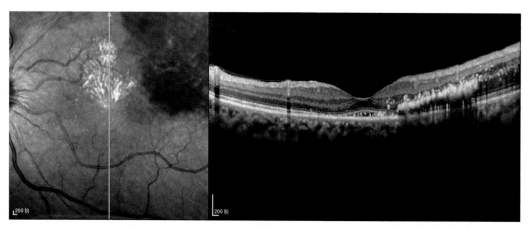

图 2-3-9（7）　左眼 OCT 纵向扫描显示黄斑区渗出呈高反射，位于视网膜深层，
外层视网膜水肿呈低反射

三、糖尿病视网膜病变

糖尿病视网膜病变（diabetic retinopathy，DR）是糖尿病患者最常见的眼部并发症之一，可致盲。其发病机制仍在探索中，现研究发现，长时间暴露于高血糖会引起一系列的生化改变及细胞增生调控失常，最终导致视网膜毛细血管周细胞受损，毛细血管闭塞和视网膜无灌注，以及内皮屏障功能的失代偿，而发生血管壁渗漏和视网膜水肿。黄斑水肿是 DR 中视网膜血管通透性异常的重要且危险的病变结果。

（一）非增生性糖尿病视网膜病变

【概述】非增生性糖尿病视网膜病变（non-proliferative diabetic retinopathy，NPDR）是糖尿病视网膜病变的早期阶段，根据病情进展可分为轻度、中度和重度 NPDR，主要眼底改变是微血管瘤、视网膜内出血、硬性渗出、棉绒斑和视网膜水肿等。

【临床表现】早期可无自觉症状，病变累及黄斑区后引起不同程度的视力下降。

【影像学检查】眼底彩照和 FFA 的主要特点是微动脉瘤、毛细血管无灌注区，视网膜内微血管异常（IRMA），点状视网膜内出血，视网膜水肿，硬性渗出，小动脉异常，以及视网膜静脉扩张呈串珠状。OCT 检查可显示视网膜各层面的结构改变。OCTA 可显示黄斑区及周围视网膜血流的变化。

【治疗】控制血糖、血压，黄斑水肿可抗 VEGF 治疗，严重 NPDR 采用全视网膜光凝治疗。

【炫彩成像的应用价值】炫彩成像在 NPDR 中能以不同的色彩显示微血管瘤、渗出、出血、视网膜水肿和棉绒斑，显示的信息优于普通眼底彩照。

【病例 2-3-10】患者男性，48 岁，双眼视力下降 1 年余，既往患 2 型糖尿病 10 年，BCVA 右眼 0.1，左眼 0.2，眼前节无特殊，诊断为双眼中度 NPDR。

眼底表现如图 2-3-10。

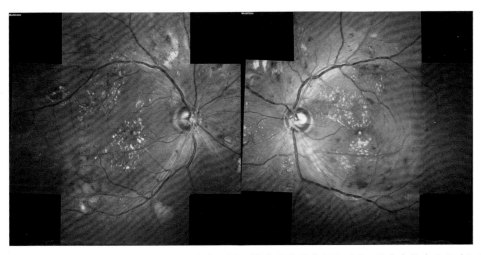

图 2-3-10(1) 双眼炫彩成像可见黄斑区渗出和微血管瘤呈点状黄绿色改变,散在点状出血呈暗红色,
棉绒斑呈边界不清的黄绿色改变

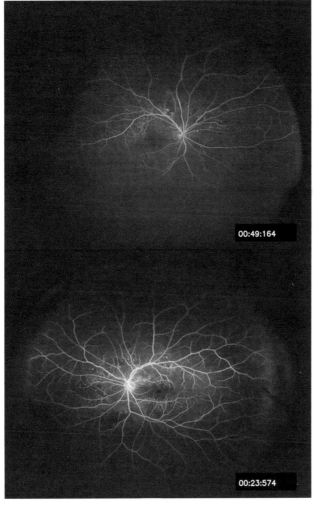

图 2-3-10(2) 双眼广角 FFA 早期视网膜后极部和中周部散在微动脉瘤,
视盘上方及鼻侧可见片状毛细血管无灌注区

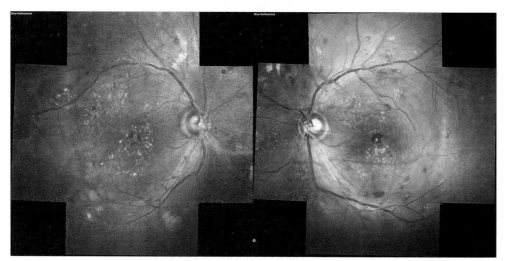

图 2-3-10（3）　右眼炫彩成像联合 OCT 显示经过黄斑中心凹的纵向扫描可见黄斑水肿呈低反射，
视网膜层间渗出呈高反射

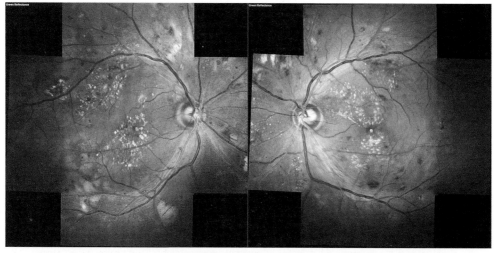

图 2-3-10（4）　双眼蓝光反射图像显示黄斑区及周围渗出和微血管瘤呈点状灰白色，
散在点片状出血呈灰黑色，棉绒斑呈灰白色

图 2-3-10（5）　双眼绿光反射图像显示黄斑区及周围渗出和微血管瘤呈点状灰白色，
散在点片状出血呈灰黑色，棉绒斑呈灰白色，各种病灶特征较蓝光层面明显

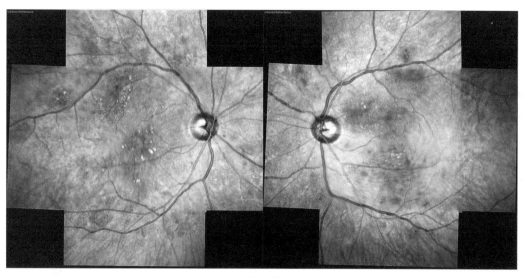

图 2-3-10（6） 双眼红外光反射图像可见后极部渗出、微血管瘤、
出血和棉绒斑的投影

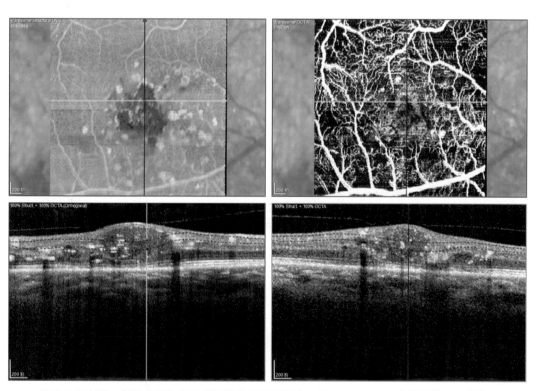

图 2-3-10（7） 右眼 OCTA 浅层视网膜分层面可见黄斑区 3mm×3mm 范围内拱环不完整，
见微血管瘤和毛细血管扩张

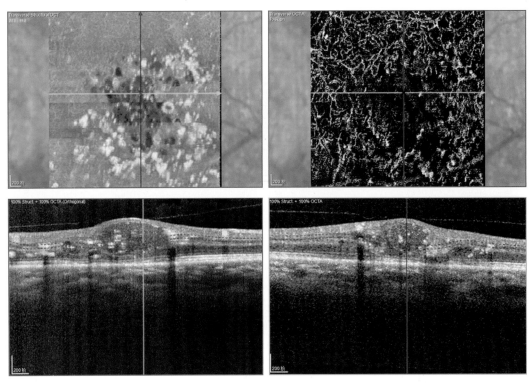

图 2-3-10(8) 右眼 OCTA 中层视网膜分层面可见黄斑区 3mm×3mm 范围内
微血管瘤和中层毛细血管丢失

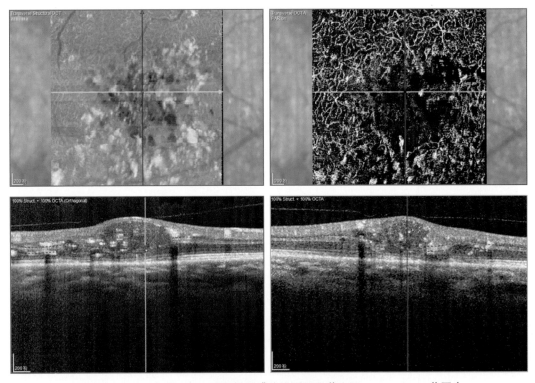

图 2-3-10(9) 右眼 OCTA 深层视网膜分层面可见黄斑区 3mm×3mm 范围内
微血管瘤和深层毛细血管丢失

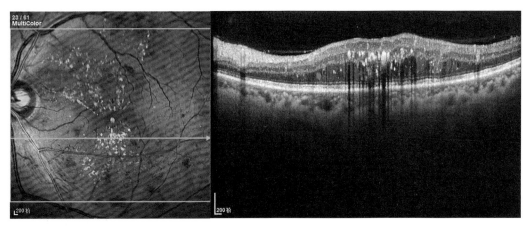

图 2-3-10(10) 左眼炫彩成像联合 OCT 经过黄斑中心凹下方的横向扫描可见
深层视网膜层间渗出呈高反射，与炫彩成像的黄绿色渗出灶对应

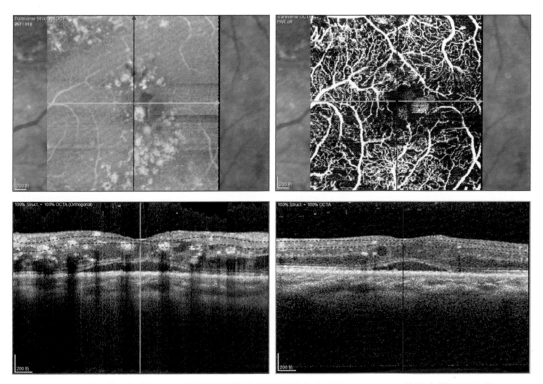

图 2-3-10(11) 左眼 OCTA 浅层视网膜分层面可见黄斑区 3mm×3mm 范围内拱环不完整，
见微血管瘤和毛细血管扩张

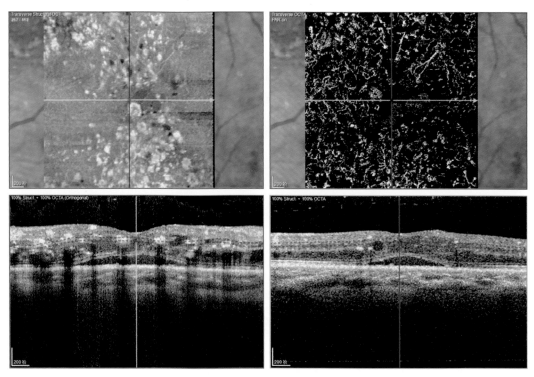

图 2-3-10（12） 左眼 OCTA 中层视网膜分层面可见黄斑区 3mm×3mm 范围内
微血管瘤和中层毛细血管丢失

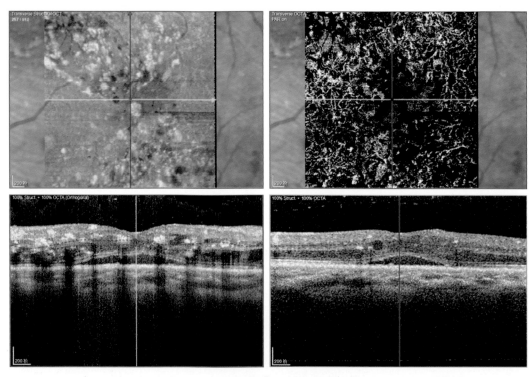

图 2-3-10（13） 左眼 OCTA 深层视网膜分层面可见黄斑区 3mm×3mm 范围内
微血管瘤和深层毛细血管丢失

（二）增生性糖尿病视网膜病变

【概述】当 DR 发展到新生血管形成时即称为增生性糖尿病视网膜病变（proliferative diabetic retinopathy，PDR）。主要眼底改变是视盘及视网膜新生血管、玻璃体积血、牵引性视网膜脱离等，严重者还会引起新生血管性青光眼。

【临床表现】眼后段可见视网膜新生血管、玻璃体积血、增生性新生血管膜、牵拉性视网膜脱离等

【影像学检查】FFA 显示视盘周围及视网膜出现新生血管，广泛荧光渗漏，OCT 可显示黄斑水肿程度，OCTA 可显示视网膜和视盘新生血管。

【治疗】眼底激光治疗，玻璃体视网膜手术，抗 VEGF 治疗。

【炫彩成像的应用价值】炫彩成像在 PDR 患者的眼底除了有在 NPDR 的所有优势外，还能突显新生血管膜。

【病例 2-3-11】患者男性，41 岁，患 2 型糖尿病 8 年，双眼视力下降数月，BCVA 右眼 0.3，左眼 0.4，眼前节无特殊。

眼底表现如图 2-3-11。

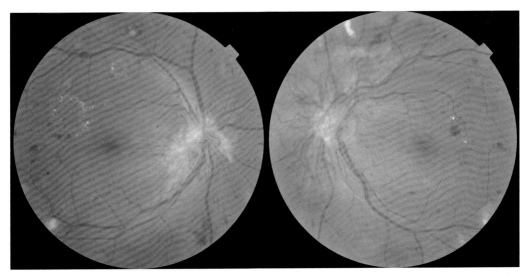

图 2-3-11(1) 双眼底彩照可见视盘及视网膜新生血管形成，后极部散在渗出、出血和微血管瘤，黄斑区可见视网膜皱褶

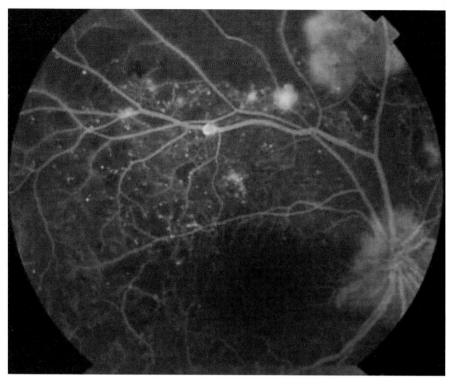

图 2-3-11(2) 右眼 FFA 早期后极部见大量微血管瘤和片状毛细血管无灌注区，
视盘和上方视网膜荧光渗漏

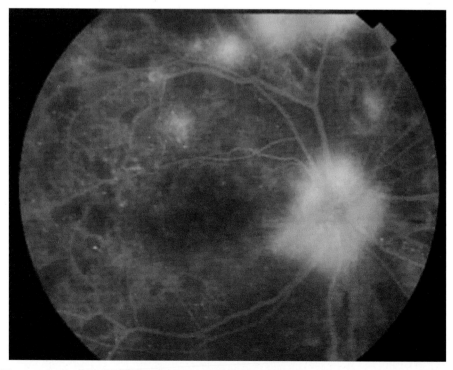

图 2-3-11(3) 右眼 FFA 晚期视盘和上方视网膜荧光渗漏增强，可见片状毛细血管无灌注区

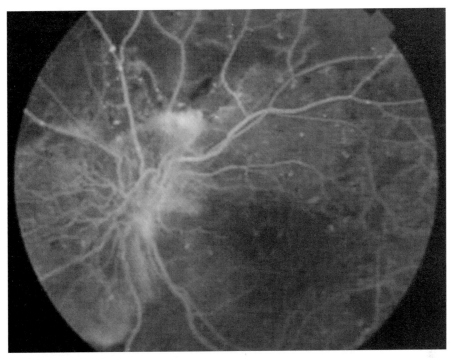

图 2-3-11（4） 左眼 FFA 早期视盘周围见新生血管，黄斑区见微血管瘤，
黄斑区颞侧和上方见毛细血管无灌注区

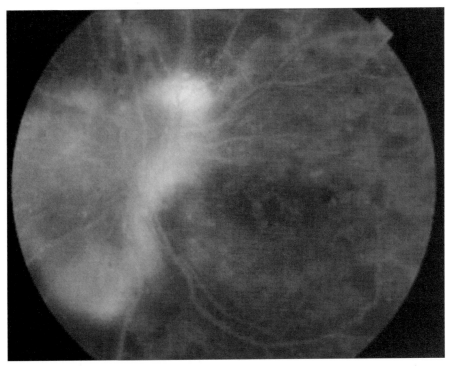

图 2-3-11（5） 左眼 FFA 晚期视盘及周围荧光渗漏明显，黄斑区及周围荧光渗漏

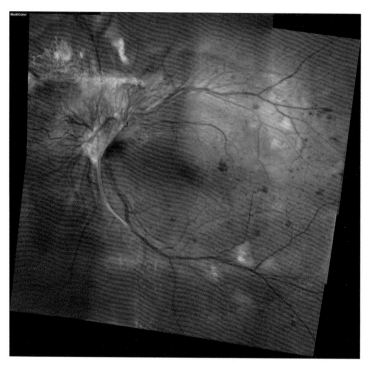

图 2-3-11（6）　左眼炫彩成像可见视盘及周围新生血管膜形成，视盘表面新生血管膜呈蓝绿色，黄斑区周围散在点片状出血呈暗红色，棉绒斑呈黄绿色，黄斑区视网膜皱褶呈暗红色条纹

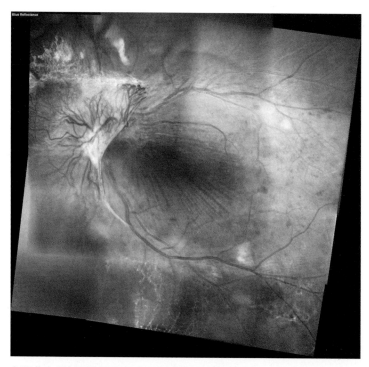

图 2-3-11（7）　左眼蓝光反射图像可见视盘及周围新生血管膜，黄斑区周围散在出血呈点片状暗灰色，黄斑区视网膜皱褶呈灰黑色条带，棉绒斑呈斑片状灰白色

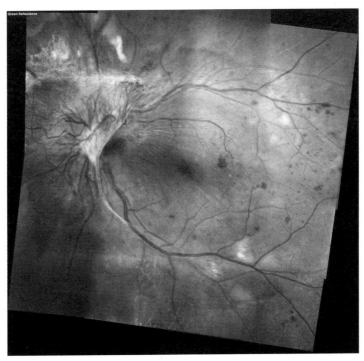

图 2-3-11（8）　左眼绿光反射图像可见视盘及周围新生血管膜，黄斑区周围散在出血呈点片状暗灰色，
黄斑区视网膜皱褶呈灰黑色条带，棉绒斑呈斑片状灰白色

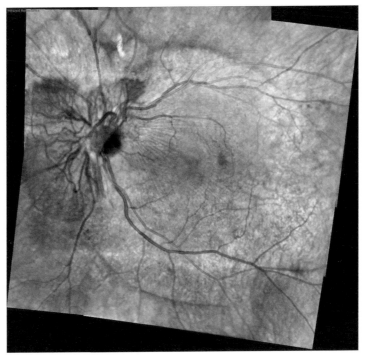

图 2-3-11（9）　左眼红外光反射图像可见蓝绿光反射图像所有病变的投影

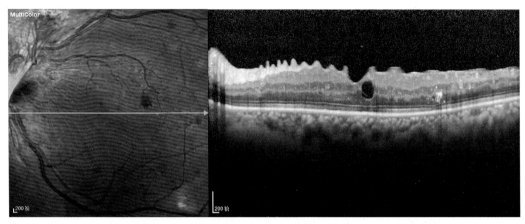

**图 2-3-11（10）　左眼炫彩成像联合 OCT 显示经过黄斑中心凹的横向扫描可见
中心凹下视网膜水肿呈低反射，视网膜表面皱褶呈波浪状**

四、视网膜大动脉瘤

【概述】视网膜大动脉瘤（retinal arterial macroaneurysm）是特发性获得性视网膜血管性疾病，常见于 60 岁以上的老年人，女性多见，多为单眼，其特征是单个或多个视网膜动脉管壁局限性囊状、憩室状或梭形的扩张，主要发生在视网膜动脉第二及第三分支、分叉点或动静脉交叉处，产生多层次眼底出血，危险因素包括高血压、动脉硬化、高血脂和全身血管性疾病等。

【临床表现】患者典型表现为突发无痛性视力下降，出血至玻璃体腔内时可引起眼前黑影。若大动脉瘤引起的渗出、水肿或出血未累及黄斑时，患者常无症状。动脉瘤呈橘红色囊样或梭形外观，瘤体周围有不同程度、不同层次的出血，并可伴有环形硬性渗出，出血位于视网膜前、视网膜下和视网膜内，甚至可突破内界膜至玻璃体腔内。

【影像学检查】FFA 可见瘤体显影，晚期荧光渗漏和瘤体壁着染。OCT 上对应病灶处可见瘤体在管腔内呈小片状强反射膨隆扩张，OCTA 上可呈现动脉血管表面小团状强反射，病灶内部血流信号丰富。

【治疗】激光光凝瘤体以及瘤体周围、抗 VEGF 治疗可明显减轻黄斑区视网膜水肿，改善视力。

【炫彩成像的应用价值】蓝、绿光反射图像和炫彩成像能突显视网膜大动脉瘤的特征，并能区分与瘤体周围出血的层次关系。

【病例 2-3-12】患者男性，86 岁，右眼突然视力下降 10 余天，既往患冠心病，右眼白内障术后 3 年，BCVA 右眼 0.05，人工晶状体位正透明。

眼底表现如图 2-3-12。

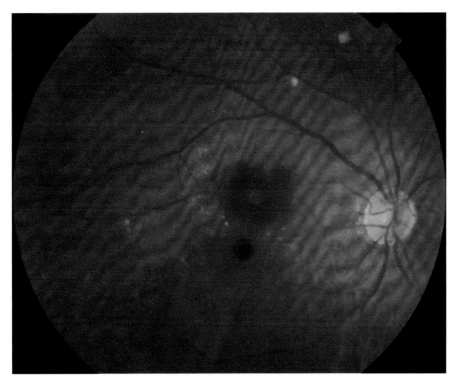

图 2-3-12(1) 右眼底彩照可见颞侧分支动脉走行区中段瘤样扩张，
周围出血、渗出，黄斑区呈暗红色

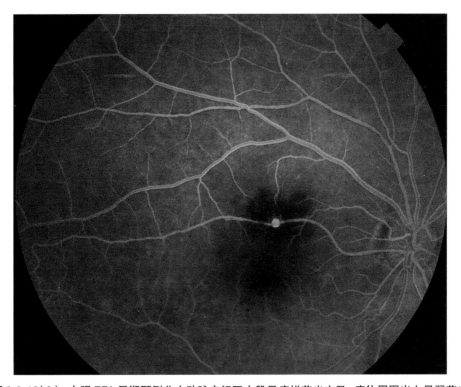

图 2-3-12(2) 右眼 FFA 早期颞侧分支动脉走行区中段见瘤样荧光充盈，瘤体周围出血呈弱荧光

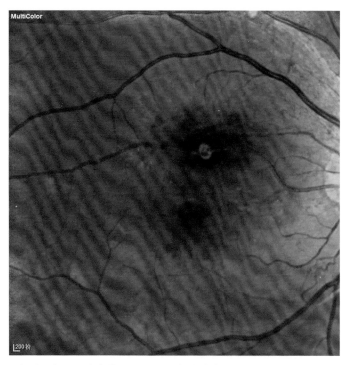

图 2-3-12(3) 右眼炫彩成像显示颞侧分支动脉走行区中段的瘤样扩张呈蓝绿色，
周围出血呈暗红色，渗出呈蓝绿色，黄斑区呈暗红色

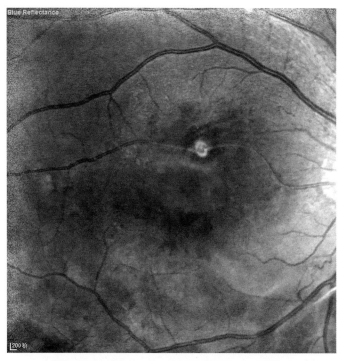

图 2-3-12(4) 右眼蓝光反射图像可见颞侧分支动脉走行区中段的瘤样扩张呈灰白色，
周围出血呈灰黑色，黄斑区见斑片状暗灰色改变

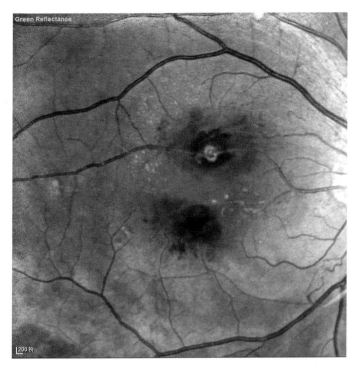

图 2-3-12(5) 右眼绿光反射图像可见颞侧分支动脉走行区中段的瘤样扩张呈灰白色，
周围出血呈灰黑色，渗出呈白色，黄斑区见斑片状暗灰色改变

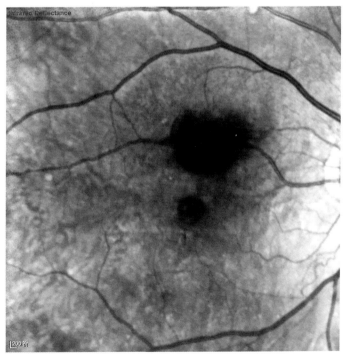

图 2-3-12(6) 右眼蓝光反射图像可见颞侧分支动脉走行区中段的瘤样扩张呈灰白色，
黄斑区见斑片状暗灰色改变

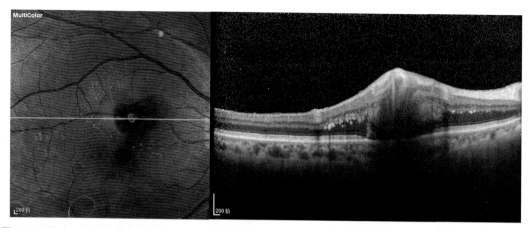

图 2-3-12（7） 右眼炫彩成像联合 OCT 显示经过瘤体的横向扫描可见大动脉瘤位于视网膜浅层呈低反射，外层视网膜水肿积液呈低反射，深层渗出呈高反射

五、黄斑旁毛细血管扩张症

【概述】黄斑旁毛细血管扩张症 1 型（macular telangiectasia 1 型，MacTel 1 型）是一种罕见的单侧视网膜血管性疾病，主要为男性患者，具有潜在的失明风险，易与其他黄斑疾病易混淆。目前认为该病是 Coats 病和 Leber 粟粒状动脉瘤的变异，是疾病发展阶段的表现。病变累及视网膜毛细血管，以中心凹旁毛细血管不规则扩张及瘤样改变、渗漏和视网膜水肿为特点。组织病理学证据表明，该病并非真正的毛细血管扩张，而是由与糖尿病微血管病相似的异常结构组成，在视网膜毛细血管内存在过量的基底膜。

【临床表现】类似于 Coats 病的黄斑改变，典型眼底改变是黄斑区血管明显瘤样扩张，以颞侧为主，伴有黄斑囊样水肿和渗出，晚期可发展为浆液性或渗出性视网膜脱离、黄斑出血和瘢痕。

【影像学检查】FFA 显示毛细血管扩张，对应于硬性渗出的部位可见背景荧光遮蔽，OCT 显示黄斑囊样水肿和视网膜增厚，渗出呈点片状高反射。OCTA 可清晰显示深层毛细血管血流减少，分布不规则及异常扩张血管。

【治疗】激光光凝毛细血管扩张和动脉瘤区域可减少血管渗出，抗 VEGF 治疗可缓解黄斑水肿。

【炫彩成像的应用价值】炫彩成像和蓝、绿光反射图像能突显视网膜毛细血管瘤样扩张和渗出，且比普通眼底彩照更清楚。

【病例 2-3-13】患者女性，64 岁，右眼视力下降半年余，既往史无特殊，眼前节检查正常，BCVA 右眼 0.6。

眼底表现如图 2-3-13。

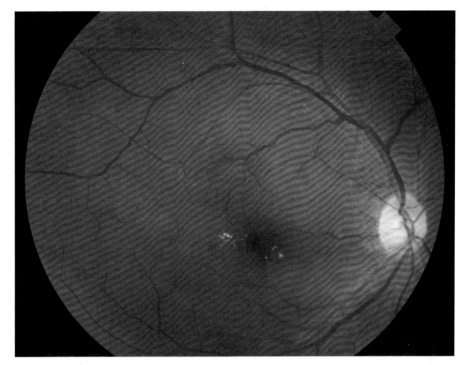

图 2-3-13(1)　右眼底彩照可见黄斑区点状渗出

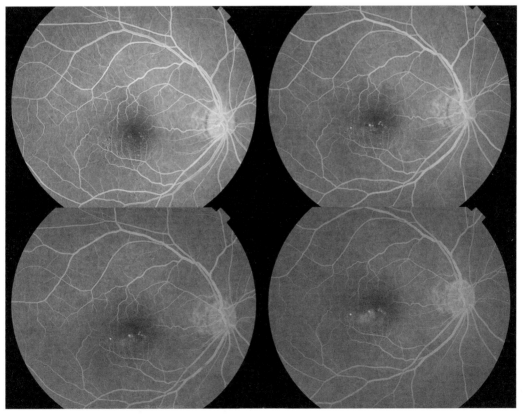

图 2-3-13(2)　FFA 早期见黄斑区毛细血管扩张,中晚期见荧光渗漏

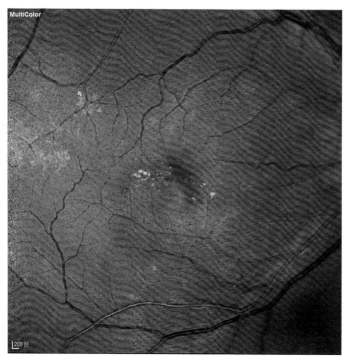

图2-3-13(3) 右眼炫彩成像可见黄斑区亮绿色及暗绿色颗粒状病灶

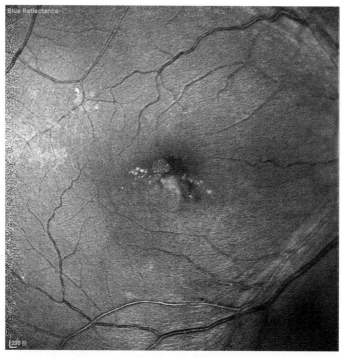

图2-3-13(4) 右眼蓝光反射图像可见黄斑区颗粒状白色病灶和水肿暗区,
中间夹杂灰白色斑片状病灶,黄斑区颞上方见灰白色斑片状改变

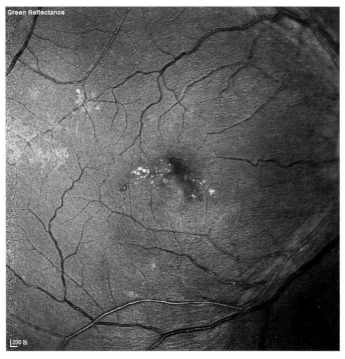

图 2-3-13(5) 右眼绿光反射图像可见黄斑区颗粒状白色病灶和水肿暗区，黄斑区颞上方见灰白色斑片状改变

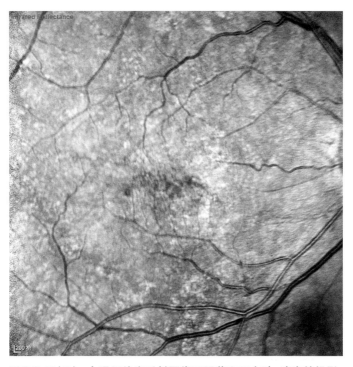

图 2-3-13(6) 右眼红外光反射图像可见黄斑区水肿、渗出的投影，散在不规则斑片状改变

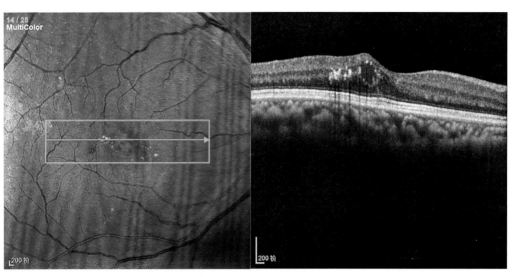

图 2-3-13(7)　右眼炫彩成像联合 OCT 可见黄斑水肿呈低反射,渗出呈高反射

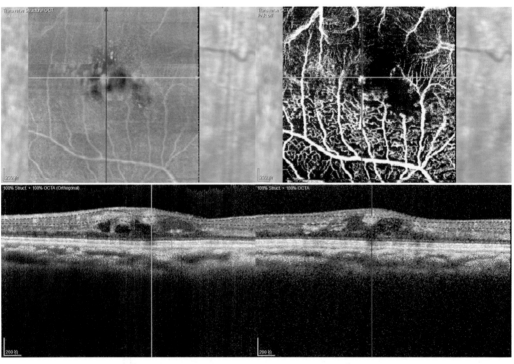

图 2-3-13(8)　右眼 OCTA 视网膜浅层分层面可见视网膜毛细血管瘤样扩张的血流信号

六、Coats 病

【概述】Coats 病又称外层渗出性视网膜病变（external exudative retinopathy），是以视网膜血管异常扩张，视网膜内层及外层渗出为主要特征的疾病。该病好发于儿童，男性居多，多数患者 10 岁前发病，也有部分成年型 Coats 病。发病隐匿，病程缓慢，呈进行性。

【临床表现】患者常由家长或学校体检发现斜视或单眼视力低下或白瞳来就诊，眼底改变多在视网膜血管第二分支后呈现扭曲、囊样扩张的毛细血管和视网膜下和视网膜内黄白色渗出。微血管瘤可发生在血管床的任何部位，最常由扩张的毛细血管引起。

【影像学检查】FFA 的典型表现是毛细血管和小血管的异常扩张，动静脉壁不均匀，可见"灯泡样"血管瘤样强荧光改变和毛细血管无灌注区。OCT 可见黄斑水肿以及视网膜层间积液、渗出。

【治疗】可行视网膜激光光凝和抗 VEGF 治疗。

【炫彩成像的应用价值】炫彩成像能突显渗出、视网膜水肿、分支血管异常和瘤样扩张病灶，显示的信息优于普通眼底彩照。

【病例 2-3-14】患者男性，61 岁，左眼视力下降 2 年，既往史无特殊，BCVA 左眼 0.02，眼前节无特殊。

眼底表现如图 2-3-14。

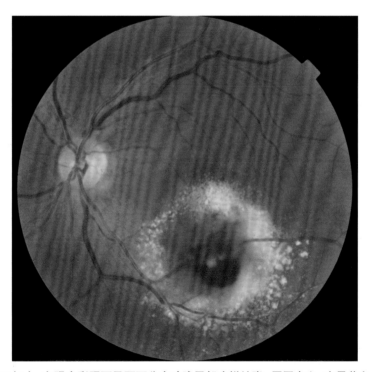

图 2-3-14（1）　左眼底彩照可见颞下分支动脉局部瘤样扩张，周围出血、大量黄白色渗出

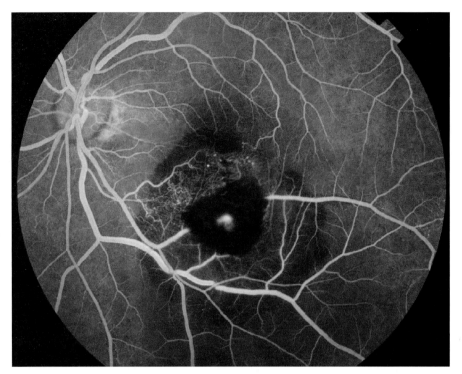

图 2-3-14(2) 左眼 FFA 早期视网膜颞下分支动脉走行段见强荧光团(动脉管壁瘤样扩张),
周围见出血遮蔽荧光,黄斑区分支动脉末梢毛细血管扩张

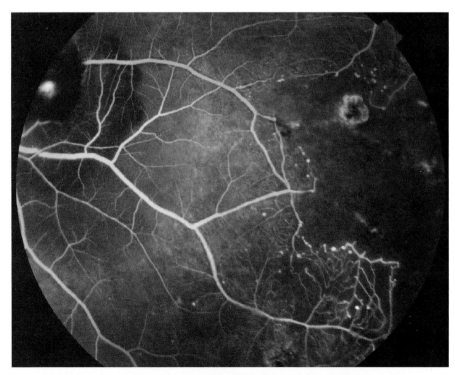

图 2-3-14(3) 左眼 FFA 早期视网膜颞侧周边部见毛细血管扩张呈网状,
伴瘤样扩张的强荧光点,颞侧见大片毛细血管无灌注区

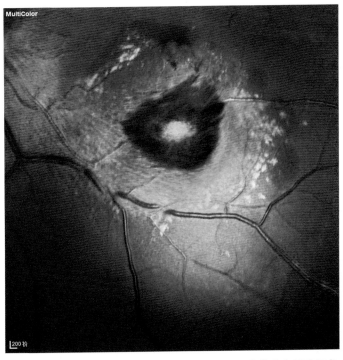

图2-3-14(4)　左眼炫彩成像黄斑区下方颞下分支动脉走行区见大片出血呈暗红色,中央呈亮绿色,
提示瘤体扩张区;出血周围呈绿色,提示视网膜水肿,周边渗出呈黄绿色

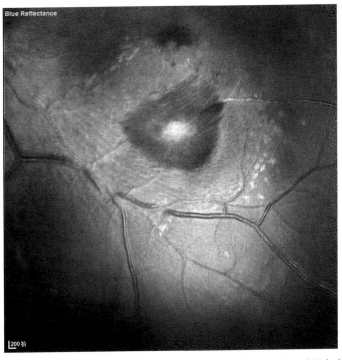

图2-3-14(5)　左眼绿光反射图像可见颞下分支动脉瘤样扩张区域呈灰白色,
出血呈暗灰色、视网膜水肿呈灰色、渗出呈白色

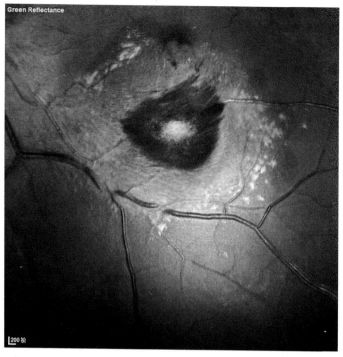

图 2-3-14(6) 左眼绿光反射图像可见颞下分支动脉瘤样扩张区域呈灰白色，
出血呈黑色、视网膜水肿呈灰白色、渗出呈白色

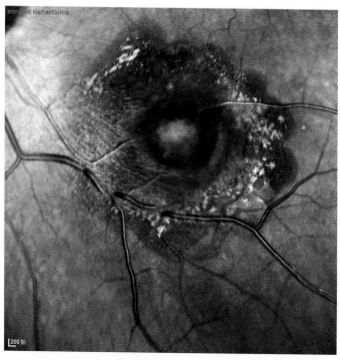

图 2-3-14(7) 左眼红外光反射图像可见颞下分支动脉瘤样扩张区域出血和渗出的投影

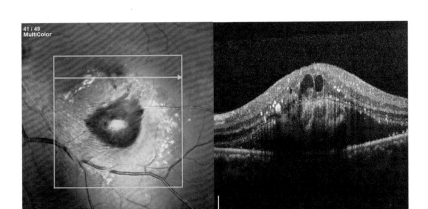

图 2-3-14（8） 左眼炫彩成像联合 OCT 显示经过水肿区上方的横向扫描可见视网膜水肿呈低反射，
渗出呈高反射

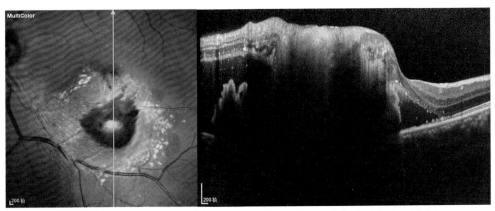

图 2-3-14（9） 左眼炫彩成像联合 OCT 纵向扫描可见下方视网膜水肿呈低反射，
动脉瘤样扩张区域位于浅层视网膜，呈高反射

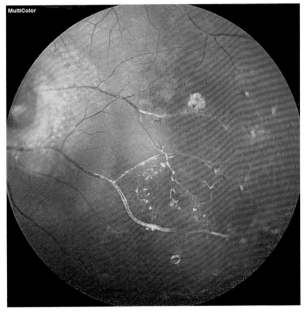

图 2-3-14（10） 左眼炫彩成像显示视网膜颞侧周边部分支动脉呈黄绿色，
渗出和毛细血管瘤样扩张也呈黄绿色，颞侧视网膜呈暗红色

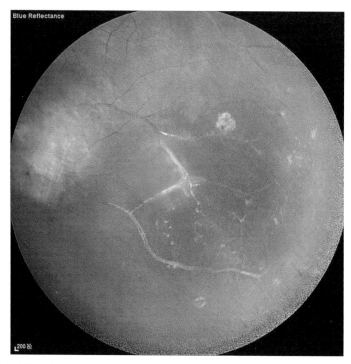

图 2-3-14（11） 左眼蓝光反射图像显示视网膜颞侧周边部分支动脉呈灰白色，
渗出和毛细血管瘤样扩张也呈灰白色

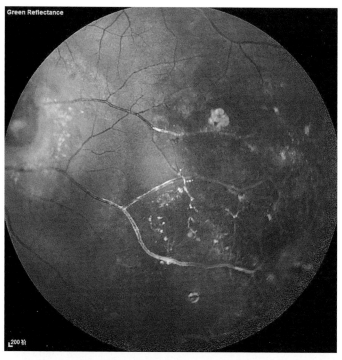

图 2-3-14（12） 左眼绿光反射图像显示视网膜颞侧周边部分支动脉呈灰白色，
渗出和毛细血管瘤样扩张也呈灰白色，颞侧视网膜呈灰黑色

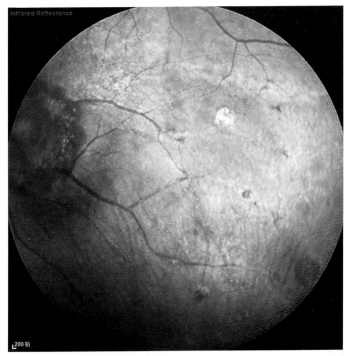

图 2-3-14（13）　左眼红外光反射图像显示视网膜颞侧周边部分支动脉、
渗出和毛细血管瘤样扩张的投影

七、特发性视网膜血管炎、动脉瘤和视神经视网膜炎综合征

【概述】特发性视网膜血管炎、动脉瘤和视神经视网膜炎（Idiopathic retinal vasculitis，aneurysms and neuroretinitis，IRVAN）综合征是一种罕见的综合征，由 Chang 于 1995 年首次描述为视网膜血管炎疾病。随后在 2007 年 Samuel 进一步报道了该病系列病例，并将其发展按眼底变化分为五个阶段：第一阶段表现为大动脉瘤、渗出、神经视网膜炎和视网膜血管炎；第二阶段的表现是基于 FFA 显示的毛细血管无灌注区；第三阶段表现为后段新生血管和 / 或玻璃体积血；第四阶段为前段新生血管形成（虹膜红变）；第五阶段为新生血管性青光眼。多发生于中青年，女性较多见，不伴全身疾病，常双眼发病。

【临床表现】多数患者无症状，常于体检时发现，若出现黄斑区渗出或缺血、视网膜新生血管形成、玻璃体积血时视力明显下降甚至丧失。典型眼底特点为视盘附近的动脉和动脉分叉处瘤样扩张，视盘充血，边界模糊，视网膜内硬性渗出，视网膜静脉不规则扩张和血管鞘膜形成，周边部小血管广泛闭塞。

【影像学检查】FFA 可清晰显示视盘和周边视网膜成串的动脉瘤，伴荧光渗漏，周边视网膜广泛毛细血管无灌注区。OCT 可显示视网膜水肿和黄斑区局限性视网膜脱离。

【治疗】激光治疗可促使视网膜新生血管消退及预防新生血管形成，抗 VEGF 治疗可减轻黄斑水肿以及使新生血管消退。

【炫彩成像的应用价值】炫彩成像比普通眼底彩照更能突显动脉分叉处的瘤样扩张、视网膜渗出和视盘水肿。

【病例 2-3-15】患者男性，29 岁，双眼视力下降 8 月，既往史无特殊，BCVA 右眼：0.1，左眼 0.2，眼前段未见异常。

眼底表现如图2-3-15。

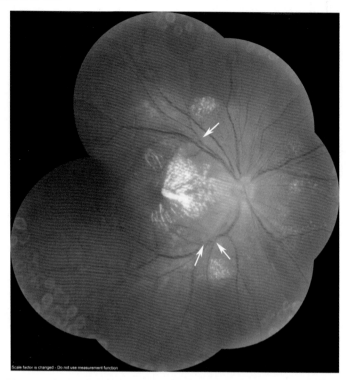

图2-3-15(1) 右眼底彩照可见黄斑区大量渗出呈黄白色,颞上颞下
分支动脉分叉处见瘤样扩张,周边部见激光斑

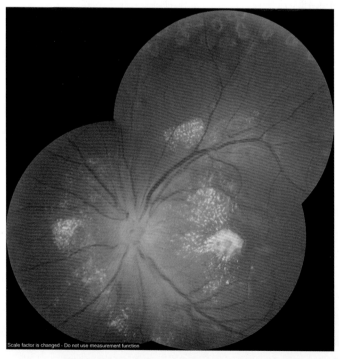

图2-3-15(2) 左眼底彩照可见黄斑区上方和鼻侧视网膜见大量渗出呈黄白色,
颞上颞下分支动脉分叉处见瘤样扩张,周边部见激光斑

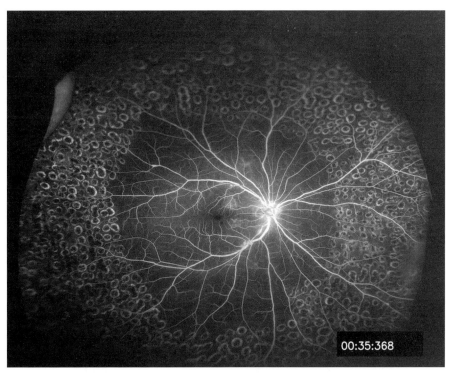

图 2-3-15(3)　右眼广角 FFA 早期视网膜颞上颞下分支动脉分叉处见瘤样扩张，
呈结节样强荧光，周边部见大量激光斑

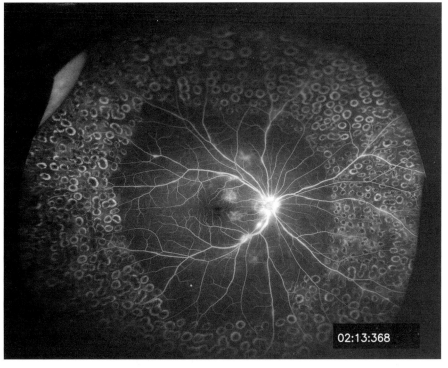

图 2-3-15(4)　右眼广角 FFA 晚期视盘荧光渗漏，分支动脉瘤样扩张处荧光渗漏，
黄斑周围见斑片状弱荧光，周边部见大量激光斑

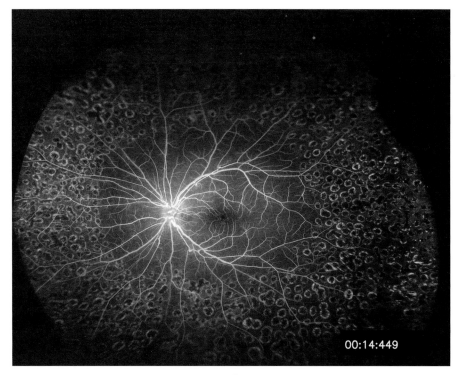

图2-3-15（5）　左眼广角FFA早期视网膜颞上颞下分支动脉分叉处见瘤样扩张，
呈结节样强荧光，周边部见大量激光斑

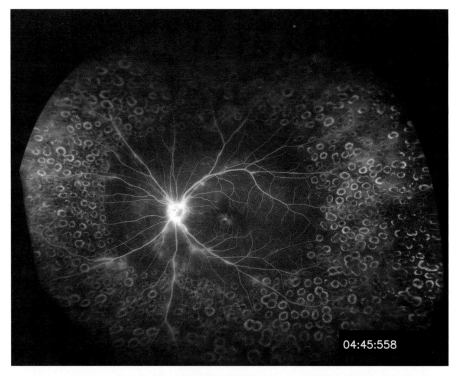

图2-3-15（6）　左眼广角FFA晚期视盘荧光渗漏，分支动脉瘤样扩张处荧光渗漏，
分支血管管壁荧光着染，黄斑区点状荧光渗漏，周边部见大量激光斑

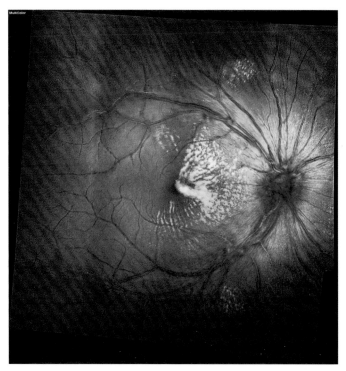

图 2-3-15(7)　右眼炫彩成像显示视网膜颞上颞下分支动脉分叉处呈结节样黄绿色，黄斑区及周围点片状渗出呈黄绿色，视盘水肿呈绿色

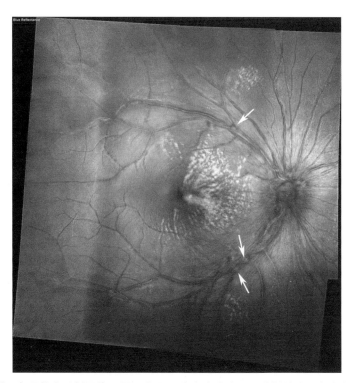

图 2-3-15(8)　右眼蓝光反射图像可见颞上颞下分支动脉分叉处瘤样扩张呈灰白色结节(箭头)，黄斑区渗出呈点片状灰白色，视盘边界模糊

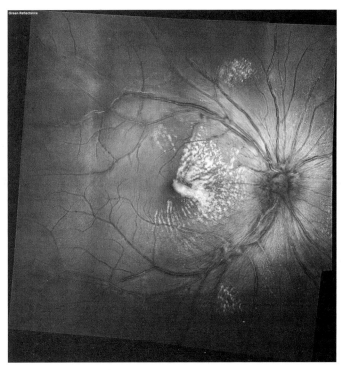

图 2-3-15（9）　右眼绿光反射图像可见颞上颞下分支动脉分叉处瘤样扩张呈灰白色结节，
黄斑区渗出呈点片状灰白色，视盘边界模糊

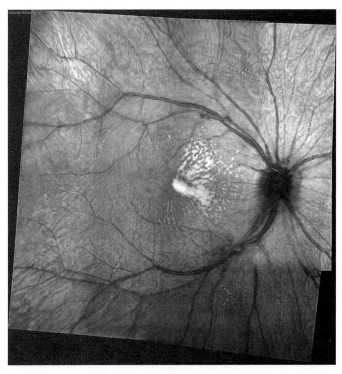

图 2-3-15（10）　右眼红外光反射图像可见视网膜颞上颞下分支动脉走行区及分叉处瘤样扩张，
呈灰黑色结节，黄斑区渗出呈点片状灰白色，视盘边界模糊，视网膜周边类圆形激光斑呈灰白色

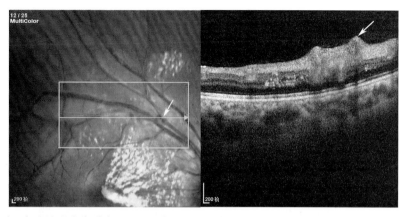

图 2-3-15（11） 右眼炫彩成像联合 OCT 经过颞上分支动脉分叉处的横向扫描可见位于浅层视网膜的瘤样扩张，呈结节样高反射，视网膜内层间渗出，呈点状高反射

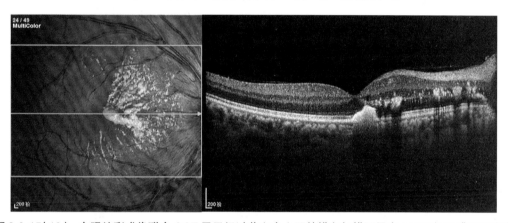

图 2-3-15（12） 右眼炫彩成像联合 OCT 显示经过黄斑中心凹的横向扫描可见中心凹下视网膜层间渗出呈高反射

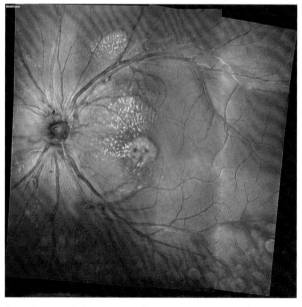

图 2-3-15（13） 左眼炫彩成像显示视网膜颞上颞下分支动脉分叉处呈结节样黄绿色，黄斑区及周围点片状渗出呈黄绿色，视盘水肿呈绿色

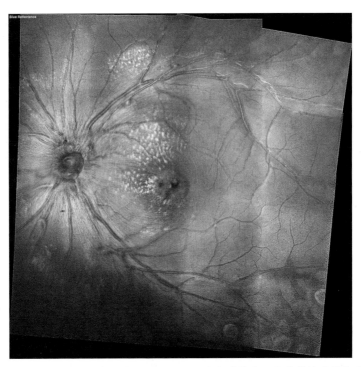

图 2-3-15(14) 左眼蓝光反射图像可见颞上颞下分支动脉分叉处瘤样扩张呈灰白色结节，黄斑区少量出血呈黑色，周围渗出呈点片状灰白色，视盘边界不清，颞下方见激光斑

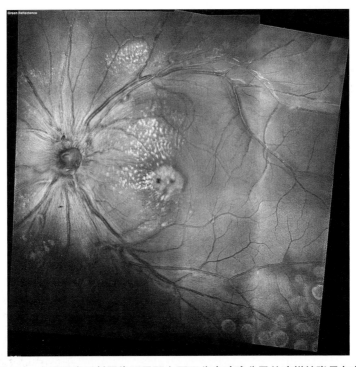

图 2-3-15(15) 左眼绿光反射图像可见颞上颞下分支动脉分叉处瘤样扩张呈灰白色结节，黄斑区少量出血呈黑色，周围渗出呈点片状灰白色，视盘边界不清，颞下方见激光斑

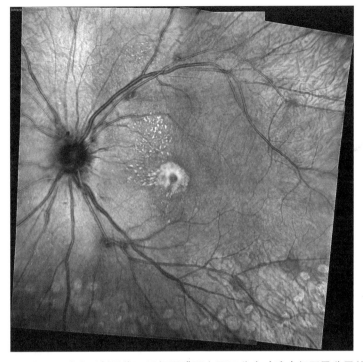

图 2-3-15(16) 左眼红外光反射图像可见视网膜颞上颞下分支动脉走行区及分叉处瘤样扩张，
呈灰黑色结节，黄斑区渗出呈点片状灰白色，中心凹出血呈黑色，视盘边界模糊，
视网膜周边类圆形激光斑呈灰白色

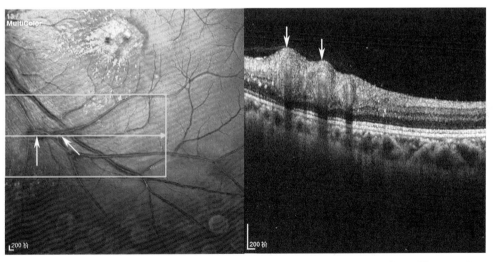

图 2-3-15(17) 左眼炫彩成像联合 OCT 显示经过颞下动脉分支的分叉处横向扫描可见瘤体
位于内层视网膜，呈结节样高反射

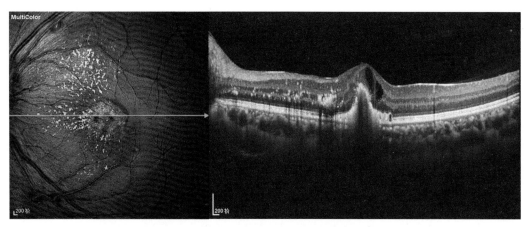

图 2-3-15(18)　左眼炫彩成像联合 OCT 显示经过黄斑中心凹的横向扫描可见中心凹下水肿呈低反射，
出血呈高反射，中心凹鼻侧层间渗出呈高反射

八、Valsalva 视网膜病变

【概述】Valsalva 视网膜病变是因 Valsalva 动作时声门关闭，导致胸腔或腹腔压力急剧增高，致眼内静脉压突然增高，视网膜回流受阻，从而使黄斑中心凹周围浅层毛细血管破裂而引起的视网膜前出血。眼底多表现为在黄斑中心凹或旁中心凹出现圆盘状或哑铃状视网膜前出血，导致内界膜出血性脱离，患者会突然出现明显的视力下降。

【临床表现】Valsalva 动作和眼底病变特征是诊断该病的关键。根据 Valsalva 动作的机制，出血可发生在任何层次：视网膜下、视网膜内、视网膜前甚至玻璃体腔内，可严重影响视力。

【影像学检查】OCT 可显示视网膜上出血部位及层次呈多样性，尤其可区分内界膜下和玻璃体后皮质下出血。

【治疗】根据不同出血特点可采用 Nd：YAG 激光切开内界膜、玻璃体视网膜手术及保守治疗观察。

【炫彩成像的应用价值】炫彩成像能突显视网膜前出血和出血周围的结构改变。

【病例 2-3-16】患者男性，10 岁，右眼突然视力下降 2 天，发病前有过剧烈咳嗽，既往史无特殊，BCVA 右眼眼前手动，眼前节无特殊。

眼底表现如图 2-3-16。

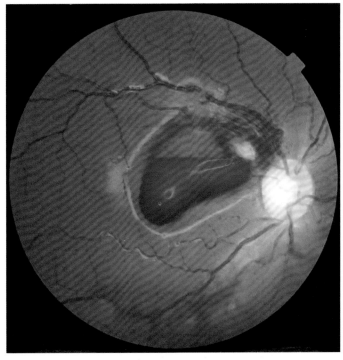

图2-3-16(1) 右眼底彩照显示黄斑区视网膜前出血,可见出血液平,颞上分支血管迂曲,
走形区见棉绒斑和出血,下方玻璃体积血

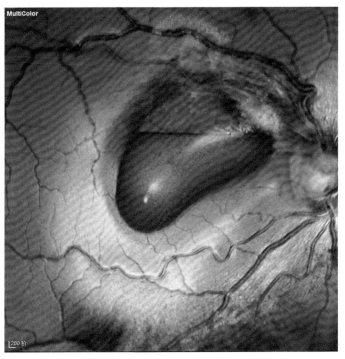

图2-3-16(2) 右眼炫彩成像显示黄斑区视网膜前出血呈暗红色,可见出血液平,出血周围见
褐色暗区包绕,分支血管走行迂曲,沿颞上分支静脉可见棉绒斑呈黄绿色,出血呈暗红色

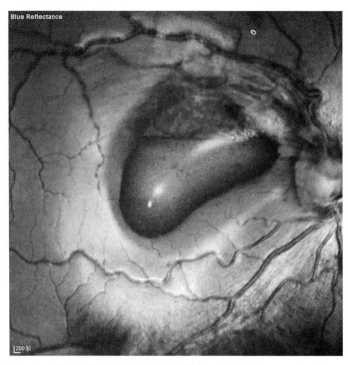

图2-3-16（3） 右眼蓝光反射图像显示视网膜前出血呈灰黑色，可见出血液平，出血周围见黑色暗区包绕，分支血管走行迂曲，沿颞上分支静脉可见棉绒斑呈灰色，出血呈灰黑色

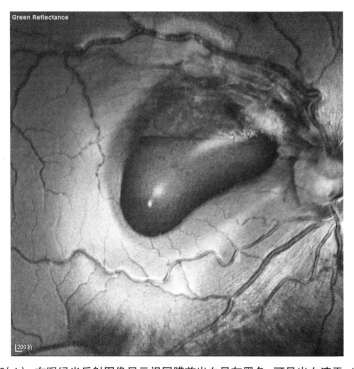

图2-3-16（4） 右眼绿光反射图像显示视网膜前出血呈灰黑色，可见出血液平，出血周围见黑色暗区包绕，分支血管走行迂曲，沿颞上分支静脉可见棉绒斑呈灰色，出血呈灰黑色

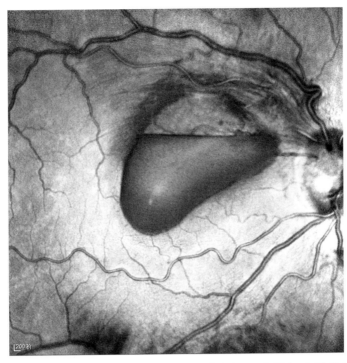

图 2-3-16(5)　右眼红外光反射图像显示视网膜前出血呈灰黑色，可见出血液平，
下方 RPE 层面反射增强，分支血管走行迂曲，沿颞上分支静脉可见棉绒斑呈灰色，
出血呈灰黑色

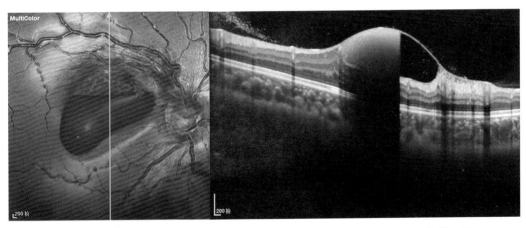

图 2-3-16(6)　右眼炫彩成像联合 OCT 显示，经过视网膜前出血区的纵向扫描可见
出血液平下方呈高反射，液平上方呈低反射，上方内层视网膜水肿

参 考 文 献

1. MENEZES C，CARVALHO R ，TEIXEIRA C，et al.Foveal exudative macroaneurysm treated with intravitreal ranibizumab[J]. Case Rep Ophthalmol, 2015, 6（2）: 170-175.

2. 赵月，姚进 . 视网膜大动脉瘤光相干断层扫描血管成像影像特征观察 [J]. 中华眼底病杂志, 2018, 1: 22-24.

3. DENG Y, ZHONG Q W, ZHANG A Q, et al. Microvascular changes after conbercept therapy in central retinal vein occlusion analyzed by optical coherence tomography angiography[J]. International Journal of Ophthalmology, 2019, 12（05）: 112-118.

4. KIM H, HONG K K, YANG J Y, et al. Optical Coherence Tomography Measurement and Visual Outcome in Acute Central Retinal Artery Occlusion[J]. Korean Journal of Ophthalmology Kjo, 2018, 32（4）: 303-306.

5. HOLLÓ G. Valsalva Maneuver and Peripapillary OCT Angiography Vessel Density [J]. Journal of Glaucoma, 2018: 133-136.

6. SAMUEL M A, EQUI R A, CHANG T S, et al. Idiopathic retinitis, vasculitis, aneurysms, and neuroretinitis（IRVAN）: new observations and a proposed staging system[J]. Ophthalmology, 2007, 114（8）: 1526-1529.e1.

7. RAO P, KNAPP A N, TODORICH B, et al. Anatomical Surgical Outcomes of Patients With Advanced Coats Disease and Coats-Like Detachments: Review of Literature, Novel Surgical Technique, and Subset Analysis in Patients With Facioscapulohumeral Muscular Dystrophy[J]. Retina, 2019, Publish Ahead of Print（&NA;）: 1.

8. LI L, ZHANG P, LIU H, et al. Evaluation of multispectral imaging in diagnosing diabetic retinopathy[J]. Retina, 2019, publish ahead of print: 1.

第四节　脉络膜视网膜炎症和脉络膜先天异常

一、伏格特-小柳-原田综合征

【概述】伏格特-小柳-原田综合征（Vogt-Koyanagi-Harada Syndrome, VKHS）是一种多系统自身免疫性的肉芽肿性疾病，常在有色人种发生，于1929年首次以"葡萄膜脑膜炎综合征"报道，常见于20至50岁人群，尤以女性居多。该病具有多种临床表现，主要通过T-helper 1介导的眼、内耳、中枢神经系统、头发和皮肤中的黑色素细胞的反应而引起。

【临床表现】眼部主要表现为肉芽肿性全葡萄膜炎，全身表现包括听力障碍、脑膜刺激征、皮肤和毛发改变等。

【影像学检查】OCT表现为多灶性视网膜神经上皮浆液性脱离、渗出性脱离及黄斑囊样水肿，脉络膜光带可呈波浪状等，深度增强（EDI）OCT还可显示脉络膜厚度增厚。FFA表现为造影早期后极部出现多个针尖样渗漏点，随时间迅速扩大并彼此融合，晚期呈现多湖样荧光积存；ICGA可以更清晰地反映脉络膜血管的改变。

【治疗】初发患者需给予足量全身糖皮质激素治疗，并逐渐缓慢减量。复发患者，可加用免疫抑制剂，并监测全身药物副作用。

【炫彩成像的应用价值】炫彩成像、蓝光和绿光反射图像能突显视盘和黄斑区的水肿和视网膜皱褶，红外光反射图像能显示RPE改变，显示的信息优于普通眼底彩照。

【病例2-4-1】患者男性，47岁，双眼视力下降伴耳鸣头痛一周，既往史无特殊，BCVA右眼0.3，左眼0.2，眼前节无特殊。

眼底表现如图2-4-1。

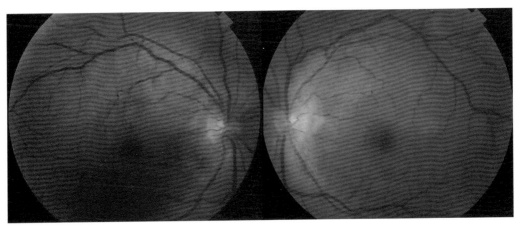

图 2-4-1(1)　双眼底彩照可见视盘周围和黄斑区水肿，视网膜皱褶

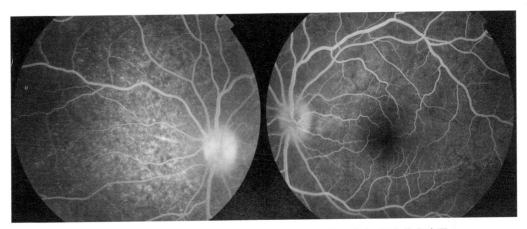

图 2-4-1(2)　双眼 FFA 早期后极部视网膜见颗粒状强荧光，视盘荧光渗漏

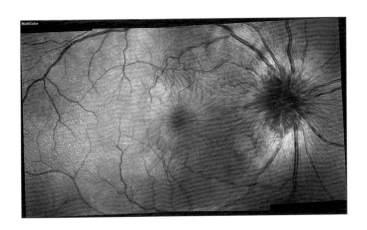

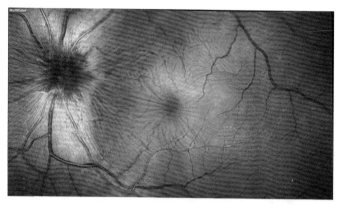

图 2-4-1(3) 双眼炫彩成像可见视盘水肿呈暗红色,边界不清,上下方 RNFL 水肿呈黄白色高反射,
视盘周围见放射状浅黑色条纹,黄斑区见放射状浅黑色条纹,视盘鼻侧和黄斑区
颞侧视网膜见黄绿色和橘红色斑片状改变

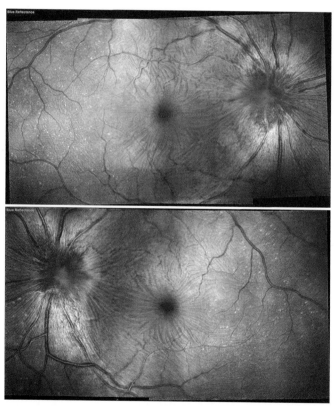

图 2-4-1(4) 双眼蓝光反射图像可见视盘水肿呈灰黑色,边界不清,上下方 RNFL 水肿呈灰白色高反射,
视盘周围见放射状灰黑色条纹,黄斑区见放射状灰黑色条纹,颞侧视网膜见灰白色颗粒状改变

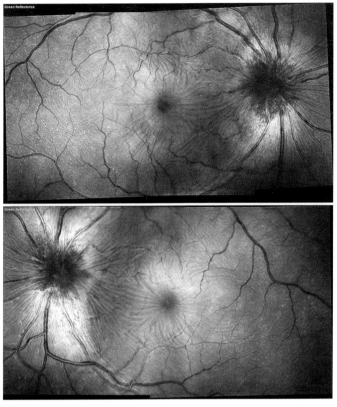

图 2-4-1(5) 双眼绿光反射图像可见视盘水肿呈灰黑色,边界不清,上下方 RNFL 水肿呈灰白色高反射,
视盘周围见放射状灰黑色条纹,黄斑区见放射状灰黑色条纹,对比度较蓝光反射图像好,
颞侧视网膜见灰白色颗粒状改变

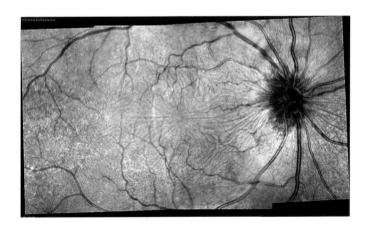

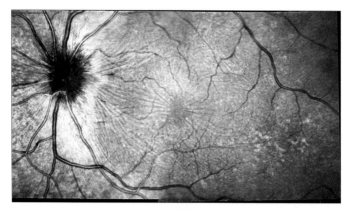

图 2-4-1(6)　双眼红外光反射图像可见视盘水肿呈灰黑色，边界不清，上下方 RNFL 水肿的投射呈灰白色高反射，视盘周围见放射状灰黑白条纹，黄斑区见放射状灰白色条纹，
视盘鼻侧和黄斑区颞侧视网膜见灰白色斑片状改变

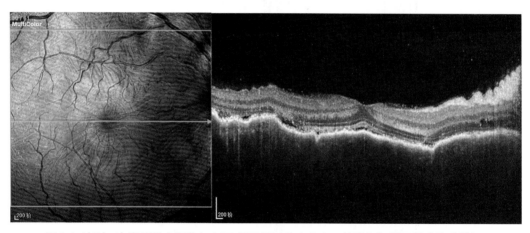

图 2-4-1(7)　右眼炫彩成像联合 OCT 显示经过黄斑中心凹的横向扫描可见脉络膜皱褶，
RPE 增厚呈高反射，视网膜下少量积液，视盘旁 RNFL 水肿增厚呈高反射合并视网膜皱褶

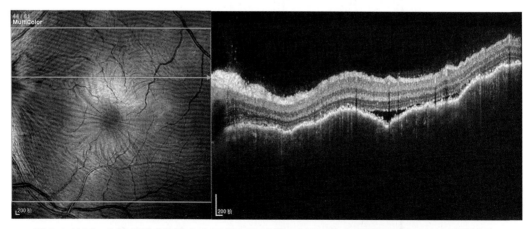

图 2-4-1(8)　左眼炫彩成像联合 OCT 显示经过黄斑中心凹上方的横向扫描可见脉络膜皱褶，
RPE 增厚呈高反射，视网膜下少量积液，视盘旁 RNFL 水肿增厚呈高反射，视网膜表面皱褶

二、多发性一过性白点综合征

【概述】多发性一过性白点综合征（multiple evanescent white dot syndrome，MEWDS）是由 Jampol 及其同事于 1984 年首次描述的一种急性、特发性、多灶性脉络膜视网膜病变，表现为深层视网膜或 RPE 层多发的白色小点状病变，好发于年轻的近视女性。该病确切的发病机制尚不清楚，普遍认为其属于自身免疫性疾病。轻度玻璃体炎、血管炎或乳突炎也可能与 MEWDS 发生有关。

【临床表现】患者可表现为视力突然下降、视物模糊，颞侧视野缺损（生理盲点扩大），在出现眼部症状前几天常有流感症状，眼底典型表现为后极部散在边界不清的小灰白点，大小从 100um 至 200um 不等，位于视网膜外层，在环视盘及鼻侧视网膜处居多。少数 MEWDS 患者在急性发作后可并发脉络膜新生血管。

【影像学检查】FFA 早期呈现圆形或环形高荧光斑点，晚期视盘荧光着染，视网膜小血管管壁荧光渗漏，强荧光病灶可融合。病灶在 ICGA 上显示为弱荧光点，在数量上明显超过 FFA 上所见。OCT 上表现为椭圆体带弥漫性变薄或中断，以及白点病灶对应 RPE 层上散在分布的圆顶样高反射，而视网膜内层反射均完好，白点病灶的自发荧光呈现强荧光。

【治疗】该病具有一定的自限性，无需治疗，白点病灶多在发病后 20 天消失，对于病情严重或反复发作患者，可适当加用小剂量激素或免疫抑制剂，若并发 CNV 可予以抗 VEGF 治疗。

【炫彩成像的应用价值】炫彩成像和红外光反射图像能突显椭圆体带和 RPE 改变的特征，显示的信息优于普通眼底彩照。

【病例 2-4-2】患者女性，40 岁，右眼突然视物模糊伴闪光感一周，既往史无特殊，BCVA 右眼 0.5，眼前节无特殊。

眼底表现如图 2-4-2。

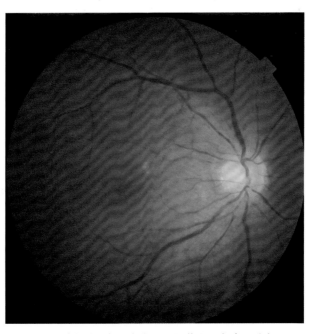

图 2-4-2(1)　右眼底彩照可见黄斑区色素不均匀

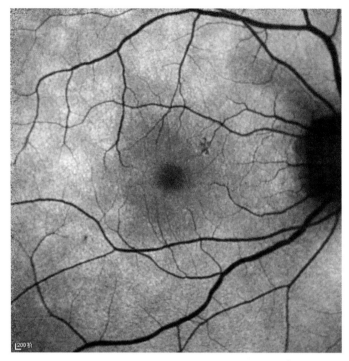

图 2-4-2(2)　右眼底短波长自发荧光可见黄斑区及周围散在斑片状强荧光，
黄斑鼻上方片状弱荧光

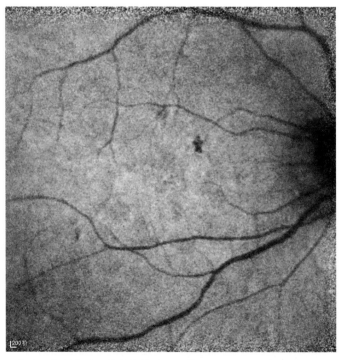

图 2-4-2(3)　右眼底近红外自发荧光可见黄斑区及周围散在不均匀强弱荧光，
黄斑鼻上方片状弱荧光

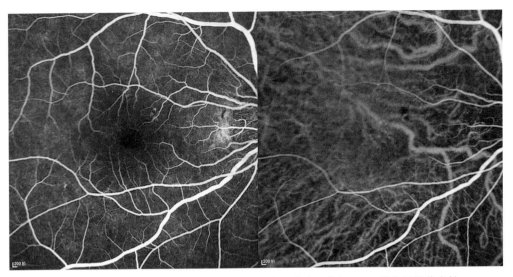

图 2-4-2(4)　右眼 FFA 早期黄斑鼻上方见点状荧光,对应 ICGA 部位呈低荧光灶

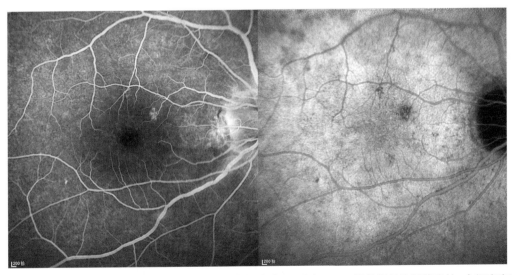

图 2-4-2(5)　右眼 FFA 晚期黄斑鼻上方见点状荧光稍增强,对应 ICGA 部位呈仍为低荧光灶,中间夹杂强
荧光点,ICGA 相可见黄斑区及周围散在斑片样强荧光和弱荧光

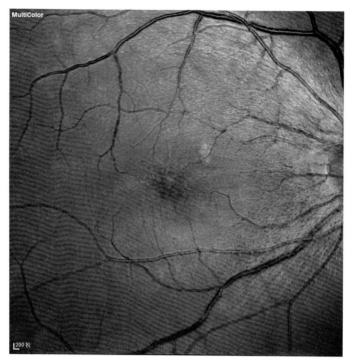

图 2-4-2(6)　右眼炫彩成像可见黄斑区点片状橘黄色病灶，鼻上方见黄白色片状病灶

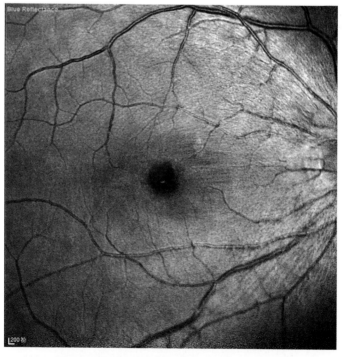

图 2-4-2(7)　右眼蓝光反射图像未见明显异常，鼻上方见灰白色片状高反射

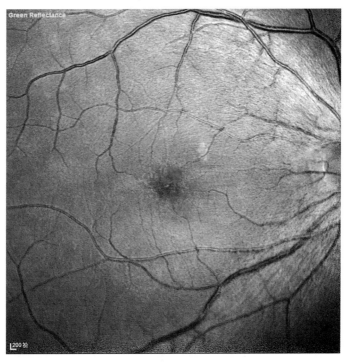

图 2-4-2(8)　右眼绿光反射图像可见点状高反射，鼻上方见灰白色片状高反射

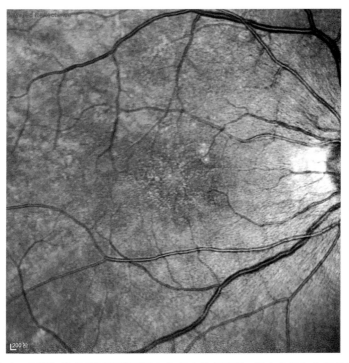

图 2-4-2(9)　右眼红外光反射图像可见灰白色点片状病灶，鼻上方见灰白色片状高反射

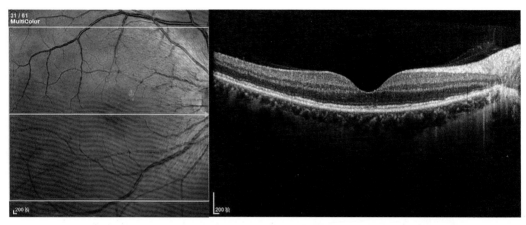

图 2-4-2(10)　右眼炫彩成像联合 OCT 经过中心凹的横向扫描可见椭圆体带断裂

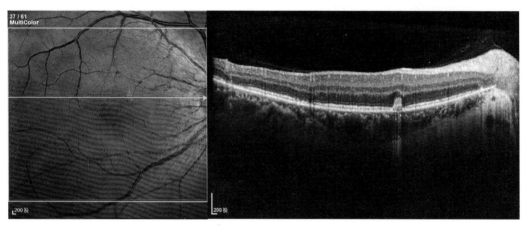

图 2-4-2(11)　右眼炫彩成像联合 OCT 显示经过中心凹上方的横向扫描可见
CNV 病灶(陈旧性)呈高反射

三、梅毒性脉络膜视网膜炎

【概述】梅毒性脉络膜视网膜炎（syphilitic chorioretinitis）可发生在获得性梅毒的任一阶段，是一种感染性眼部炎症，可导致严重的视力丧失。梅毒是由梅毒螺旋体（spirochete treponema pallidum）引起的一种性传播疾病，可通过母婴传播（先天性梅毒）或成年期获得性传播（获得性梅毒）。获得性梅毒可以影响眼睛的各个部位，可表现为前葡萄膜炎、后葡萄膜炎、全葡萄膜炎、视网膜炎、视神经炎，甚至巩膜炎，其中以脉络膜和视网膜的炎症变化在梅毒性眼炎中最常见[5]。

【临床表现】梅毒性脉络膜视网膜炎的临床表现在不同疾病阶段表现不同，主要包括视力下降，视物变形，玻璃体腔絮状混浊，视网膜水肿，有形状各异、数目不一的灰白色硬性渗出颗粒分布于后极部，可单眼或双眼先后发病。所有眼部梅毒患者都应进行神经梅毒排查。

【影像学检查】眼底照相、自发荧光、FFA 和 ICGA 可呈现葡萄膜炎的改变，OCT 可见外层视网膜结构改变。

【治疗】青霉素是治疗梅毒及梅毒性视网膜脉络膜炎的主要药物,需早期、足量用药。

【炫彩成像的应用价值】炫彩成像和红外光反射图像能突显外层视网膜结构破坏的特征,显示的信息优于普通眼底彩照。

【病例 2-4-3】患者男性,47 岁,双眼视力下降 7 个月,既往有冶游史,非梅毒螺旋体抗原血清试验和梅毒螺旋体抗原血清试验均为阳性,就诊时已接受过青霉素治疗,BCVA 右眼0.05,左眼 0.1,眼前节无特殊,诊断为双眼梅毒性脉络膜视网膜炎。

眼底表现如图 2-4-3。

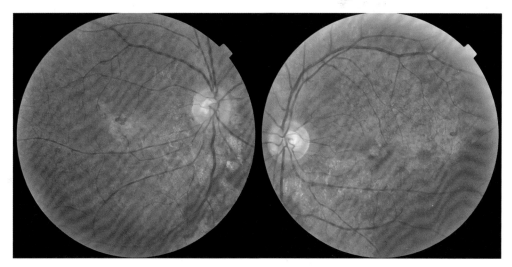

图 2-4-3(1)　双眼底彩照可见后极部广泛斑片样 RPE 病灶呈黄绿色

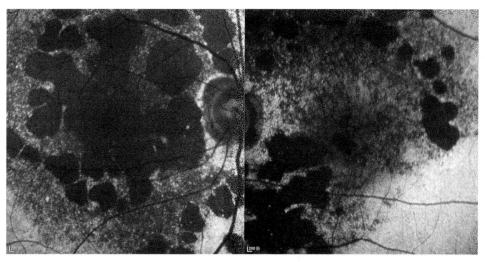

图 2-4-3(2)　双眼底自发荧光可见黄斑区及周围散在大小不等斑片状弱荧光病灶,
左眼颞下方残留部分正常自发荧光分布区

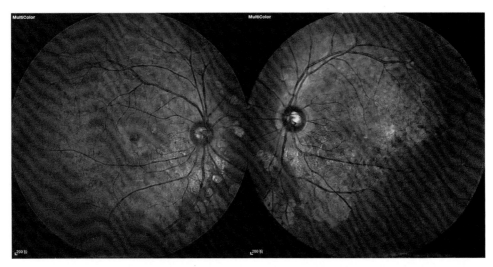

图 2-4-3（3）　双眼 55° 炫彩成像可见后极部可见后极部大量斑片状黄绿色和黄白色 RPE 病灶

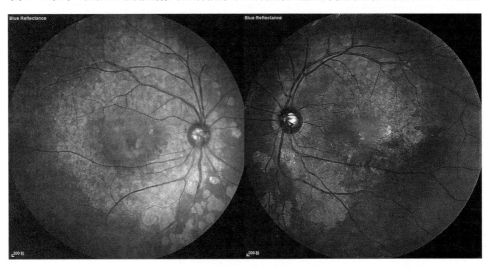

图 2-4-3（4）　双眼蓝光反射图像可见后极部大量斑片状灰白色改变

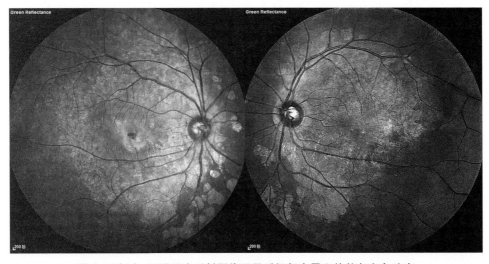

图 2-4-3（5）　双眼绿光反射图像可见后极部大量斑片状灰白色改变

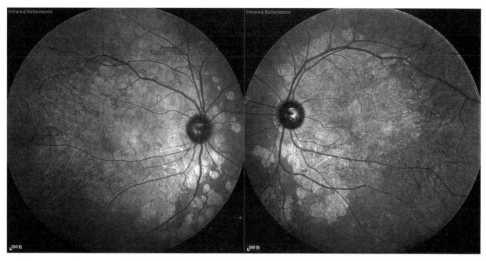

图 2-4-3(6) 双眼红外光反射图像可见后极部大量斑片状灰白色改变

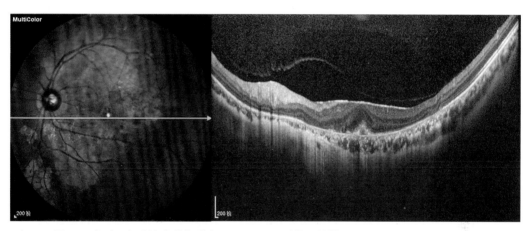

图 2-4-3(7) 左眼炫彩成像联合 OCT 显示经过黄斑的横向扫描可见 RPE 广泛萎缩，
外层视网膜结构大量丢失，中心凹下见高反射隆起和黄斑前膜

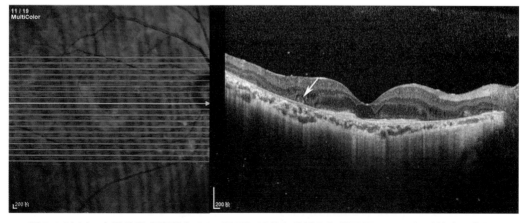

图 2-4-3(8) 右眼炫彩成像联合 OCT 显示经过黄斑的横向扫描可见 RPE 不规则并广泛萎缩，
外层视网膜结构大量丢失，可见管腔样结构（箭头）

四、犬弓蛔虫病

【概述】弓蛔虫是一种世界范围内普遍存在的寄生虫,犬弓蛔虫病(toxocariasis),是由犬弓蛔虫幼虫引起的人畜共患病,犬弓蛔虫只能在犬类中完成其生命周期,而人类是中间宿主。人食入有感染力的虫卵后,虫卵在肠内成幼虫,可经血流移行至肝脏、肺脏、肌肉、大脑等部位停留并释放毒素引起组织产生免疫反应而形成肉芽肿。眼部犬弓蛔虫病是由其幼虫直接侵犯眼内组织或通过引起免疫反应而导致中间、后部或全葡萄膜炎,多见于儿童,平均患病年龄为 7.5 岁。血清 IgG、IgM 和 IgE 通常升高。酶联免疫吸附试验测定抗弓蛔虫抗体是一种稳定和可靠的诊断试验。

【临床表现】大多数患者主要表现为视力模糊、疼痛、畏光和飞蚊感。犬弓蛔虫葡萄膜炎根据疾病的不同阶段可分为慢性眼内炎、后极部肉芽肿、周边部肉芽肿以及不典型眼弓蛔虫病四种类型。此外,还可引起视神经炎、视网膜分支动脉阻塞、巩膜炎、角膜炎和白内障等。

【影像学检查】眼底照相、FFA、ICGA 和自发荧光可呈现葡萄膜炎和视网膜血管炎的改变,超声生物显微镜(UBM)可见周边部肉芽肿、牵拉性睫状体脱离,B 超检查可有显著玻璃体混浊、玻璃体机化条索、牵引性周边部视网膜脱离,OCT 可见外层视网膜结构改变。

【治疗】急性期可采用药物治疗,包括抗蠕虫药和激素,若发生严重玻璃体增生及牵拉性视网膜脱离或累及黄斑区时可予以手术治疗。

【炫彩成像的应用价值】炫彩成像能突显突出于视盘和视网膜表面的玻璃体增生条索,炫彩成像和红外光反射图像能突显 RPE 和外层视网膜病变,显示的信息优于普通眼底彩照。

【病例 2-4-4】患者男性,15 岁,偶然发现左眼视力差 2 月,患者有幼狗接触史,BCVA 右眼 0.05,眼前段无特殊,诊断为左眼犬弓蛔虫病。

眼底表现如图 2-4-4。

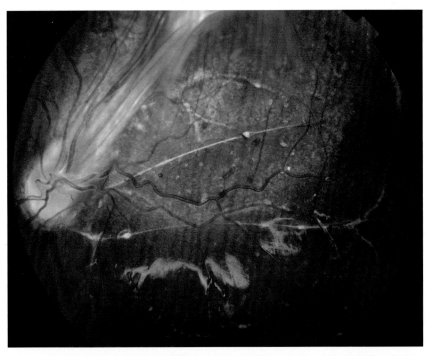

图 2-4-4(1)　左眼底彩照可见视盘玻璃体增生条索,血管走行迂曲,上方视网膜大片 RPE 病变

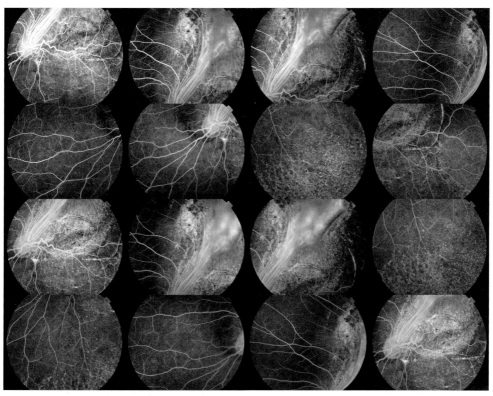

图 2-4-4（2）　左眼 FFA 早期可见视盘上方血管走行笔直，颞侧血管迂曲，
后极部视网膜大片透见荧光，晚期血管荧光渗漏

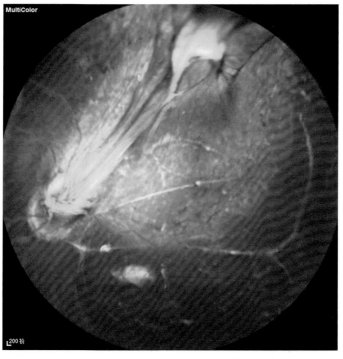

图 2-4-4（3）　左眼炫彩成像显示视盘玻璃体增生条索呈亮绿色，
上方视网膜 RPE 病变区域呈斑片样黄绿色改变

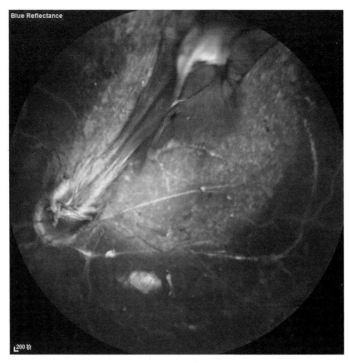

图 2-4-4(4) 左眼蓝光反射图像显示视盘玻璃体增生条索呈灰白色，
上方视网膜 RPE 病变区域呈不均匀灰白色

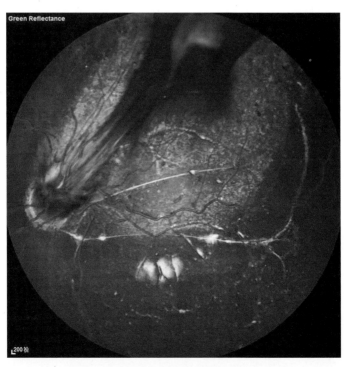

图 2-4-4(5) 左眼绿光反射图像显示视盘玻璃体增生条索呈灰白色和黑色，
上方视网膜 RPE 病变区域呈不均匀灰白色

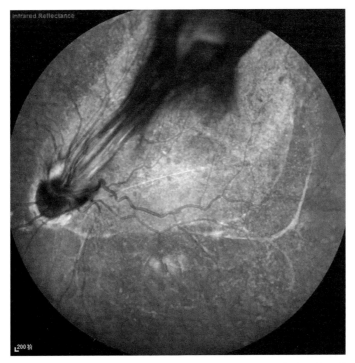

图 2-4-4(6)　左眼红外光反射图像显示视盘玻璃体增生条索呈灰白色，
上方视网膜 RPE 病变区域呈不均匀灰白色

五、脉络膜小凹

【概述】脉络膜小凹（focal choroidal excavation，FCE）是新近被认识的一种后极部脉络膜结构异常，发病原因不清，病变预后差异较大，是发生在脉络膜的一种局部特发性凹陷，通常单侧发生，不伴有其他系统性疾病。该病由 Jampol 在 2006 年描述，表现为脉络膜异常凹陷，不伴有后葡萄肿或巩膜扩张，Margolis 此后用"脉络膜小凹"来描述此类患者。该病病因尚不完全清楚，可导致视力下降和视物变形等症状，目前一些研究表明，脉络膜小凹可能伴有脉络膜血管病变，包括中心性浆液性脉络膜视网膜病变、脉络膜新生血管和息肉样脉络膜血管病变。

【临床表现】该病可出现视力下降、视物模糊、视物变形等，患者黄斑区可见边界模糊的微黄色改变。

【影像学检查】FCE 的 OCT 检查从形态学上分为贴附型（锥形）、非贴附型（碗状）和混合型，贴附型指 RPE 层与光感受器不分离，非贴附型指光感受器与 RPE 层分离。FFA 检查可无异常荧光或呈现无荧光素渗漏的局部强荧光，ICGA 检查可无异常荧光或点、片状强荧光，部分伴有病变区域脉络膜血管扩张。

【治疗】该病若无伴发疾病无需特殊治疗，若伴发 CNV、中浆或 PCV 则需做相应治疗。

【炫彩成像的应用价值】炫彩成像和红外光反射图像能突显脉络膜小凹，小凹在炫彩成像上呈橘黄色，在红外光反射图像上呈灰白色。

【病例 2-4-5】患者女性，36 岁，偶然发现右眼视力较左眼差 3 月，既往史无特殊，BCVA 右眼 0.8，眼前节无特殊，诊断为右眼脉络膜小凹。

眼底表现如图 2-4-5。

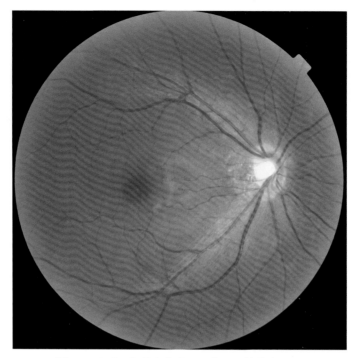

图 2-4-5(1)　右眼底彩照可见黄斑区橘黄色病灶

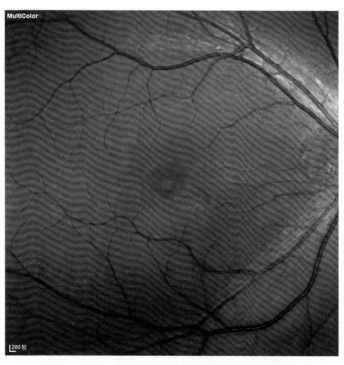

图 2-4-5(2)　右眼炫彩成像可见黄斑区橘黄色病灶

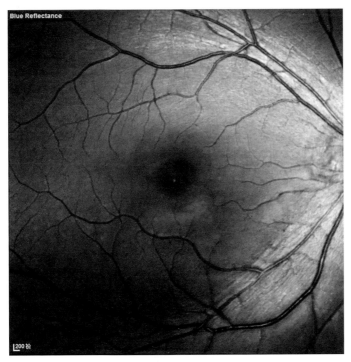

图2-4-5（3） 右眼蓝光反射图像可见黄斑区呈灰黑色

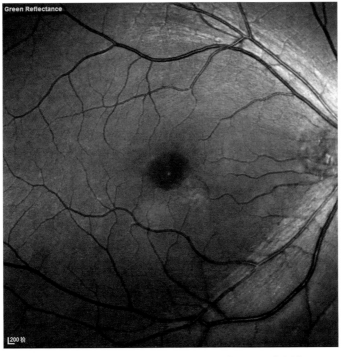

图2-4-5（4） 右眼蓝光反射图像可见黄斑区呈灰黑色

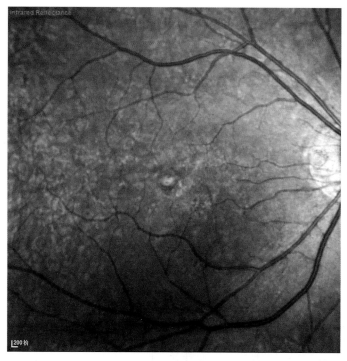

图 2-4-5(5) 右眼红外光反射图像可见黄斑区灰白色病灶

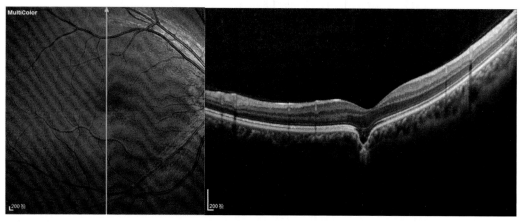

图 2-4-5(6) 右眼炫彩成像联合 OCT 显示经过黄斑中心凹的纵向扫描可见脉络膜向下凹陷形成小凹，椭圆体带和 RPE 分离

六、匐行性脉络膜炎

【概述】匐行性脉络膜炎（serpiginous choroiditis）是一种少见的双眼慢性进行性眼内炎症，主要累及视网膜色素上皮、脉络膜毛细血管和脉络膜组织。该病目前病因及发病机制尚不清楚，可由感染或免疫性炎症引起，其典型表现为始发于视盘周围的呈螺旋状蔓延的眼底改变，以独特的匐行性方式向后极部蔓延，最后形成地图状萎缩性病灶。该病发病时间多在 20～50 岁，男多于女。一般累及双眼，但亦可单眼发病。反复发作，病程缓慢，脉络膜呈进行性萎缩。

【临床表现】主要自觉症状为视力减退，眼前黑影，视物变形。视力下降的程度取决于病变的部位、大小。如未累及后极部或黄斑中心凹者，则视力损害较轻。视野检查周边视野正常，可出现绝对或相对中心或旁中心暗点。

【影像学检查】眼底彩照在急性期可见后极部视网膜血管下有多发的、边界不清的大片状黄白色不规则病灶，呈地图样形态，以视盘为中心向黄斑部及赤道部扩展。慢性期后极部地图状轮状脉络膜病变停止进展完全萎缩，并常见到其中的大脉络膜血管，病变有清楚边界。活动性病变在 FFA 早期可见弱荧光，随后病变边缘出现强荧光，造影后期显示荧光染色，在病灶内可见斑点状强荧光。非活动性病变在 FFA 早期显示弱荧光，随后在萎缩病灶的边缘处出现强荧光，晚期出现纤维瘢痕和巩膜的染色，由于患者的陈旧性病灶和新鲜病灶往往同时存在，所以造影通常显示同时存在有新鲜病灶的荧光素渗漏和陈旧性病灶的荧光素染色。急性期病变在 ICGA 早期显示弱荧光，晚期显示染色，非活动性病变显示瘢痕和纤维组织染色。OCT 在急性期可见视网膜水肿和外层视网膜结构改变，慢性期可见外层视网膜结构破坏，脉络膜萎缩。

【治疗】目前尚未发现对所有患者均有效的理想药物，临床通常采用糖皮质激素治疗、糖皮质激素联合免疫抑制剂和免疫抑制剂联合中药治疗。

【炫彩成像的应用价值】炫彩成像和红外光反射图像能突显 RPE 萎缩病灶，对 RPE 改变的显示优于普通眼底彩照。

【病例 2-4-6】患者女性，51 岁，双眼视力先后下降一年余，既往史无特殊，BCVA 右眼 0.6，左眼 0.05，眼前节无特殊。

眼底表现如图 2-4-6。

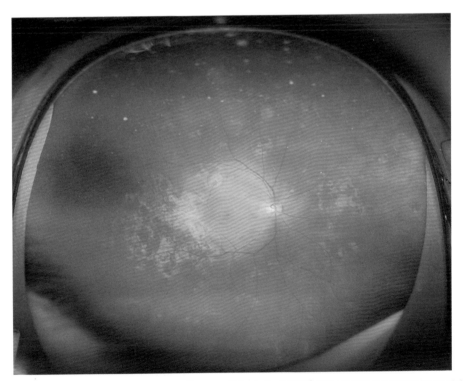

图 2-4-6（1）　右眼广角眼底彩照可见黄斑区颞侧、上方、视盘鼻侧和下方散在斑片状 RPE 病灶

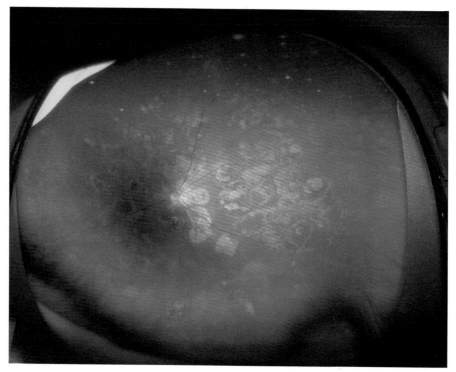

图 2-4-6（2） 左眼广角眼底彩照可见后极部和中周部散在斑片状 RPE 病灶

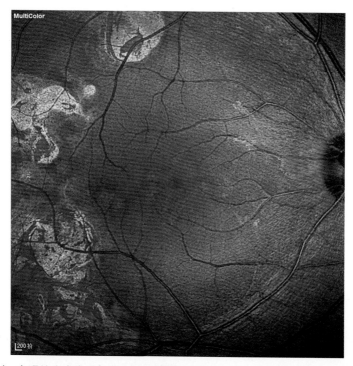

图 2-4-6（3） 右眼炫彩成像显示黄斑区颞侧和上方大片 RPE 萎缩病灶呈边界清楚的橘黄色，
中间夹杂暗红色

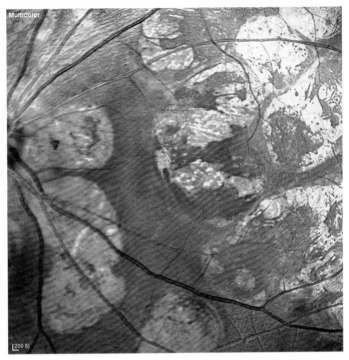

图 2-4-6(4) 左眼炫彩成像显示扫描区域内大片 RPE 萎缩区呈橘红色和亮绿色，
边界清楚，中间夹杂暗红色

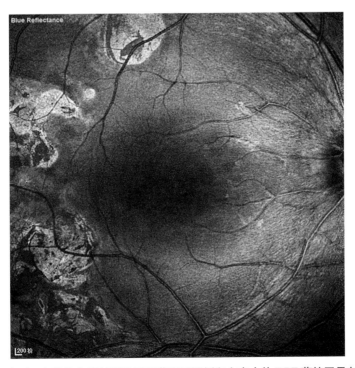

图 2-4-6(5) 右眼蓝光反射图像显示黄斑区颞侧和上方大片 RPE 萎缩区呈灰白色，
中间夹杂暗灰色，边界清楚

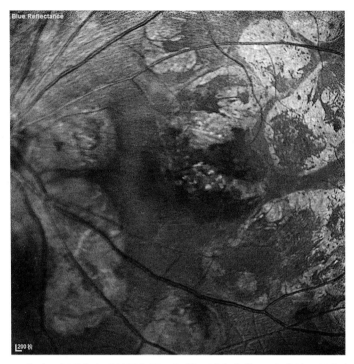

图 2-4-6（6） 左眼蓝光反射图像显示扫描区域内大片 RPE 萎缩区呈灰白色，
中间夹杂暗灰色，边界清楚

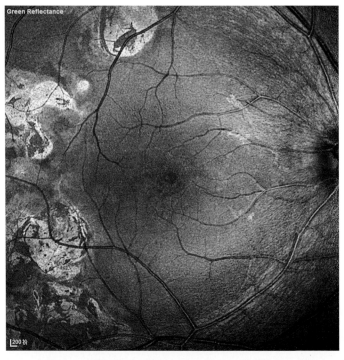

图 2-4-6（7） 右眼绿光反射图像显示黄斑区颞侧和上方大片 RPE 萎缩区呈灰白色，
中间夹杂暗灰色，边界清楚，对比度较蓝光反射图像明显

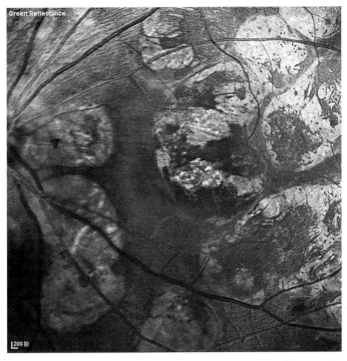

图 2-4-6(8) 左眼绿光反射图像显示扫描区域内大片 RPE 萎缩区呈灰白色，
中间夹杂暗灰色，边界清楚

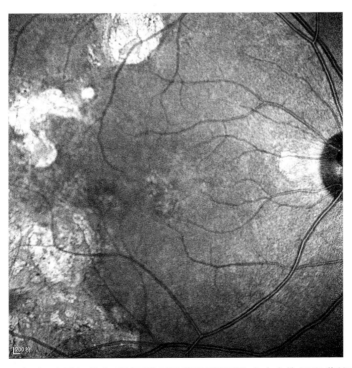

图 2-4-6(9) 右眼红外光反射图像显示黄斑区颞侧和上方大片 RPE 萎缩病灶
呈明暗不一的灰白色斑片样改变

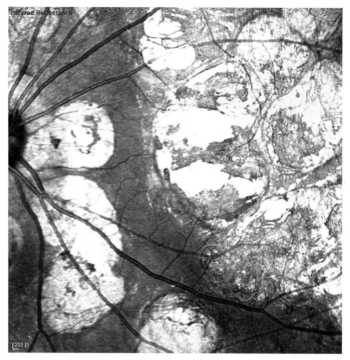

图 2-4-6(10) 左眼红外光反射图像显示扫描范围内大片 RPE 萎缩病灶呈白色斑片样改变，
中间夹杂灰白色

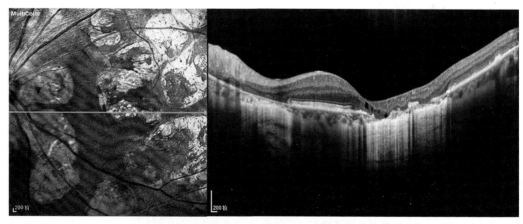

图 2-4-6(11) 左眼炫彩成像联合 OCT 黄斑中心凹颞侧和视盘颞侧 RPE 萎缩，
外层视网膜结构破坏，脉络膜萎缩，透见下方组织信号

参 考 文 献

1. STREET D，SIVAGURU A，SREEKANTAM S，et al. Vogt-koyanagi-harada disease[J]. Pract Neurol 2019;19（4）：364-367.

2. TAVALLALI A，YANNUZZI L A. MEWDS. Common cold of the retina[J]. J ophthalmic vis res，2017，12（2）：132-134.

3. MATHIS T，DELAUNAY B，CAHUZAC A，et al. Choroidal neovascularisation triggered multiple evanescent white dot syndrome（MEWDS）in predisposed eyes[J]. Br J ophthalmol，2018，102（7）：971-976.

4. YANG B，XIAO J，LI X，et al. Clinical manifestations of syphilitic chorioretinitis: a retrospective study[J]. Int j clin exp med，2015，8（3）：4647-4655.

5. ZHANG R，QIAN J，GUO J，et al. Clinical manifestations and treatment outcomes of syphilitic uveitis in a chinese population[J]. J ophthalmol，2016，2016：2797028.

第五节 视网膜和脉络膜肿瘤

一、脉络膜血管瘤

【概述】脉络膜血管瘤（choroidal hemangioma，CH）是一种罕见的先天性眼部肿瘤，可为局限性或弥漫性，属于良性、血管性、错构瘤性病变，大多数为海绵状血管瘤。通常在40～60岁发病。该病可并发视网膜下积液和继发性视网膜脱离。

【临床表现】局限性CH典型的表现为位于眼底后极部的橘红色圆顶状病灶，边界清，直径一般在3～19mm之间，厚度一般在1～8mm之间，病灶本身没有色素沉着，但覆盖的色素会随着时间发展。CH是一种进展缓慢的肿瘤，它可以逐渐增大，继发视网膜下积液。最常见的症状是视物模糊，其次是视野缺损，其他症状包括飞蚊症、闪光，很少有眼部疼痛。弥漫性脉络膜血管瘤无明显界限，往往从锯齿缘部伸延到后极部，且通常伴发于脑、颜面血管瘤病（Sturge-Weber综合征）。

【影像学检查】超声检查能提示有占位病变。FFA早期不规则颗粒状强荧光较有特征性，动静脉期荧光迅速渗漏，融合扩大并增强，持续至晚期不退。ICGA是对脉络膜血管瘤最具诊断价值的检查，可以清晰看到肿瘤的供应血管为睫状后短动脉，整个瘤体早期即可见强荧光，瘤体内血管清晰可见，肿瘤远端脉络膜局限性缺血，以及后期特征性的染料自瘤体内快速清除。OCT检查可见RPE下圆顶状隆起的瘤体，RPE结构破坏，视网膜下和层间积液。

【治疗】首选光动力疗法。

【炫彩成像的应用价值】炫彩成像和红外光图像能突显脉络膜血管瘤的范围和RPE改变。

【病例2-5-1】患者男性，70岁，右眼视力下降数年，既往史无特殊，BCVA右眼0.2，眼前节无特殊，诊断为右眼脉络膜血管瘤。

眼底表现如图2-5-1。

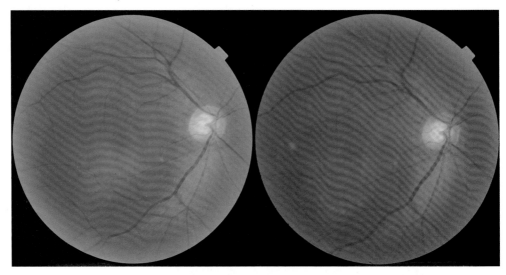

图 2-5-1(1)　右眼治疗前眼底彩照可见黄斑区橘黄色病灶，边界不清(左图)，
治疗一月后黄斑区可见橘黄色病灶较治疗前缩小(右图)

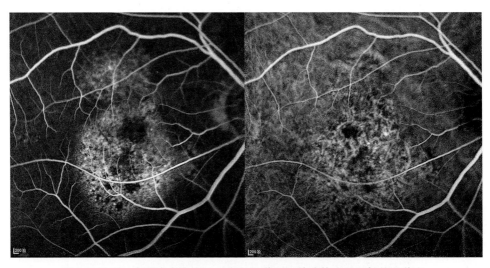

图 2-5-1(2)　右眼治疗前 FFA 早期位于黄斑区的瘤体可见颗粒状强荧光，
对应部位的 ICGA 早期可见条状强荧光

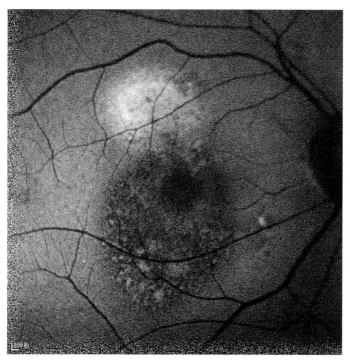

图 2-5-1（3）　右眼治疗前短波长自发荧光显示黄斑区病灶内点片状强弱荧光夹杂，
病灶上方可见强荧光区，中间夹杂片状弱荧光

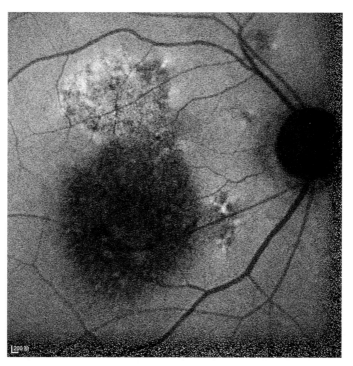

图 2-5-1（4）　右眼治疗前近红外自发荧光显示黄斑区病灶呈大片弱荧光，
中间夹杂片状强荧光，病灶上方可见强荧光区，中间夹杂片状弱荧光

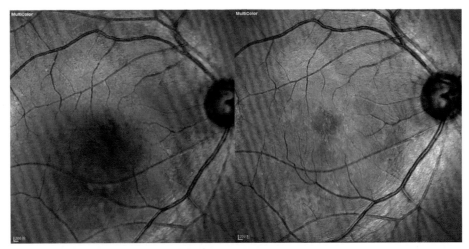

图 2-5-1（5）　右眼炫彩成像显示治疗前黄斑区病灶呈暗绿色（左图），治疗后病灶区域呈浅绿色（右图）

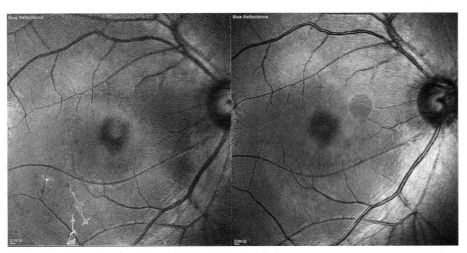

图 2-5-1（6）　右眼蓝光反射图像显示治疗前黄斑区呈暗灰色（左图），中心凹呈灰白色，
治疗一月后病灶呈灰黑色（右图），中心凹呈灰色

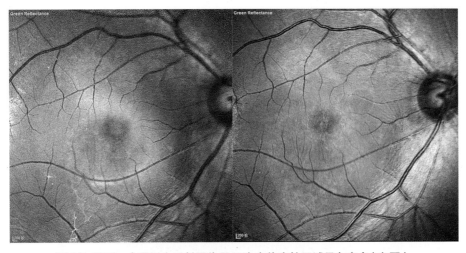

图 2-5-1（7）　右眼绿光反射图像显示治疗前病灶区域呈灰白色（左图），
治疗后病灶域颜色较之前稍暗（右图）

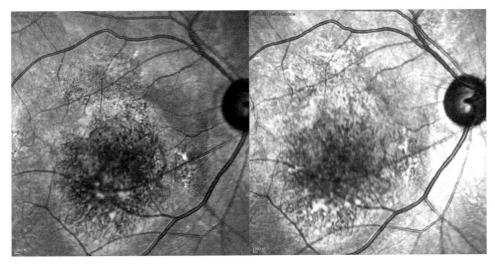

图 2-5-1（8） 红外光反射图像显示治疗前（左图）后（右图）病灶区均呈灰白色斑片状改变
（治疗后图像拍摄曝光强度稍亮）

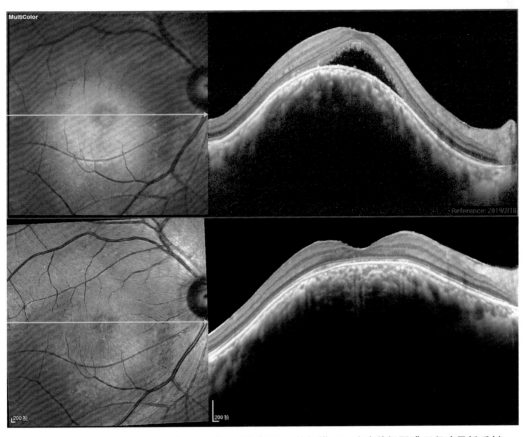

图 2-5-1（9） 右眼炫彩成像联合 OCT 经过黄斑区病灶的扫描可见治疗前视网膜下积液呈低反射，
脉络膜瘤体呈拱形隆起（上图），治疗后视网膜下积液吸收，瘤体隆起程度减轻（下图）

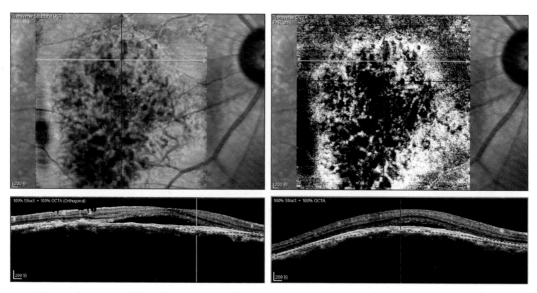

图 2-5-1（10） 右眼治疗前 OCTA 脉络膜毛细血管分层面显示脉络膜血流信号丰富，呈颗粒状

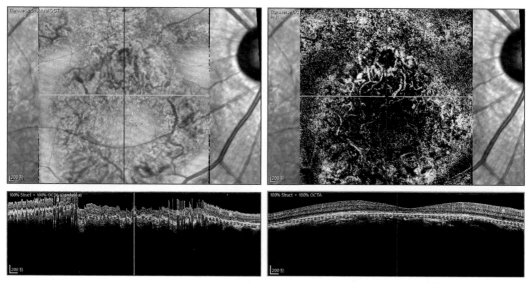

图 2-5-1（11） 右眼治疗后 OCTA 脉络膜毛细血管分层面显示脉络膜颗粒状血流信号明显减少，
透见部分脉络膜中血管层血流

二、脉络膜骨瘤

【概述】脉络膜骨瘤（choroidal osteoma）是一种发生在脉络膜的罕见良性肿瘤，最早由 Gass 于 1978 年正式报告，多发生于健康青年女性，以视盘周围的脉络膜出现网状骨质为特点，病灶边界清楚，多为单眼发病，也可见双眼发病。病因目前仍存在争议。

【临床表现】该病发展缓慢，初始可无症状，随着病程进展，肿瘤增大，视网膜下出现新生血管、积液或出血时患者才主诉视物下降、视物变形以及与病变对应的视野缺损。眼底表现：瘤体主要位于近视盘或视盘周围区域，或可延伸至黄斑区，呈近似圆形或椭圆形，也可呈扇形或地图状生长，边界清楚并常有伪足状突出。肿瘤可逐渐扩大，覆盖其上的 RPE 进行性萎缩变薄和色素沉淀，会使病灶出现不同的颜色外观。瘤体中央为脱钙区，表现为黄白色外观，瘤体周边为钙化区，表现为橘红色外观。约 31% 的病例可于黄斑中心凹附近，发生脉络膜新生血管膜，导致网膜下出血、渗出及瘢痕形成。骨瘤的另一特征性表现是肿瘤内部的滋养血管（intrinsic feeder vessels），会引起视网膜下积液及出血。

【影像学检查】眼底彩照可见位于视盘周围或黄斑区的黄白色病灶，病灶内可见出血。FFA 早期病变处呈斑片状强荧光，晚期为弥漫性荧光染色。A 型超声波检查可见肿瘤的高回声峰；B 型超声波检查可见肿瘤呈强反射波，降低增益后，眼内其他组织回声消失，但肿瘤回声仍然存在。CT 检查脉络膜骨瘤呈现与眶骨一致的高密度影像，具有定性价值。OCT 检查可见位于脉络膜的均匀板层样高反射骨瘤组织，合并 CNV 可见视网膜下积液和 CNV 病灶。

【治疗】无症状的脉络膜骨瘤以临床观察为主，因其为良性肿瘤且视力损害进展多缓慢，目前尚无有效抑制肿瘤生长的方法。若合并 CNV 或视网膜下积液，可考虑抗 VEGF 药物眼内注射，以往曾采用光动力疗法治疗。

【炫彩成像的应用价值】与普通眼底彩照相比，炫彩成像能分层显示视网膜不同层面的结构改变，突显病灶，比普通眼底彩照显示的病变信息丰富。

【病例 2-5-2】患者女性，37 岁，右眼视物变形伴眼前黑影遮挡 5 天。既往史无特殊，右眼 BCVA：0.4，眼前节无特殊，诊断为右眼脉络膜骨瘤。

眼底表现如图 2-5-2。

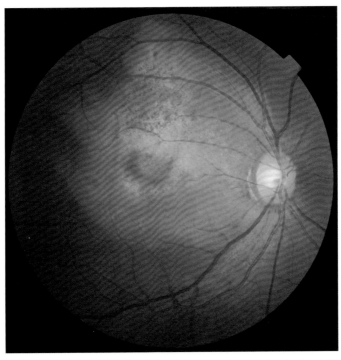

图 2-5-2(1)　右眼底彩照显示黄斑区肿块呈橘红色及黄白色，延伸至视盘颞侧及视网膜上方，病灶中央见暗红色出血，黄斑区上方见斑片状色素沉着

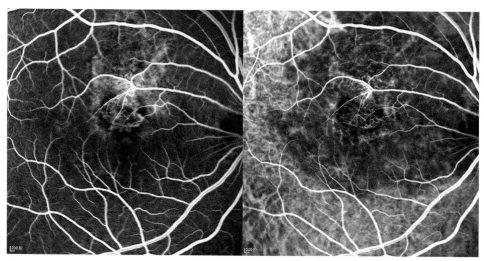

图 2-5-2(2) 右眼 FFA 早期显示瘤体内斑片状强荧光,ICGA 早期显示中心凹类圆形新生血管影以及弱荧光病灶内网状小血管(固有血管)

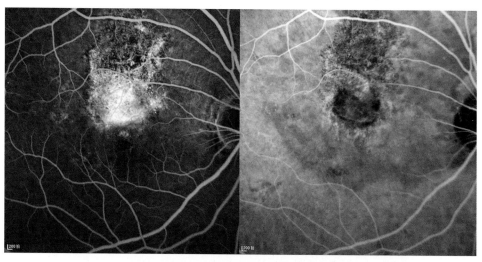

图 2-5-2(3) 右眼 FFA 晚期显示瘤体区弥漫性强荧光,夹杂片状弱荧光,ICGA 晚期显示瘤体区点状强弱荧光夹杂

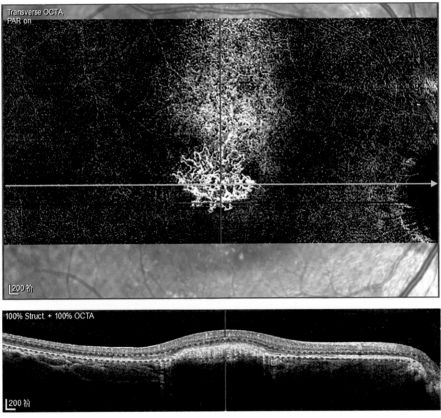

图 2-5-2(4) 右眼 OCTA 显示中心凹上方的簇状新生血管,对应断面 OCTA 上可见瘤体黄色血流信号

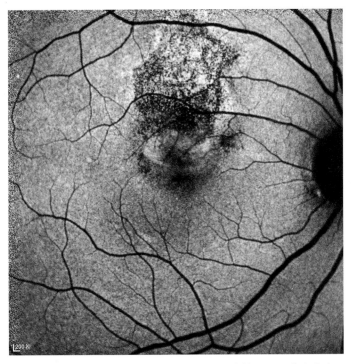

图 2-5-2(5) 右眼底短波长自发荧光显示瘤体区强弱荧光夹杂

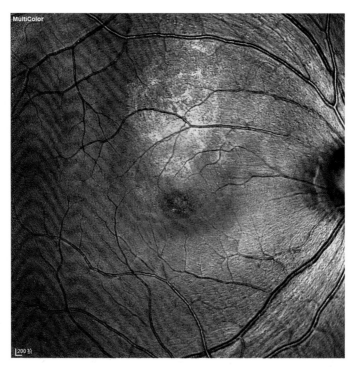

图 2-5-2(6) 右眼炫彩成像显示瘤体区呈黄绿色改变,瘤体边缘可见橘红色边界,
黄斑区和瘤体中见点片状橘红色改变

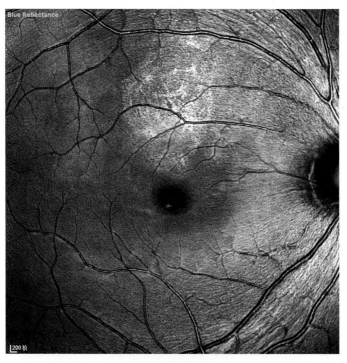

图 2-5-2(7) 右眼蓝光反射图像显示瘤体区呈灰白色

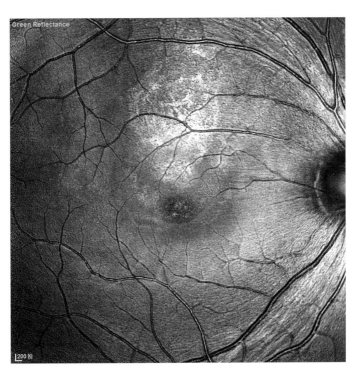

图 2-5-2（8） 右眼绿光反射图像显示瘤体区呈灰白色，黄斑区夹杂点状灰白色改变

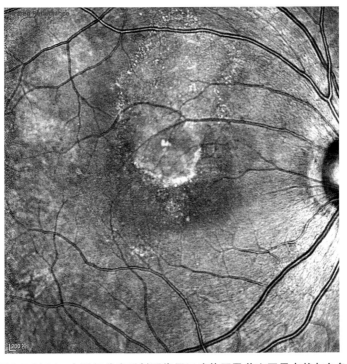

图 2-5-2（9） 右眼红外光反射图像显示瘤体区及黄斑区呈点状灰白色

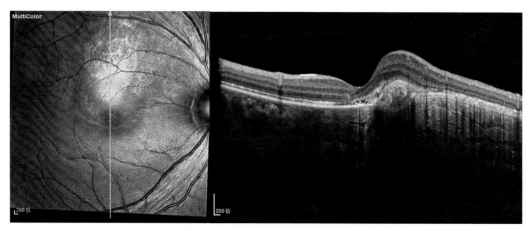

图2-5-2(10) 右眼炫彩成像联合 OCT 纵向扫描显示中心凹下视网膜水肿，少量积液，
中心凹上方视网膜下高反射团块(CNV)

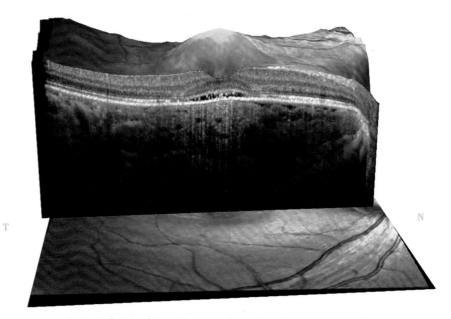

图2-5-2(11) 右眼三维炫彩成像显示瘤体区呈圆顶状隆起

【病例2-5-3】患者女性，14岁，主诉右眼视力下降2周。既往史无特殊，BCVA 右眼：
0.3，眼前段无特殊，诊断为右眼脉络膜骨瘤。

眼底表现如图2-5-3。

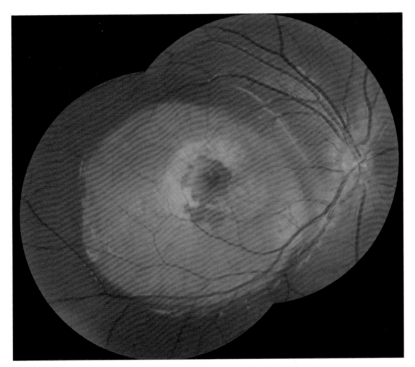

图 2-5-3(1) 右眼底彩照可见黄斑区大片橘红色类圆形瘤体,边界清楚,
瘤体中央见暗红色及鲜红色出血

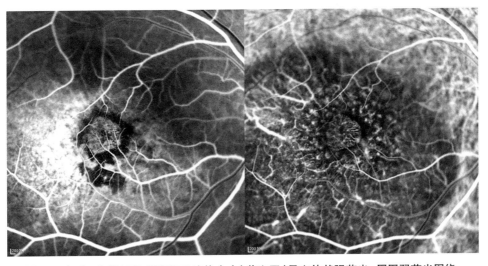

图 2-5-3(2) 右眼 FFA 早期显示瘤体中央(黄斑区)见斑片状强荧光,周围弱荧光围绕,
颞侧见斑片状强荧光;ICGA 早期可见瘤体中央花团状荧光(新生血管),
周围颗粒状荧光围绕(固有血管)

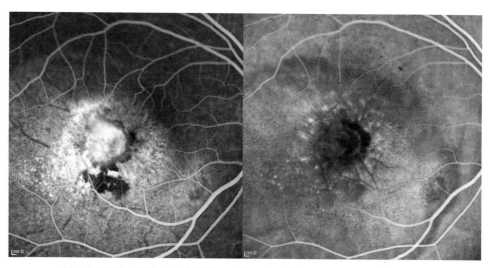

图 2-5-3(3) 右眼 FFA 晚期显示瘤体区弥漫性强荧光，夹杂片状低荧光；
ICGA 晚期显示瘤体区点片状强弱荧光夹杂分布

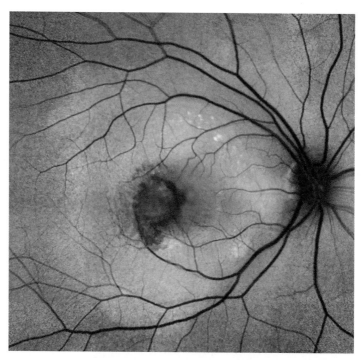

图 2-5-3(4) 右眼短波长自发荧光可见瘤体中央强弱荧光夹杂，
周围荧光稍强，周边部点状强荧光

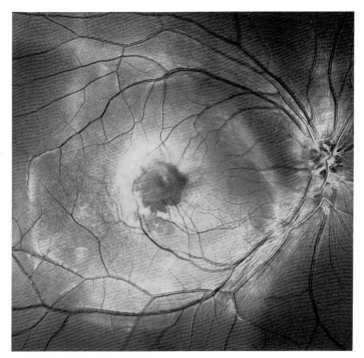

图2-5-3(5)　右眼炫彩成像黄斑区瘤体中央呈亮绿色,出血呈暗红色,
周围呈暗绿色,视盘血管呈亮绿色

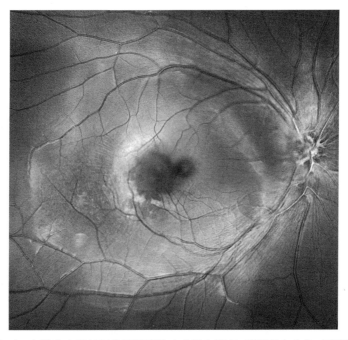

图2-5-3(6)　右眼蓝光反射图像可见瘤体中央呈灰黑色,颞侧呈灰白色,周围呈灰黑色

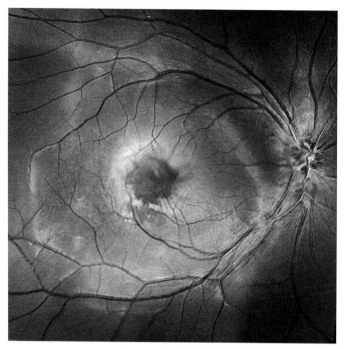

图 2-5-3(7) 右眼绿光反射图像可见瘤体中央呈灰黑色,颞侧呈灰白色,周围呈灰黑色

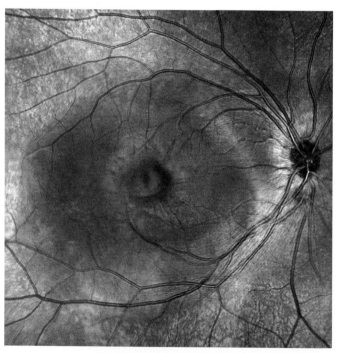

图 2-5-3(8) 右眼红光反射图像显示瘤体呈中央呈灰白色,中心及边缘呈灰黑色

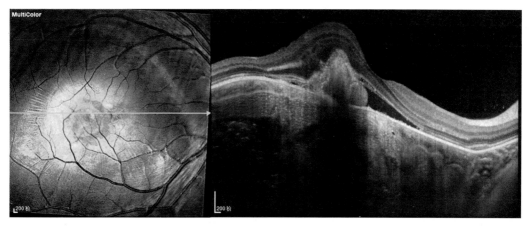

图 2-5-3(9)　右眼炫彩成像联合 OCT 显示经过瘤体中央的横向扫描可见中心凹视网膜下积液成低反射，出血及 CNV 呈高反射，其下脉络膜增厚，脉络膜结构破坏

【病例 2-5-4】患者男性，29 岁，右眼视力下降半年。既往史无特殊，右眼 BCVA：0.15，眼前段无特殊，诊断为右眼脉络膜血管瘤。

眼底表现如图 2-5-4。

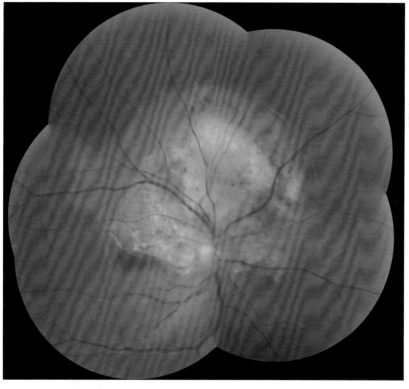

图 2-5-4(1)　右眼眼底彩照显示视盘鼻颞侧及上方见黄白色骨瘤病灶，病灶周围呈淡红色，表面色素沉着

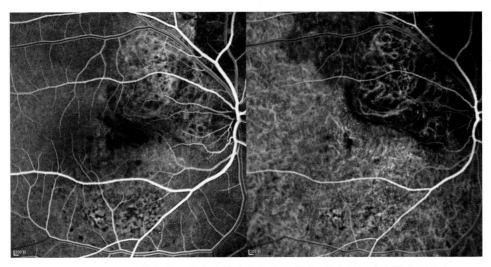

图 2-5-4（2）　FFA 早期视盘颞上方瘤体内斑片状强荧光，黄斑区见出血遮蔽弱荧光；
ICGA 早期显示新生血管影以及肿瘤内部滋养血管

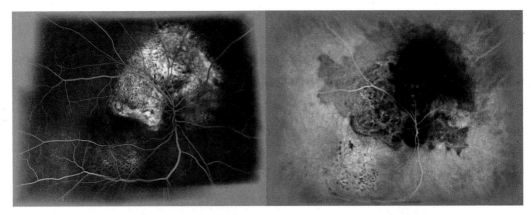

图 2-5-4（3）　FFA 中期视盘鼻颞侧和上方瘤体区见大片强荧光，中间夹杂弱荧光，
黄斑区出血遮蔽荧光，黄斑区下方见强弱荧光夹杂；ICGA 中期视盘颞上方
见网状固有血管，视盘上方大片弱荧光

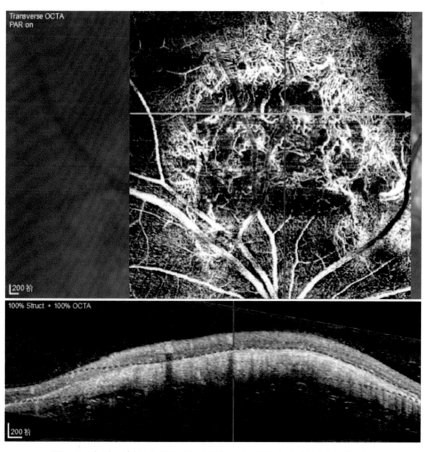

图 2-5-4（4）　右眼 OCTA 显示视盘上方瘤体内血管的血流信号，
对应断面 OCTA 脉络膜毛细血管分层面也可见黄色血流信号

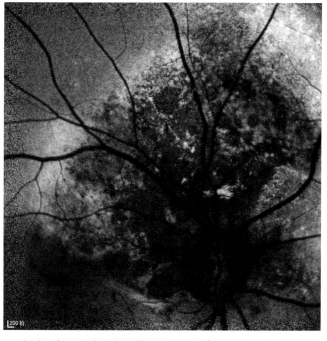

图 2-5-4（5）　右眼短波长自发荧光可见视盘鼻颞侧及上方强弱荧光夹杂

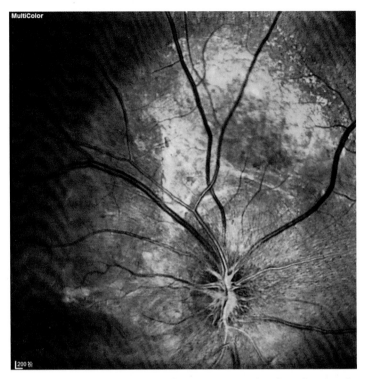

图 2-5-4(6) 右眼炫彩成像视盘鼻颞侧及上方瘤体所在区域呈亮绿色，中间夹杂斑片状暗红色改变，周围呈暗绿色

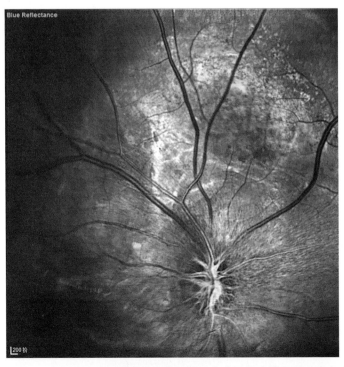

图 2-5-4(7) 右眼蓝光反射图像视盘鼻颞侧及上方可见病灶区黑白夹杂改变，视盘血管呈灰白色反射

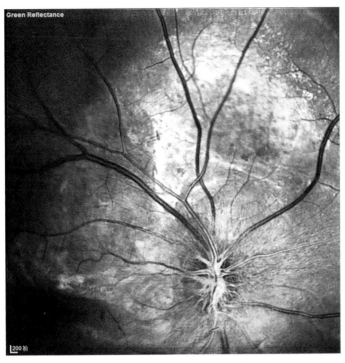

图 2-5-4(8) 右眼绿光反射图像视盘鼻颞侧及上方可见病灶区黑白夹杂改变，
视盘血管呈灰白色反射

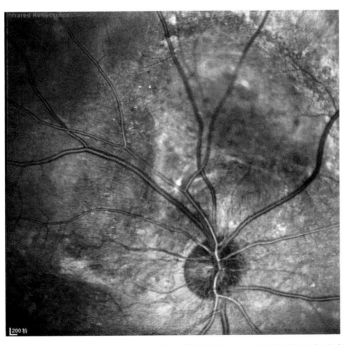

图 2-5-4(9) 右眼红光反射图像视盘鼻颞侧及上方病灶区灰白色改变，
中间夹杂黑白高低反射

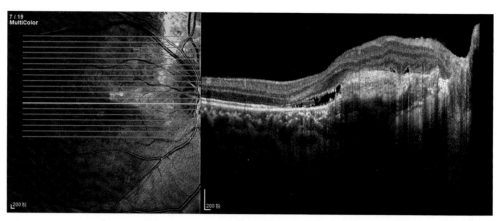

图 2-5-4（10） 右眼炫彩成像联合 OCT 显示经过黄斑区的横向扫描可见视网膜下积液呈低反射，
出血和 CNV 呈高反射。瘤体所在部位脉络膜增厚，脉络膜结构破坏

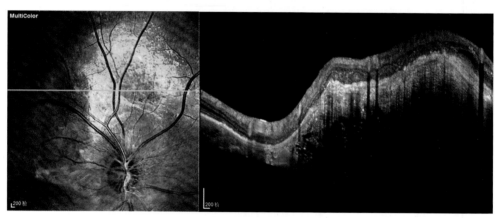

图 2-5-4（11） 右眼炫彩成像联合 OCT 显示经过瘤体的横向扫描可见瘤体隆起，RPE 下呈高反射，
脉络膜增厚，脉络膜结构破坏

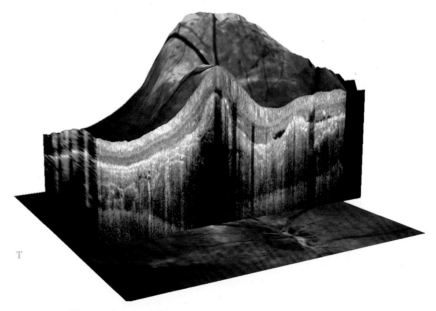

图 2-5-4（12） 右眼 3D 炫彩成像显示瘤体区呈圆顶状隆起

参 考 文 献

1. KROHN J，RISHI P，FROYSTEIN T，et al. Circumscribed choroidal haemangioma：clinical and topographical features[J]. Br J Ophthalmol，2019，103（10）：1448-1452.

2. BERRY M，LUCAS L J. Circumscribed choroidal hemangioma：A case report and literature review[J]. J Optom，2017，10（2）：79-83.

第六节　遗传性视网膜疾病

一、先天性性连锁视网膜劈裂

【概述】先天性 X- 连锁青年型视网膜劈裂（congenital X-linked retinoschisis，CXLRS）是一种 X 连锁遗传性视网膜变性，男性发病率显著多于女性，其特征是视网膜表层的劈裂，尤其是神经纤维层的劈裂，通常幼年时起病，呈缓慢进行性发展。自 1898 年 Haas 首次报道以来，该病已有多种命名，包括男性视网膜神经病变、先天性视网膜囊性脱离、幼年黄斑变性、先天性血管膜等。Jager 在 1953 年首次采用"视网膜劈裂"这一术语，目前 X- 连锁视网劈裂和幼年视网膜劈裂都均指 CXLRS。CXLRS 的相关突变基因是位于 Xp22.1-p22.3 的 *RS1* 基因，是一种黏附蛋白，可导致细胞间的黏附受损，迄今为止已发现超过 200 多种致病性突变与 CXLRS 相关。除遗传因素外，没有其他危险因素与本病相关。

【临床表现】CXLRS 最常见的症状是视力差，3 岁至学龄前儿童容易被诊断出该病，患者常伴有斜视、眼球震颤或弱视，若视力损害不明显，患者往往在学校体检才被发现。该病临床表型多样，几乎所有患者均累及黄斑中心凹，呈现以微囊样改变为中心的轮辐状排列的中心凹劈裂，伴有轻度至中度视力下降。50% 的患者可出现周边视网膜劈裂，最常分布在颞下象限，严重者还会出现视网膜脱离和玻璃体积血。

【影像学检查】OCT 检查至关重要，根据其形态可有四种分型：中心凹型、中心凹板层型、复合型以及中心凹周边型劈裂。en face OCT，炫彩成像也有特征性改变。

【治疗】黄斑和周边部视网膜劈裂尚无治疗办法，玻璃体积血和视网膜脱离可手术治疗，斜视和弱视可在小儿眼科治疗。

【炫彩成像的应用价值】 炫彩成像可突显视网膜黄斑区劈裂腔蜂窝状或放射状分布的数量及范围，尤其在蓝光及绿光反射图像，成像效果明显优于普通眼底彩照。

【病例 2-6-1】患者男性，21 岁，双眼视力下降多年，既往无特殊，患者孪生兄弟同样患有双眼视网膜劈裂，父母非近亲结婚。视力：右眼：0.1 左眼：0.2，眼前节无特殊。

眼底表现如图 2-6-1。

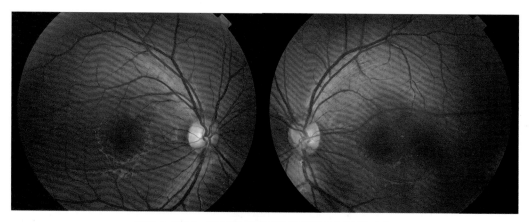

图 2-6-1（1） 双眼底彩照可见黄斑区轮辐状样改变

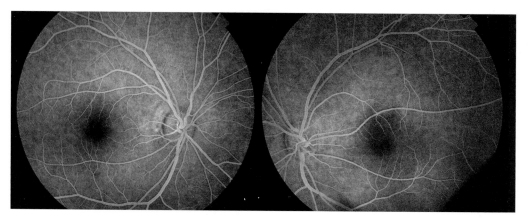

图 2-6-1（2） 双眼 FFA 早期黄斑区未见荧光渗漏

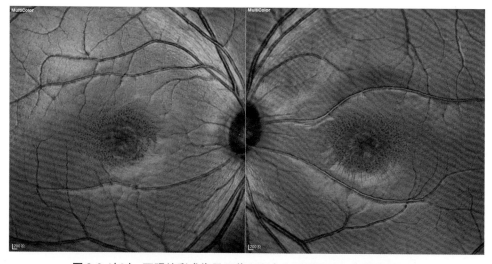

图 2-6-1（3） 双眼炫彩成像显示黄斑区中心凹周围暗红色蜂窝状改变

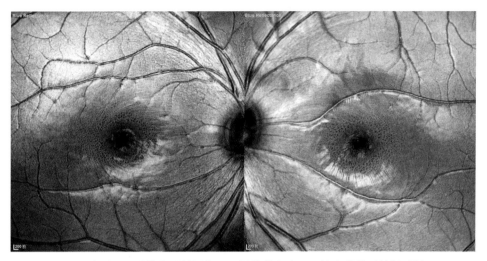

图 2-6-1(4)　双眼蓝光反射图像显示围绕黄斑中心凹蜂窝状排列的低反射区

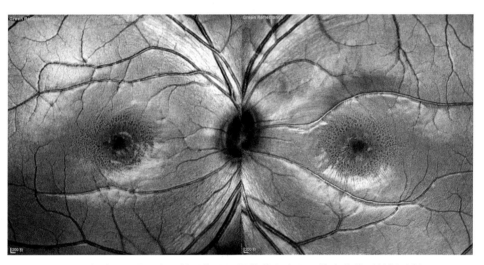

图 2-6-1(5)　双眼绿光反射图像显示围绕黄斑中心凹蜂窝状排列的低反射区

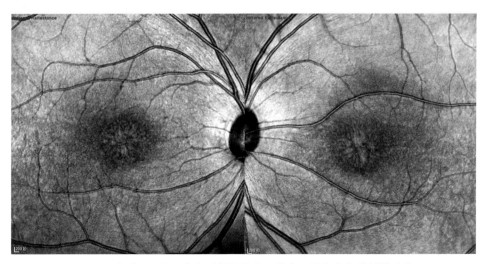

图 2-6-1(6)　双眼红外光反射图像显示黄斑区呈灰白色花瓣样改变

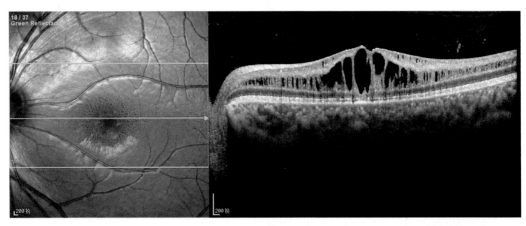

图 2-6-1(7) 左眼绿光反射图像联合 OCT 显示经过黄斑中心凹的内核层及神经节细胞层层间劈裂，与蜂窝状改变层面对应

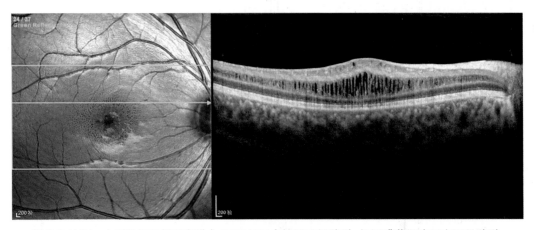

图 2-6-1(8) 右眼绿光反射图像联合 OCT 显示内核层层间劈裂，视网膜节细胞层亦可见劈裂，与蜂窝状改变层面对应

【病例 2-6-2】 患者男性，34 岁，发现右眼视力下降 2 年，既往史及家族史无特殊。右眼 BCVA：0.3，眼前节无特殊。

眼底表现如图 2-6-2。

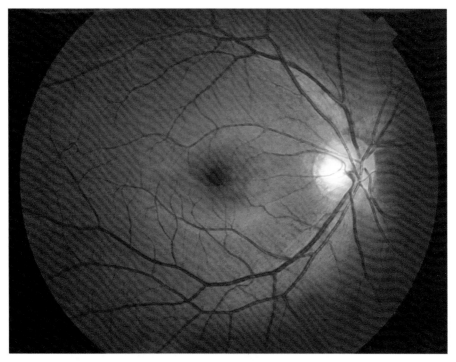

图 2-6-2(1) 右眼底彩照黄斑区未见明显改变

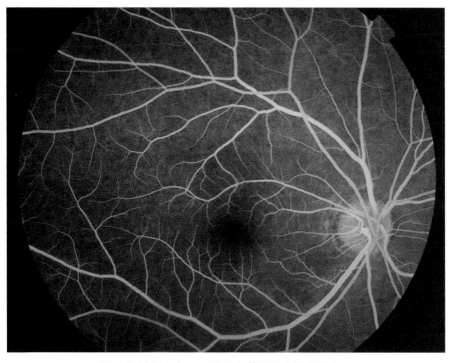

图 2-6-2(2) 右眼 FFA 早期黄斑区未见荧光渗漏

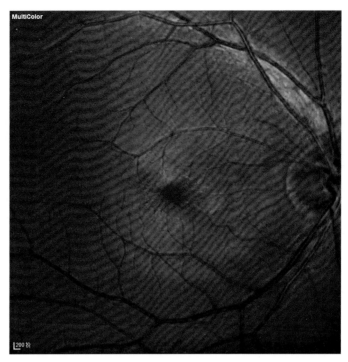

图 2-6-2(3) 右眼炫彩成像显示黄斑区暗红色放射状改变

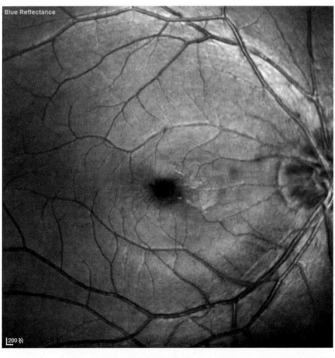

图 2-6-2(4) 右眼蓝光反射图像可见黄斑中心凹色暗,周围呈放射状改变

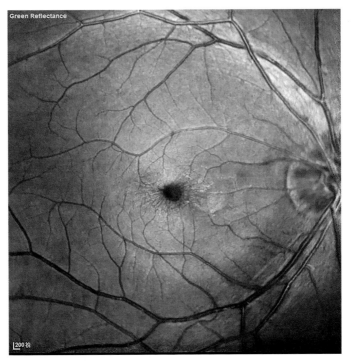

图 2-6-2(5) 右眼绿光反射图像可见黄斑中心凹色暗，周围呈放射状改变

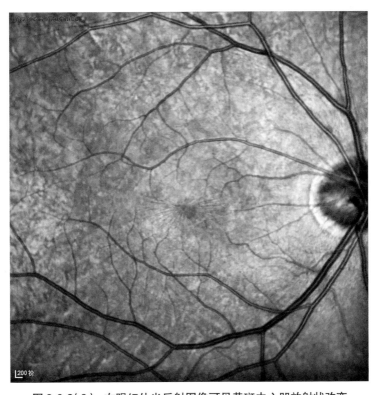

图 2-6-2(6) 右眼红外光反射图像可见黄斑中心凹放射状改变

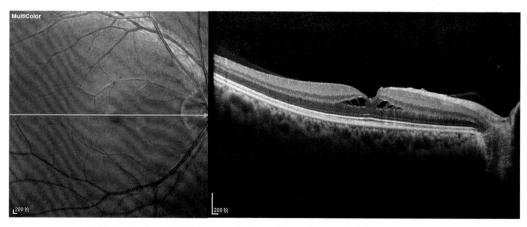

图 2-6-2(7) 炫彩联合 OCT 显示经过黄斑中心凹的内核层层间劈裂，
仅限于中心凹旁，与暗红色放射状改变区域对应

二、Stargardt 病

【概述】Stargardt 病（Stargardt disease，SGD）是儿童和成年人中最常见的隐性遗传性黄斑营养不良，发生率为 1/8 000～10 000。该病是常染色体隐性遗传，主要致病基因为 *ABCA4* 基因，发病高峰分别为儿童和成年早期。主要特征是后极部视网膜出现鱼鳞状的斑点，晚期可见典型的对称性"牛眼状"色素上皮萎缩区。

【临床表现】患者最常见的症状是双眼中心视力进行性下降，可伴有色觉异常，中心暗点、畏光和暗适应缓慢。患者视力预后取决于疾病发作的年龄，早期出现视力明显受损的患者预后最差。

【影像学检查】早期眼底可完全正常或出现黄斑中心凹反光消失继而轻微 RPE 紊乱等改变。自发荧光早期即可出现斑点样异常高荧光，晚期由于 RPE 及光感受器受损而显示大片低荧光。OCT 能显示光感受器的缺损程度，晚期视网膜外层完全萎缩，视网膜和脉络膜均变薄。FFA 在疾病进展期可表现为脉络膜湮灭。炫彩成像也可呈现特征性改变。

【治疗】目前尚无有效治疗方法。基因治疗是一个方向，仍在临床试验中。

【炫彩成像的应用价值】炫彩成像能突显黄斑区外层视网膜受累区域及深层结构改变，红外光反射图像可透见脉络膜大血管。

【病例 2-6-3】患者男性，32 岁，中心视力进行性下降五年，既往史与家族史无特殊，BCVA 右眼 0.05，左眼 0.1，眼前节无特殊。

眼底表现如图 2-6-3。

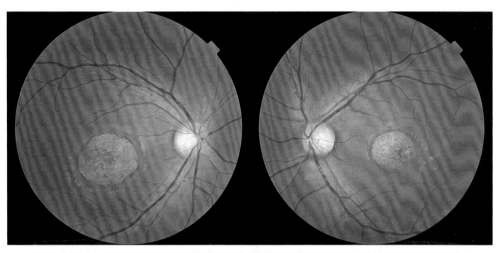

图 2-6-3(1) 双眼底彩照可见黄斑区呈边界清晰的青铜样改变,病灶周围见黄色斑点

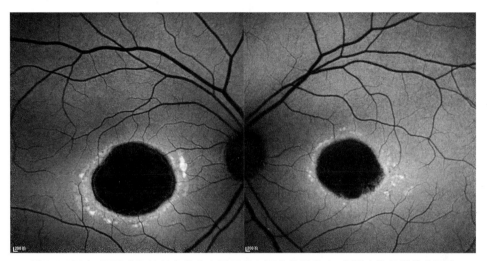

图 2-6-3(2) 双眼底短波长自发荧光显示黄斑区大片弱荧光,周围点片状强荧光围绕

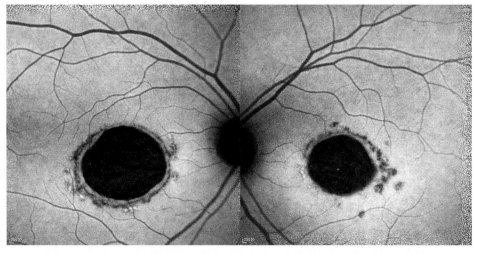

图 2-6-3(3) 双眼近红外自发荧光可见黄斑区大片弱荧光,透见暗黑色条纹,
右眼弱荧光周围暗灰色弱荧光环绕,左眼弱荧光周围斑片状暗灰色弱荧光围绕

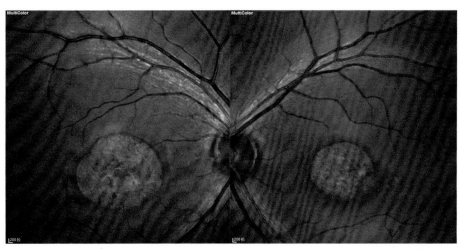

图 2-6-3(4) 双眼炫彩成像显示黄斑区类圆形橘红色病灶,中间夹杂黄绿色条纹状改变,
病灶周边见黄绿色斑片状改变

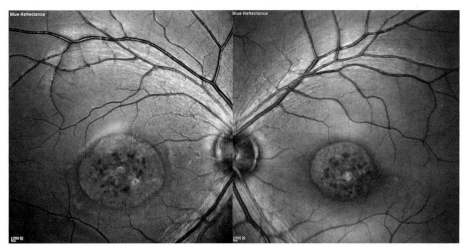

图 2-6-3(5) 双眼蓝光反射图像可见黄斑区类圆形灰白色病灶,中间可见散在斑片状弱反射区

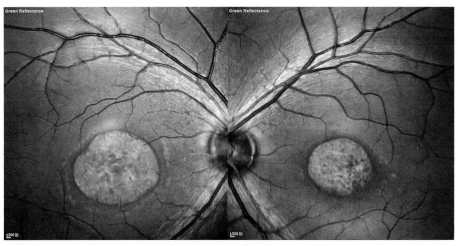

图 2-6-3(6) 双眼绿光反射图像可见黄斑区类圆形灰白色病灶,中间可见散在点状弱反射,
病灶周围呈环形中等强度反射

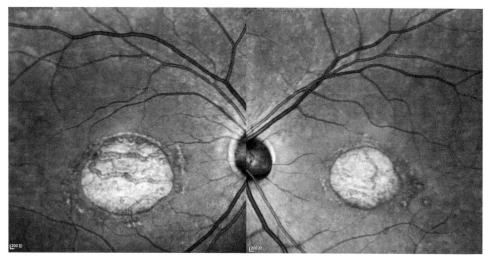

图 2-6-3(7)　双眼红外光反射图像可见黄斑区类圆形灰白色病灶，中间夹杂灰色条纹状改变，
病灶周围可见强反射斑点环绕

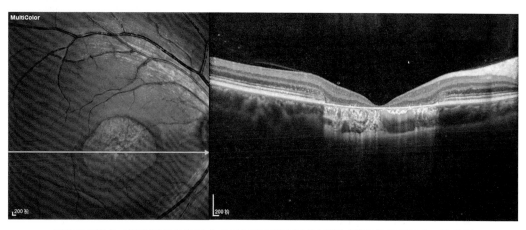

图 2-6-3(8)　右眼炫彩成像联合 OCT 显示黄斑区外层视网膜结构明显丢失，其范围
与炫彩成像病灶边界对应，中心凹厚度明显变薄，RPE 下组织反射增强

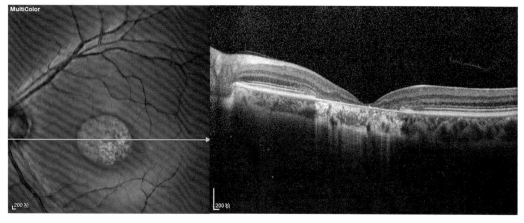

图 2-6 3(9)　左眼炫彩成像联合 OCT 显示黄斑区外层视网膜结构明显丢失，其范围
与炫彩成像病灶边界对应，中心凹厚度明显变薄，RPE 下组织反射增强

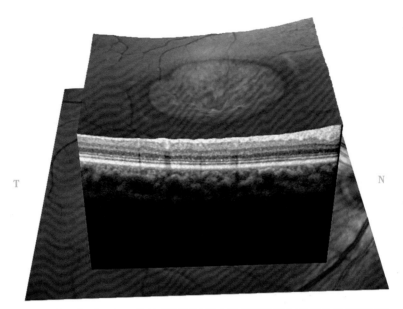

图 2-6- 3(10) 右眼 3D 炫彩成像可见黄斑区类圆形橘红色病灶区组织下陷

三、Best 病

【概述】Best 卵黄样黄斑营养不良（Best vitelliform macular dystrophy，BVMD）由德国医生 Friedrich Best 于 1905 年首次描述，又称为"Best 病"，是目前发病位居全球第二的遗传性黄斑病变，具有不规则遗传倾向，以常染色体显性遗传为主，近年来也有常染色体隐性遗传以及个别散发病例报道。该病发病年龄差异较大，从 10 岁前至 60 岁后均有报道，平均发病年龄约为 40 岁。该病的经典分期为 5 期，包括卵黄前期、卵黄期、卵黄破裂期、假性积脓期和新生血管 / 瘢痕期。眼电图（EOG）的 Arden 比值通常明显降低。目前发现与该病相关的致病基因包括 *BEST1*、*PRPH2/RDS*、*IMPG1* 和 *IMPG2* 基因。

【临床表现】早期常无任何症状，随病变进展，可出现视力下降或视物变形。

【影像学检查】典型卵黄样病灶在 OCT 上表现为位于椭圆体带与 RPE 层之间较均匀的高反射隆起，对应自发荧光呈现强荧光。不同分期因卵黄物质含量差异在眼底彩照、OCT 及自发荧光上有不同表现。

【治疗】预后一般较好，无特殊治疗。若并发 CNV 时，目前首选抗 VEGF 治疗。

【炫彩成像的应用价值】 炫彩成像能突显黄斑区卵黄样病灶及周围积液改变，同时能显示卵黄样病灶以外的外层视网膜受累区域，其应用价值优于普通眼底彩照。

【病例 2-6-4】患者男性，13 岁，发现双眼视力差 3 年，既往史和家族史无特殊。

眼底表现如图 2-6-4。

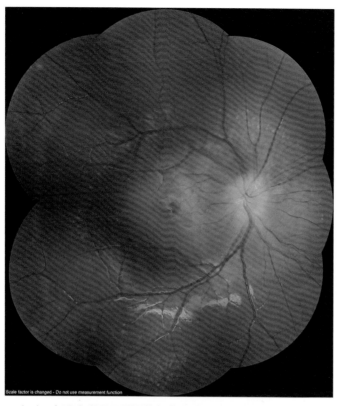

图 2-6-4(1)　右眼底彩照可见围绕视盘周围呈环状排列的黄白色团状病灶，
黄斑区上方及颞侧可见散在黄白色团状病灶；

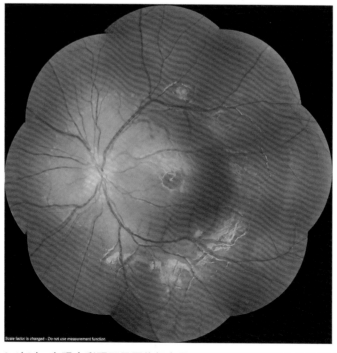

图 2-6-4(2)　左眼底彩照可见围绕视盘周围呈环状排列的黄白色团状病灶，
黄斑区及颞侧见孤立的黄白色病灶

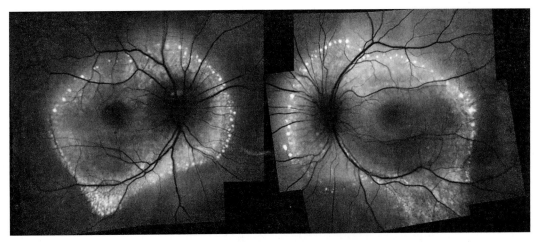

图 2-6-4(3) 双眼短波长自发荧光可见围绕黄斑区及视盘周围环形排列的点状强荧光

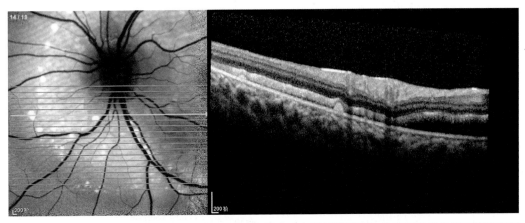

图 2-6-4(4) 左眼底短波长自发荧光联合 OCT 显示视盘下方视网膜椭圆体带增厚伴部分视网膜下积液，自发荧光的强荧光点与 OCT 上的 RPE 隆起处对应

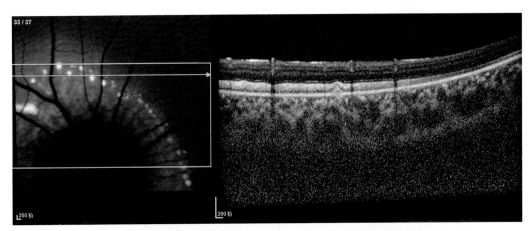

图 2-6-4(5) 右眼底短波长自发荧光联合 OCT 显示视盘上方视网膜椭圆体带增厚，自发荧光的强荧光点与 OCT 上的 RPE 隆起处对应

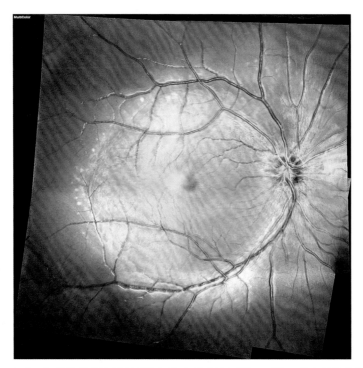

图2-6-4(6)　右眼炫彩成像显示围绕视盘和黄斑区周围环形排列的点状黄白色病灶，
后极部呈绿色，提示组织增厚

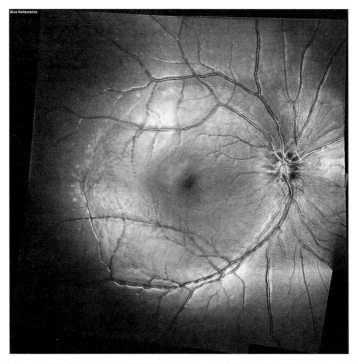

图2-6-4(7)　右眼蓝光反射图像显示围绕视盘和黄斑区周围环形排列的点状灰白色病灶

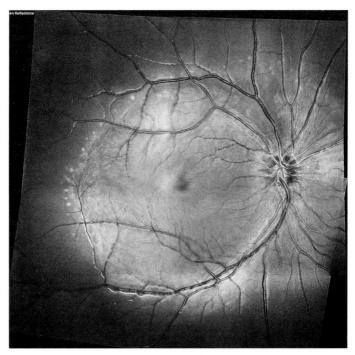

图 2-6-4（8） 右眼绿光反射图像显示围绕视盘和黄斑区周围环形排列的点状灰白色病灶，
较蓝光反射图像清楚

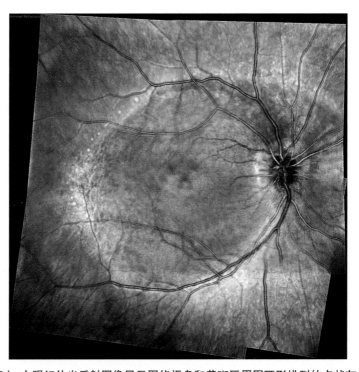

图 2-6-4（9） 右眼红外光反射图像显示围绕视盘和黄斑区周围环形排列的点状灰白色病灶

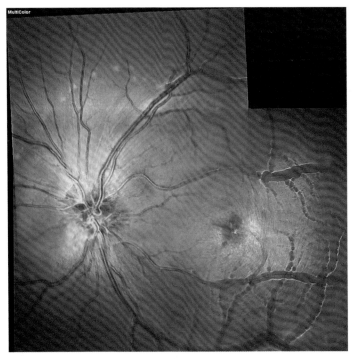

图 2-6-4(10)　左眼炫彩成像显示围绕视盘和黄斑区上方环形排列的点状黄白色病灶，
黄斑区色暗红，周围黄绿色改变

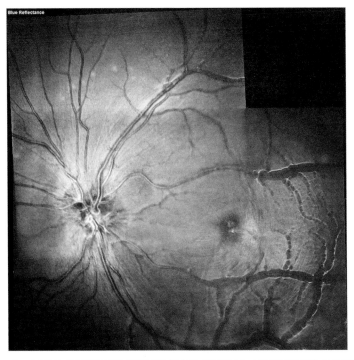

图 2-6-4(11)　左眼蓝光反射图像显示围绕视盘和黄斑区上方环形排列的点状灰白色病灶，
黄斑区色暗，中央见灰白色点状改变

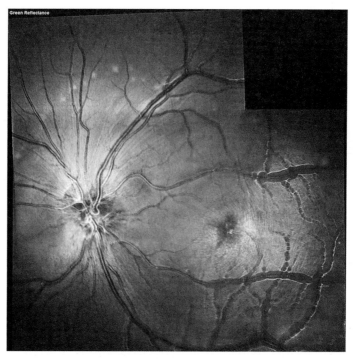

图 2-6-4（12） 左眼绿光反射图像显示围绕视盘和黄斑区上方环形排列的点状灰白色病灶，
黄斑区色暗，中央见灰白色点状改变

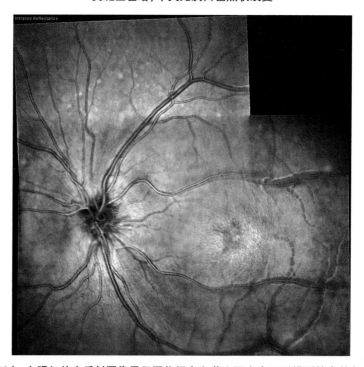

图 2-6-4（13） 左眼红外光反射图像显示围绕视盘和黄斑区上方环形排列的点状灰白色病灶，
黄斑区呈不均匀灰黑色改变

【病例 2-6-5】患者男性，16 岁，双眼视力下降伴视物变形半年余，未治疗，BCVA：右眼
0.2，左眼 0.1，双眼前节无特殊。

眼底表现如图 2-6-5。

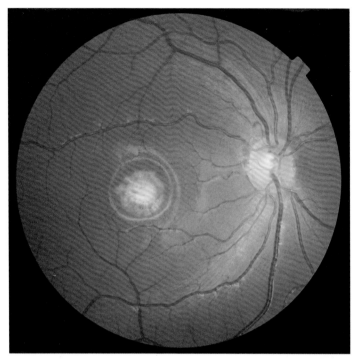

图 2-6-5(1) 右眼底彩照可见黄斑区黄白色病灶,周围见环形晕轮

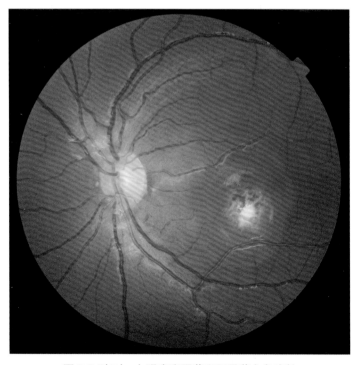

图 2-6-5(2) 左眼底彩照黄斑区见黄白色病灶

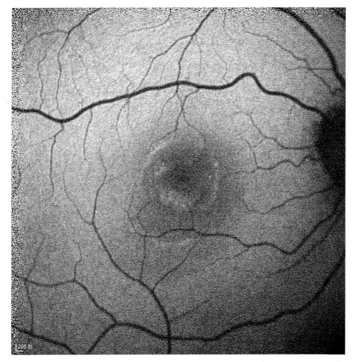

图 2-6-5(3) 右眼短波长自发荧光显示黄斑区环状强荧光

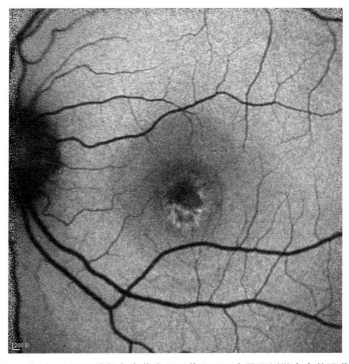

图 2-6-5(4) 左眼短波长自发荧光显示黄斑区下方及颞侧散在点状强荧光

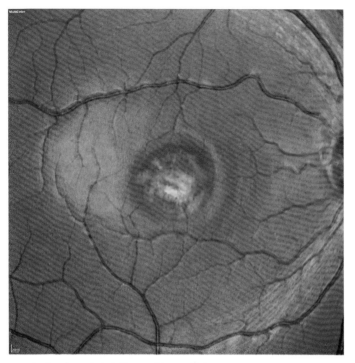

图 2-6-5(5)　右眼炫彩成像显示黄斑区黄色病灶,周围呈环形暗红色改变;

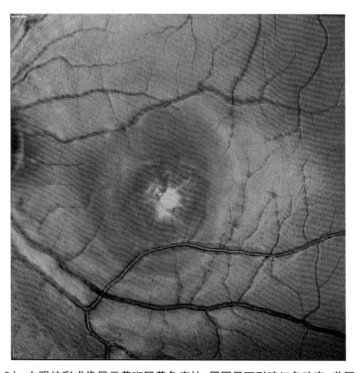

图 2-6-5(6)　左眼炫彩成像显示黄斑区黄色病灶,周围呈环形暗红色改变,范围较右眼大

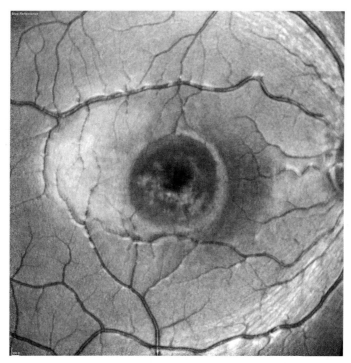

图 2-6-5(7) 右眼蓝光反射图像显示黄斑区暗灰色病灶, 周围环形灰白色反射围绕,
中间夹杂黄白色斑片状反射, 黄斑区颞侧见白色高反射区

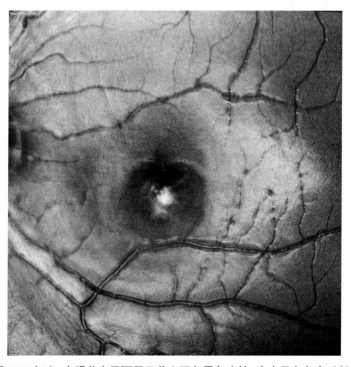

图 2-6-5(8) 左眼蓝光层面显示黄斑区灰黑色病灶, 中央见白色高反射,
黄斑区颞侧见白色高反射区

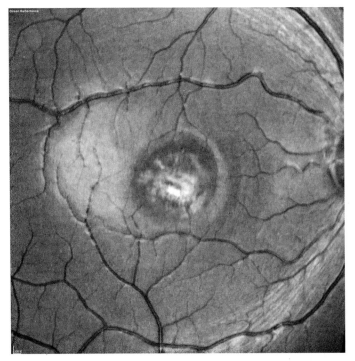

图 2-6-5(9)　右眼绿光反射图像显示黄斑区黑灰色病灶,周围环形灰白色反射围绕,
中间夹杂白色高反射,黄斑区颞侧见白色高反射区

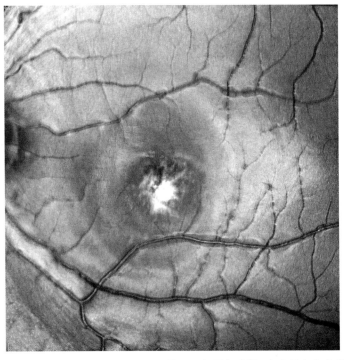

图 2-6-5(10)　左眼红外光层面显示黄斑区灰黑色病灶,中央见白色高反射,
黄斑区颞侧见白色高反射区

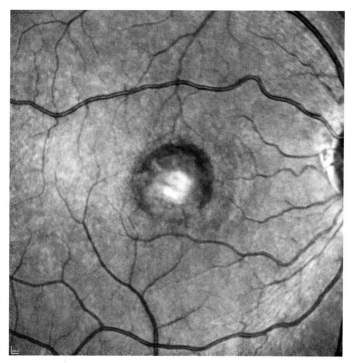

图 2-6-5(11) 右眼红光反射图像显示黄斑区灰白色病灶，
周围暗黑色弱反射围绕

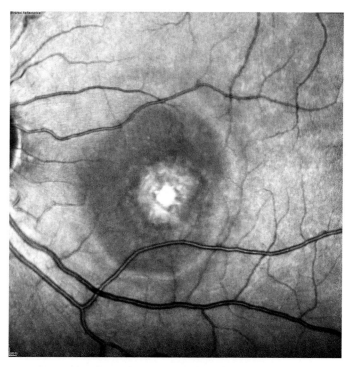

图 2-6-5(12) 左眼红外光层面显示黄斑区灰白色病灶，
周围暗灰色底反射围绕，范围较宽

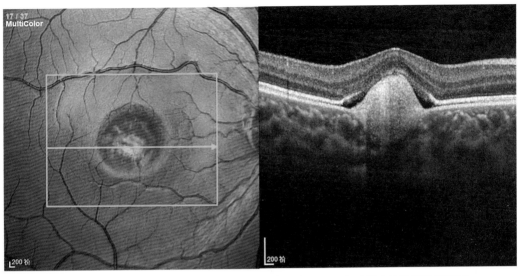

图 2-6-5（13） 右眼炫彩成像联合 OCT 显示黄斑中心凹下高反射病灶伴低反射积液，
高反射病灶与炫彩成像黄色病灶对应，低反射积液与周围暗红色区域对应

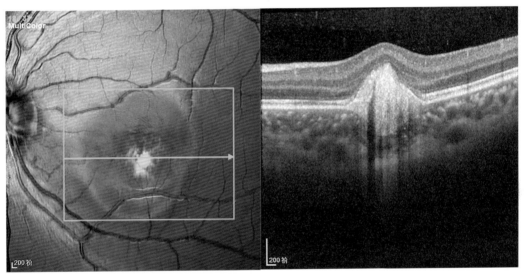

图 2-6-5（14） 左眼炫彩成像联合 OCT 显示黄斑中心凹下高反射病灶，与炫彩成像黄色病灶对应

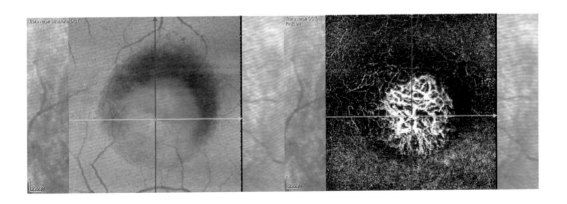

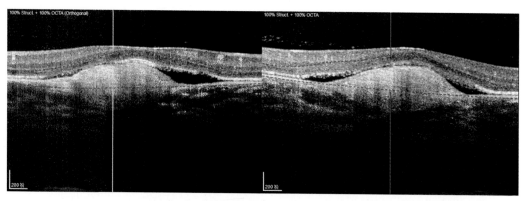

图 2-6-5(15) 右眼 OCTA 可见黄斑区在无血管区分层面出现新生血管血流信号

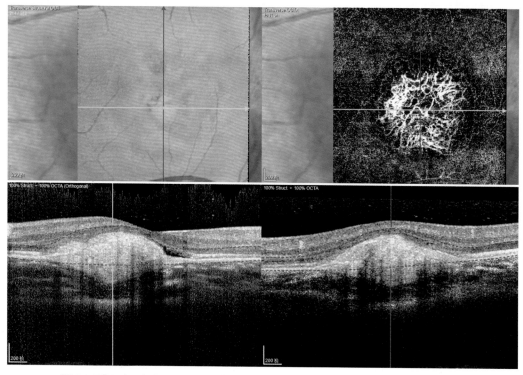

图 2-6-5(16) 左眼 OCTA 可见黄斑区在无血管区分层面出现新生血管血流信号

【病例 2-6-6】患者男性，29 岁，发现双眼视力下降 1 年，既往史和家族史无特殊，BCVA 右眼：0.7，左眼 0.8，双眼前节无特殊。

眼底表现如图 2-6-6。

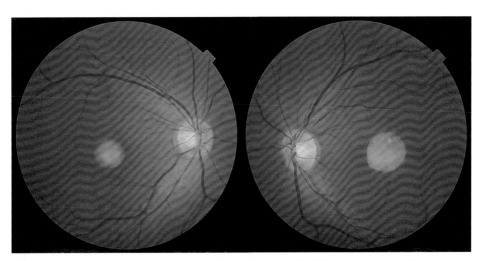

图 2-6-6(1) 双眼底照黄斑区见卵黄样病灶

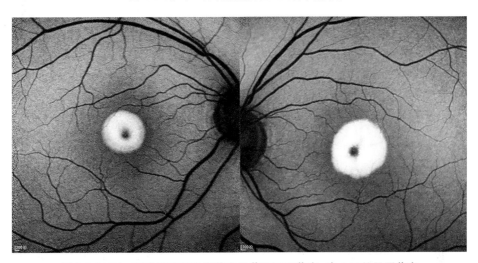

图 2-6-6(2) 双眼短波长自发荧光见黄斑区强荧光，中心凹处呈弱荧光

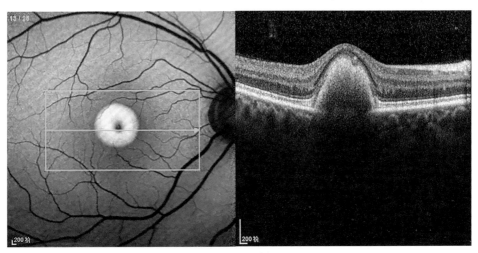

图 2-6-6(3) 右眼短波长自发荧光联合 OCT 显示黄斑中心凹下圆顶状隆起病灶，
病灶上方呈中高反射，下方为低反射

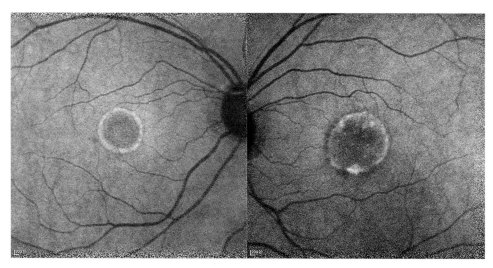

图 2-6-6（4）　双眼近红外自发荧光显示黄斑区弱荧光，中间夹杂点状强荧光，
周围强荧光环围绕

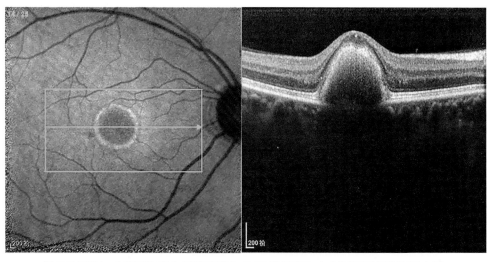

图 2-6-6（5）　右眼近红外自发荧光联合 OCT 显示黄斑中心凹下圆顶状隆起病灶，
病灶上方呈中高反射，下方为低反射

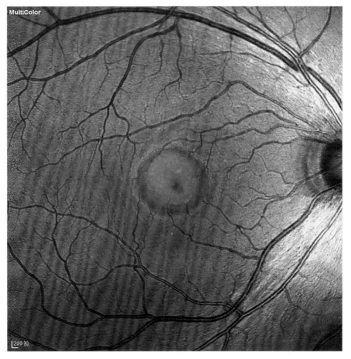

图 2-6-6(6)　右眼炫彩成像显示黄斑区黄绿色圆形病灶,中心呈暗红色,
周围见环状暗红色改变

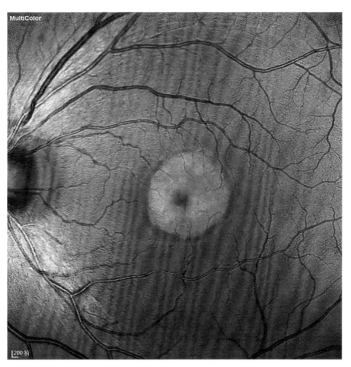

图 2-6-6(7)　左眼炫彩成像显示黄斑区黄绿色圆形病灶,中心呈暗红色,
边缘散在橘红色斑片状改变,周围见环状暗红色改变

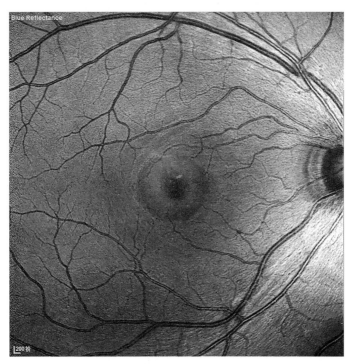

图 2-6-6(8) 右眼蓝光反射图像显示黄斑区灰色环形病灶，中央色暗，
中心见一处白色点状病灶，周围环形暗灰色区域环绕

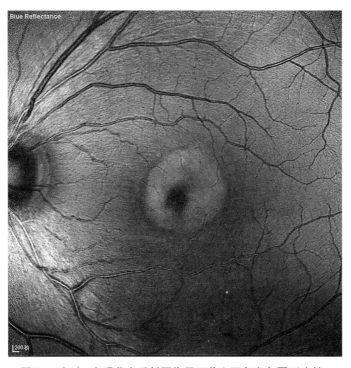

图 2-6-6(9) 左眼蓝光反射图像显示黄斑区灰白色圆形病灶，
中心呈灰黑色，周围暗灰色区域环绕

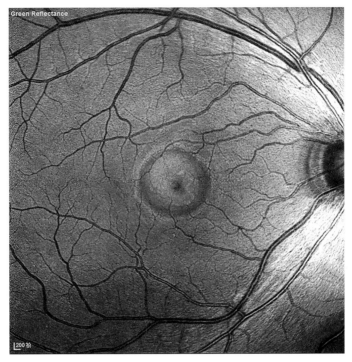

图 2-6-6(10)　右眼绿光反射图像显示黄斑区灰色环形病灶，中央色暗，
中心见一处白色点状病灶，周围环形暗灰色区域环绕

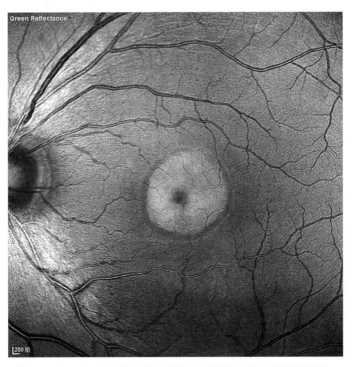

图 2-6-6(11)　左眼绿光反射图像显示黄斑区灰白色圆形病灶，
中心呈灰黑色，周围暗灰色区域环绕

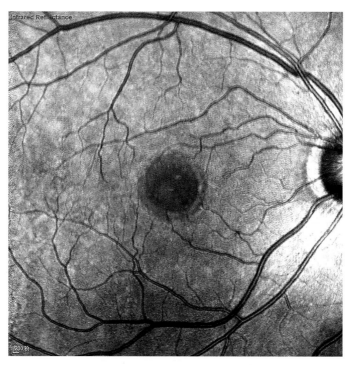

图 2-6-6(12)　右眼红外光反射图像显示黄斑区圆形灰黑色病灶，
中心可见白色点状高反射，周围环绕灰色改变

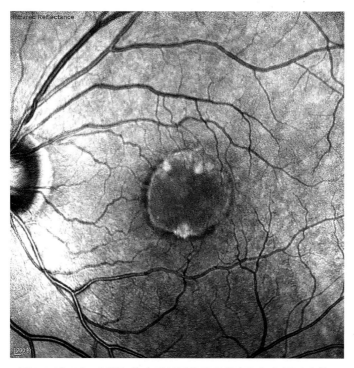

图 2-6-6(13)　左眼红外光反射图像显示黄斑区灰色圆形病灶，
周边部散在白色斑点状高反射，外周围绕灰黑色环形改变

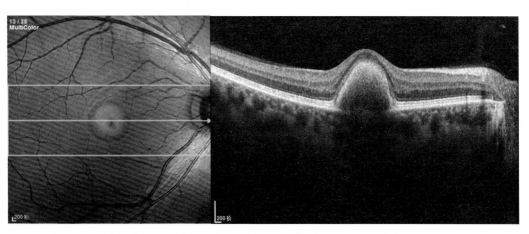

图 2-6-6(14) 右眼炫彩成像联合 OCT 显示黄斑中心凹下圆顶状隆起,呈中高反射,
与炫彩成像黄绿色区域对应

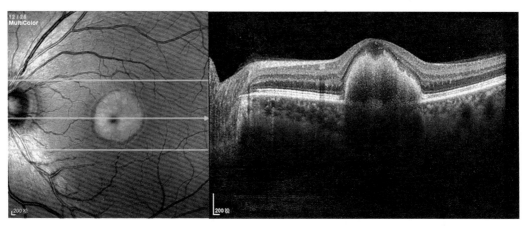

图 2-6-6(15) 左眼炫彩成像联合 OCT 显示黄斑中心凹下圆顶状隆起,对应炫彩成像黄绿色区域,
其顶部凹陷,与炫彩成像中心暗红色区域对应

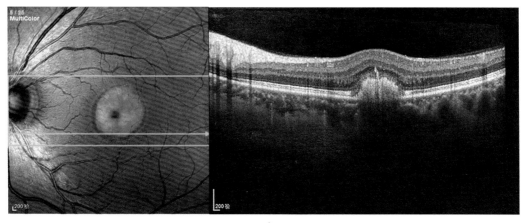

图 2-6-6(16) 左眼炫彩成像联合 OCT 扫描可见高反射病灶与炫彩成像
病灶边缘下方的橘红色区域对应

四、家族性渗出性玻璃体视网膜病变

【概述】家族性渗出性玻璃体视网膜病变(familial exudative vitreoretinopathy,FEVR)是一种罕见的遗传性视网膜血管疾病,它由 Criswick 和 Schepens 于 1969 年首次描述,主要影响视网膜血管形成,导致周边视网膜血管形成不完全和血管分化不良;该病可以是常染色体显性遗传,常染色体隐性遗传,或 X 连锁性遗传,也有个别散发病例。目前发现与 FEVR 发生有关的五种基因是:NDP(MIM 300658),FZD4(MIM 604579),LRP5(MIM 603506),TSPAN12(MIM 613138) 和 ZNF408。

【临床表现】大多数 FEVR 患者表现为周边视网膜无血管,但表现可能不对称且个体之间差异性大,从无症状到视力下降,严重者可继发新生血管,从而导致后极部血管牵拉,视网膜脱离,视网膜皱襞,甚至完全性视网膜发育不良。

【影像学检查】周边视网膜无血管区是诊断 FEVR 的特征表现,FFA 可发现周边视网膜无灌注区,同时还可出现各种 FEVR 的血管异常,视网膜脱离等。OCT 可发现视网膜特征性结构改变。

【治疗】目前公认只有当患者出现严重病情进展或存在进展的高危因素时才需治疗。若出现视网膜脱离可行手术治疗。抗 VEGF 药物可减少视网膜渗出以及新生血管生成,但是渗出的快速吸收可以促使玻璃体视网膜牵拉的加重,从而增加手术风险。抗 VEGF 治疗可作玻璃体手术前的辅助治疗。

【炫彩成像的应用价值】炫彩成像颜色的改变能突显 FEVR 合并视网膜劈裂所致的视网膜增厚及劈裂范围,同时也能准确显示椭圆体带抬高的病灶范围。

【病例 2-6-7】患者女性,20 岁,左眼视力下降 3 年,既往史和家族史无特殊,右眼 BCVA:0.5,眼前节无特殊。

眼底表现如图 2-6-7。

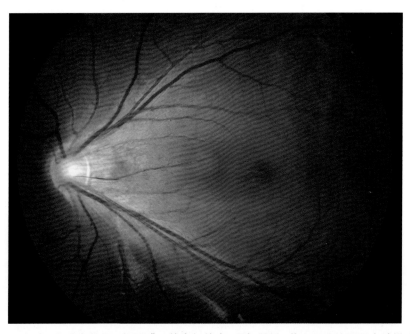

图 2-6-7(1) 左眼底照显示视网膜血管走行笔直,呈扫帚样,黄斑区隐约可见水肿样改变

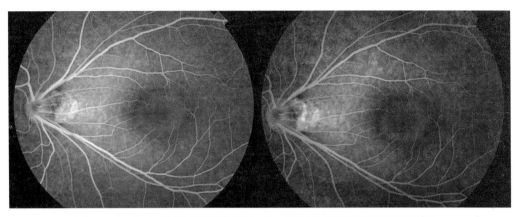

图 2-6-7(2)　左眼 FA 早期视网膜血管走行笔直，黄斑区见轻度荧光聚集，
晚期黄斑区荧光减弱

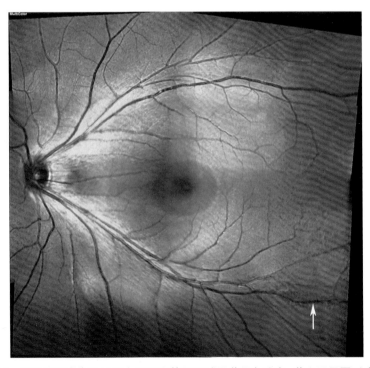

图 2-6-7(3)　左眼炫彩成像显示颞上颞下血管弓区域呈黄绿色改变，黄斑区见圆形暗绿色病灶，
中心凹呈暗红色，颞下分支静脉末端周围伴行橘红色带

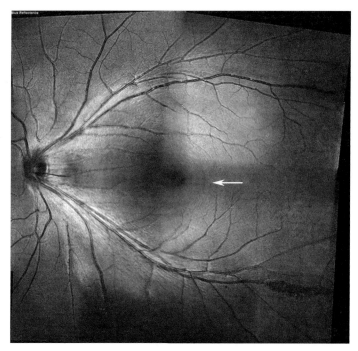

图2-6-7(4) 左眼蓝光反射图像颞上颞下沿血管走行区域呈白色高反射，黄斑区隐约可见高反射环(箭头)，颞下分支静脉末端周围可见灰黑色改变

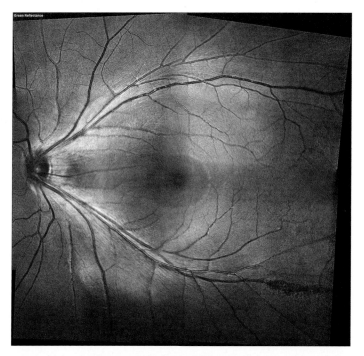

图2-6-7(5) 左眼绿光反射图像颞上颞下沿血管走行区域呈白色高反射，黄斑区可见圆形灰色病灶，中央呈灰黑色，中心可见灰白色高反射，病灶周边白色高反射环围绕，颞下分支静脉末端周围可见灰黑色改变

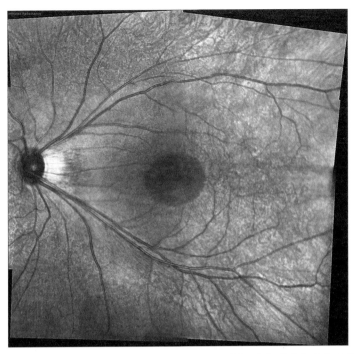

图 2-6-7（6）　红外光反射图像可见黄斑区灰黑色圆形病灶，中间夹杂灰白色斑片状高反射

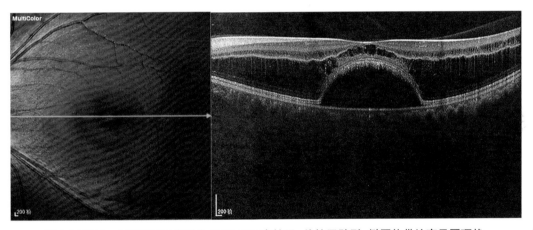

图 2-6-7（7）　左眼炫彩成像联合 OCT 显示内核层、外核层劈裂，椭圆体带抬高呈圆顶状，顶部内外侧可见不规则高反射带，椭圆体带抬高区域与炫彩成像的暗绿色区域对应

五、视网膜色素变性

【概述】视网膜色素变性（retinitis pigmentosa，RP）是一组最常见的遗传性视网膜变性类疾病，患者感光细胞和色素上皮功能逐渐丧失，该病是目前仍无法治愈的主要致盲性疾病之一，可分为单纯型或综合征（与其他受影响的器官或组织相关）型，有多种遗传方式，包括常染色体显性遗传、常染色体隐性遗传和 X 连锁隐性遗传。*PRPF31* 基因突变是常染色体显性视网膜色素变性最常见的原因之一。

【临床表现】该病的主要特征为早期出现夜盲，随后发生进行性周边视野缩小直至最终丧失,仅保留中心视力。眼底表现为"骨细胞样"色素沉着,视网膜血管变细和视盘颜色蜡黄。其他体征包括后囊下白内障、前玻璃体内色素细胞、视网膜内囊腔形成或黄斑囊样水肿以及视网膜前膜形成等。

【影像学检查】可行眼底彩照、短波长自发荧光、近红外自发荧光、超广角自发荧光、OCT、炫彩成像和荧光造影检查。

【治疗】目前尚无有效治疗方法。

【炫彩成像应用价值】炫彩成像可突显椭圆体带丢失区域以外的 RPE 病变及骨细胞样色素沉着,并且可透见脉络膜血管轮廓。

【病例 2-6-8】患者女性,57 岁,发现双眼夜盲 10 年,既往史和家族史无特殊,无听力障碍,BCVA 右眼:0.9,左眼:0.8,双眼前节未见异常。

眼底表现如图 2-6-8。

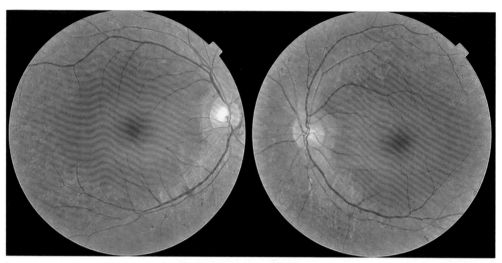

图 2-6-8(1) 双眼底彩照见黄斑区周围视网膜色泽灰暗,中周部散在骨细胞样色素沉着

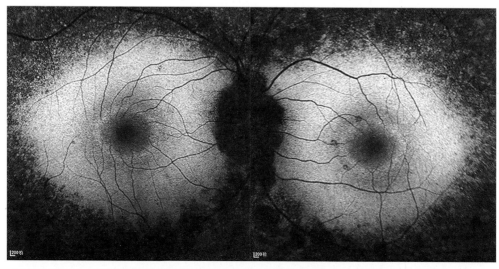

图 2-6-8(2) 双眼短波长自发荧光可见黄斑区强荧光环,左眼强荧光环鼻侧及上方见弱荧光斑,中周部见大片弱荧光

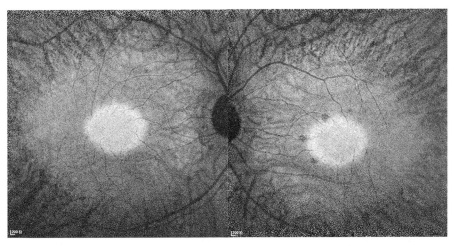

图 2-6-8（3）　双眼近红外自发荧光显示黄斑区强荧光环，左眼强荧光环鼻侧及上方见低荧光斑，
中周部见荧光减弱

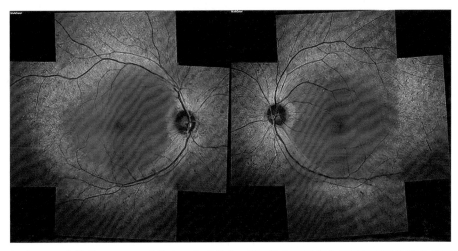

图 2-6-8（4）　炫彩成像拼图显示双眼黄斑区色彩分布正常，黄斑区及视盘周围透见脉络膜血管呈蓝绿色，
中周部散在的骨细胞样色素沉着呈黑色

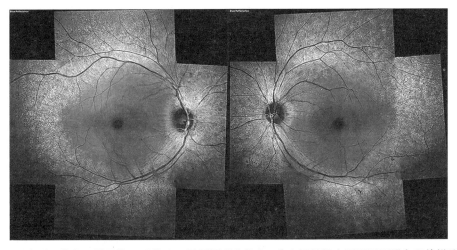

图 2-6-8（5）　蓝光反射图像可见黄斑区及周围成像均匀，黄斑区及视盘周围呈现黑白斑片样改变

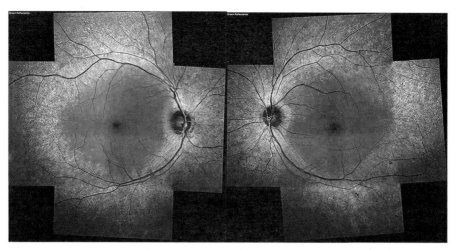

图 2-6-8(6) 绿光反射图像可见黄斑区及周围成像均匀,黄斑区及视盘周围呈现黑白斑片样改变,
中周部见散在骨细胞样色素沉着呈黑色

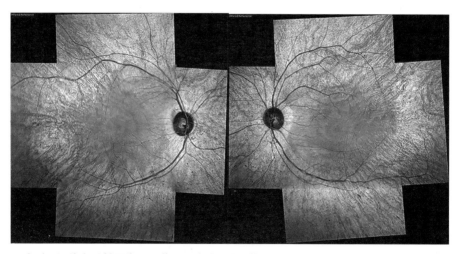

图 2-6-8(7) 红外光反射图像可见黄斑区成像均匀,黄斑区及视盘周围透见脉络膜血管呈条索状,
中周部可见散在骨细胞样色素沉着呈黑色

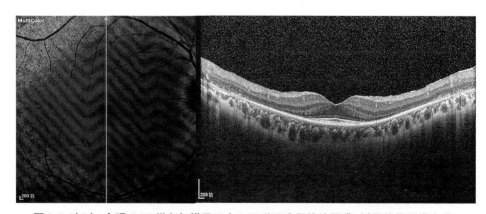

图 2-6-8(8) 右眼 OCT 纵向扫描显示中心凹附近残留的外界膜、椭圆体带及嵌合带,
残留椭圆体带的外界与炫彩成像中心凹处色彩分布均匀的边界对应,
OCT 上椭圆体带消失的区域与炫彩成像暗绿色条纹状的区域对应

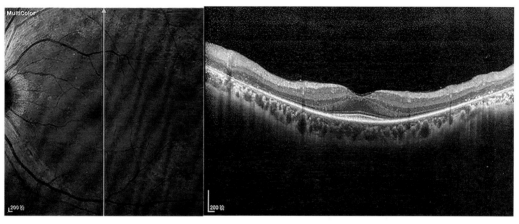

图 2-6-8（9）　左眼 OCT 纵向扫描显示中心凹附近残留的外界膜、椭圆体带及嵌合带，
残留椭圆体带的外界与炫彩成像中心凹处色彩分布均匀的边界对应，
OCT 上椭圆体带消失的区域与炫彩成像暗绿色条纹状的区域对应

六、Bietti 结晶样视网膜营养不良

【概述】Bietti 结晶样视网膜营养不良（Bietti crystalline dystrophy，BCD）是一种罕见的视网膜退行性病变，其主要特征是大量黄白色晶体和 / 或复杂的脂质沉积沉着于视网膜上，有时还会沉着于近角膜缘处，最终进展为 RPE 和脉络膜萎缩变性。根据目前研究结果显示，BCD 是一种常染色体隐性遗传，多由 *CYP4V2* 基因突变引起。

【临床表现】患者一般从 10 岁至 30 多岁时出现症状，包括进行性夜盲和视野缩窄、视力下降、色觉受损，视网膜电图显示视锥细胞及视杆细胞不同程度功能受损。

【影像学检查】眼底彩照显示后极部及周边部结晶样沉积，OCT 上显示为弥漫性高反射点位于 RPE/Bruch 膜复合体上，此外，在 RPE 萎缩区域的视网膜外核层可见外层视网膜卷曲结构，病变晚期出现 RPE 及脉络膜血管萎缩。

【治疗】目前尚无有效治疗方法，需定期随访，先证者及其直系亲属可接受遗传咨询。

【炫彩成像的应用价值】炫彩成像显示的视网膜结晶样改变比普通眼底彩照更清晰，蓝光及绿光反射图像可显示位于视网膜浅层和中层的结晶，红外光反射图像可显示位于 RPE 的结晶，体现出炫彩成像分层观察的优势。

【病例 2-6-9】患者男性，28 岁，发现夜盲 3 年余，视野范围缩小，视力进行性下降，BCVA：双眼 0.6，双眼前节无特殊。

眼底表现如图 2-6-9。

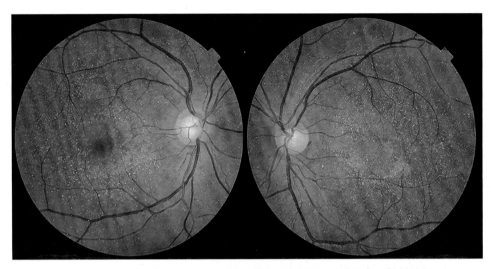

图2-6-9(1)　双眼底彩照可见黄斑区及周围散在密集的黄白色颗粒样结晶

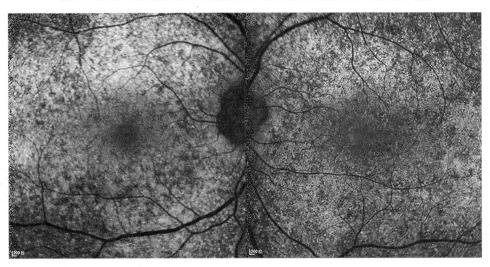

图2-6-9(2)　双眼短波长自发荧光可见黄斑区呈弱荧光,周围斑片状强弱荧光夹杂

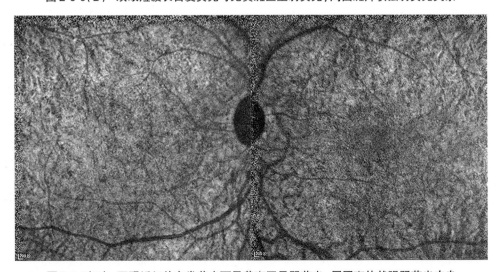

图2-6-9(3)　双眼近红外自发荧光可见黄斑区呈弱荧光,周围斑片状强弱荧光夹杂

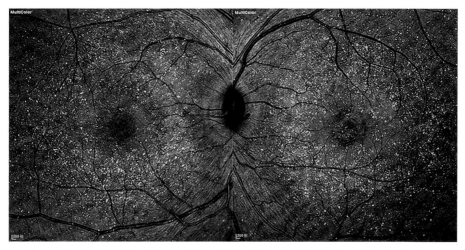

图 2-6-9(4) 双眼炫彩成像可见黄斑区及周围散在密集的黄白色颗粒样病灶(结晶)，
中间夹杂斑片样蓝绿色改变(提示 RPE 病变)

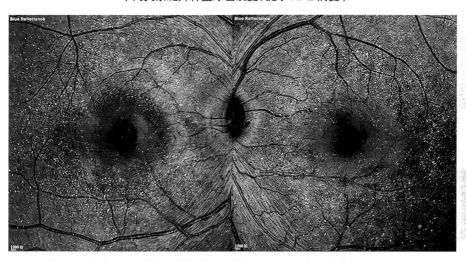

图 2-6-9(5) 双眼蓝光反射图像可见黄斑区周围散在白色点状病灶(结晶)

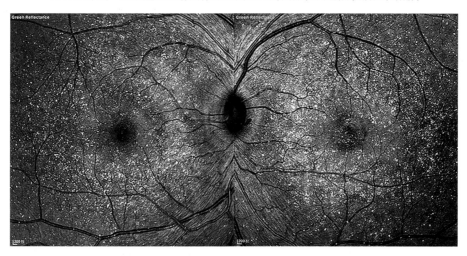

图 2-6-9(6) 双眼绿光反射图像可见黄斑区及周围白色点状颗粒样病灶(结晶)，
颗粒样病灶较蓝光反射图像数量更多

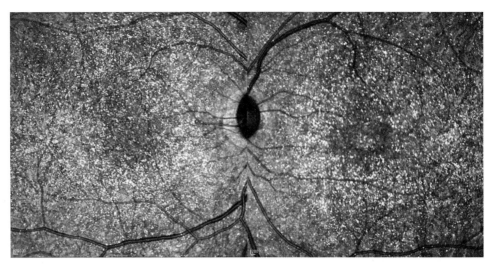

图 2-6-9（7） 双眼红外光反射图像可见黄斑区及周围白色点状颗粒样病灶（结晶），
中间夹杂白色斑片状病灶

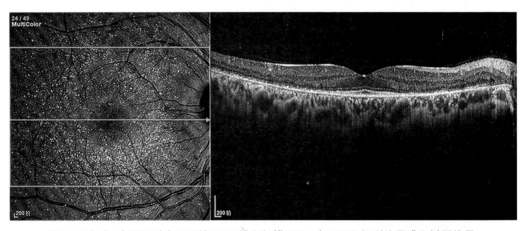

图 2-6-9（8） 右眼经过中心凹的 OCT 横向扫描显示，中心凹处仅剩外界膜和椭圆体带，
椭圆体带丢失区域 RPE 变薄，RPE 表面和内层视网膜（颞侧）可见结晶样病灶

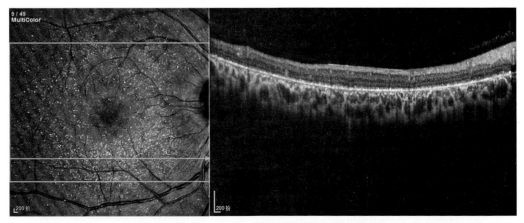

图 2-6-9（9） 右眼经过黄斑区下方的 OCT 横向扫描可见，椭圆体带完全丢失，RPE 变薄，
细小结晶样病灶位于 RPE 表面和部分内层视网膜

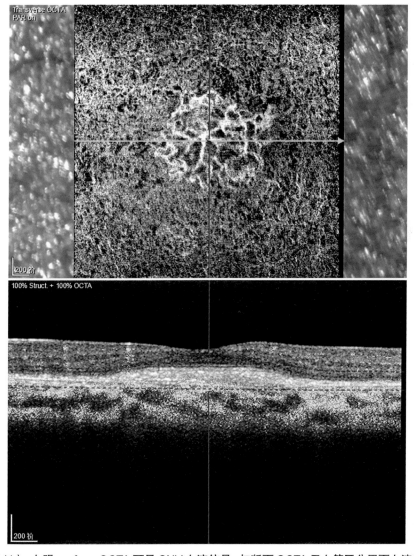

图 2-6-9(10)　左眼经过中心凹的 OCT 横向扫描显示,中心凹处呈高反射病灶,病灶两侧椭圆体带丢失、
RPE 变薄,RPE 表面可见结晶样病灶

图 2-6-9(11)　左眼 en face OCTA 可见 CNV 血流信号,与断面 OCTA 无血管区分层面血流信号对应

七、色素性静脉旁视网膜脉络膜萎缩

【概述】色素性静脉旁视网膜脉络膜萎缩（pigmented paravenous retinochoroidal atrophy, PPCRA）是一种罕见的脉络膜视网膜萎缩性疾病，常双眼对称，男性多见，可见视网膜色素上皮萎缩和色素团块形成。该病于 1937 年首次被称为放射性视网膜脉络膜炎，其特征是视网膜静脉周围骨细胞样（bone-spicule）色素团聚集，伴有沿视网膜静脉分布和环视乳头放射状分布的视网膜脉络膜萎缩。病因尚不明，CRB 基因突变可能与其发病机制有关。

【临床表现】患者通常无症状，视力一般正常或轻度下降，特征性眼底改变可有助于诊断。

【影像学检查】可行眼底彩照、眼底自发荧光、广角自发荧光、OCT 及 OCT 血管成像检查

【治疗】无特殊治疗，长期随访。

【炫彩成像的应用价值】炫彩成像可突显沿视网膜分支静脉分布的骨细胞样色素沉着或团块，以及周围的 RPE 病变区域，RPE 病变区域的显示优于普通眼底彩照。

【病例 2-6-10】　患者女性，37 岁，主诉夜间行动稍困难，既往史和家族史无特殊，双眼 BCVA：1.0，双眼前节无特殊。

眼底表现如图 2-6-10。

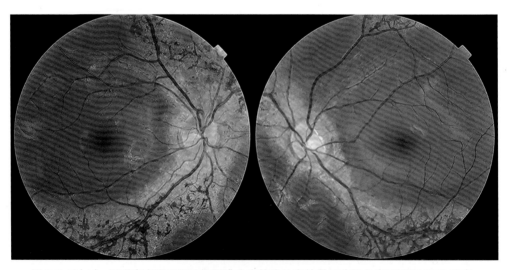

图 2-6-10(1)　双眼底彩照可见沿视网膜分支静脉分布的骨细胞样色素沉着和 RPE 改变，颞上颞下血管弓内视网膜色泽正常

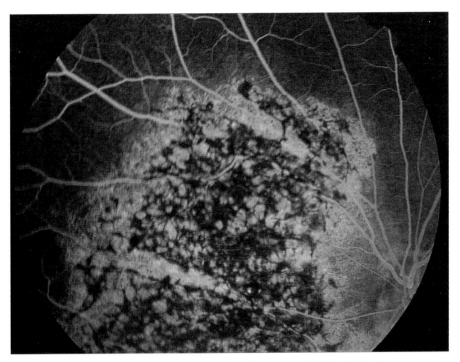

图 2-6-10(2) FFA 早期可见右眼视盘颞上方视网膜大片透见荧光

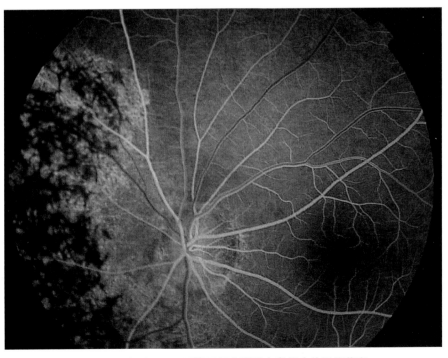

图 2-6-10(3) FFA 早期可见左眼视盘鼻侧大片透见荧光

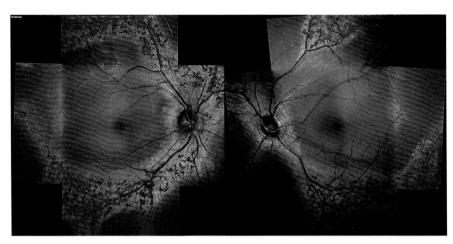

图 2-6-10（4）　炫彩成像显示双眼沿视网膜分支静脉分布的骨细胞样色素沉着呈暗红色，RPE 异常区域分布在骨细胞样色素沉着周围呈不均匀黄绿色，颞上颞下血管弓内视网膜炫彩成像颜色分布基本正常

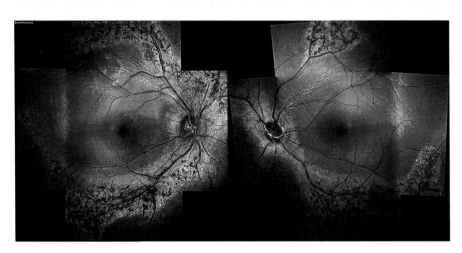

图 2-6-10（5）　蓝光反射图像可见双眼沿视网膜分支静脉分布的骨细胞样色素沉着呈黑色，RPE 异常区域分布在骨细胞样色素沉着周围呈不均匀灰白色，颞上颞下血管弓内蓝光反射图像成像基本均匀

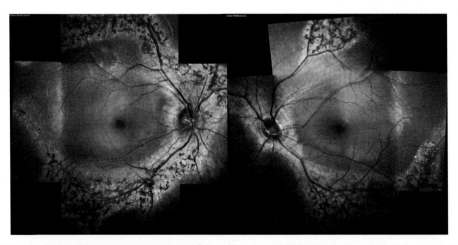

图 2-6-10（6）　绿光反射图像可见双眼沿视网膜分支静脉分布的骨细胞样色素沉着呈黑色，RPE 异常区域分布在骨细胞样色素沉着周围呈不均匀灰白色，颞上颞下血管弓内绿光反射图像成像基本均匀

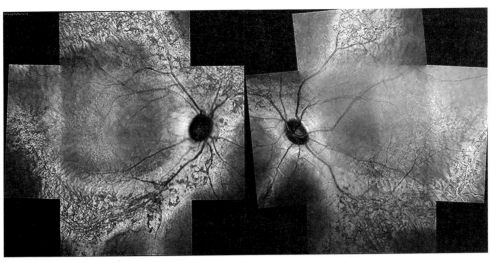

图 2-6-10(7) 红外光反射图像双眼沿视网膜分支静脉分布的骨细胞样色素沉着呈黑色，RPE 异常区域
分布在骨细胞样色素沉着周围呈不均匀灰白色，颞上颞下血管弓内红外光反射图像成像基本均匀

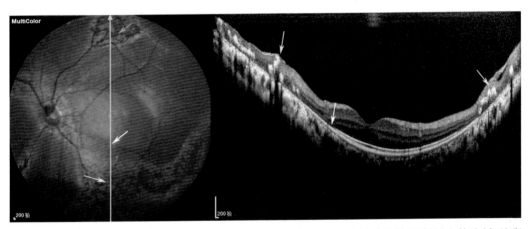

图 2-6-10(8) 左眼 55° 炫彩成像联合 OCT 纵向扫描显示中心凹下方椭圆体带断裂处（白箭头）与炫彩
成像正常和异常 RPE 交界处（箭头）对应，经过骨细胞样色素沉着的 OCT 层面可见团块样高反射，
提示向视网膜内层迁徙的 RPE（黄箭头）

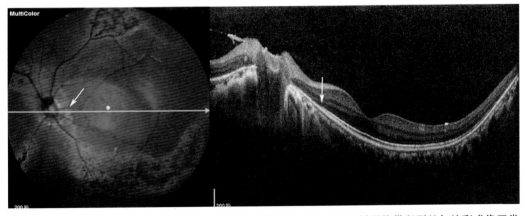

图 2-6-10(9) 左眼 55° 炫彩成像联合 OCT 横向扫描显示中心凹下方椭圆体带断裂处与炫彩成像正常
和异常 RPE 交界处对应

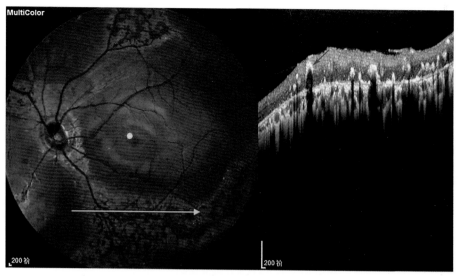

图 2-6-10（10） 左眼 55°炫彩成像联合黄斑区下方骨细胞样改变密集区域的 OCT 横向扫描
可见大量 RPE 向内层视网膜迁徙，迁徙的 RPE 呈高反射（箭头）

参 考 文 献

1. RAO P，DEDANIA V S，DRENSER K A. Congenital X-Linked Retinoschisis：An Updated Clinical Review[J]. Asia Pac J Ophthalmol（Phila），2018，7（3）：169-175.

2. TANNA P，STRAUSS RW，FUJINAMI K，et al. Stargardt disease：clinical features，molecular genetics，animal models and therapeutic options[J]. Br J Ophthalmol，2017，101（1）：25-30.

3. QUERQUES G，ZERBIB J，GEORGES A，et al. Multimodal analysis of the progression of Best vitelliform macular dystrophy[J]. Mol Vis，2014，20：575-592.

4. MEUNIER I，MANES G，BOCQUET B，et al. Frequency and clinical pattern of vitelliform macular dystrophy caused by mutations of interphotoreceptor matrix IMPG1 and IMPG2 genes[J]. Ophthalmology，2014，121（12）：2406-2414.

5. GILMOUR D F. Familial exudative vitreoretinopathy and related retinopathies[J]. Eye（Lond），2015，29（1）：1-14.

6. SEO S H，KIM M J，PARK S W，et al. Large Deletions of TSPAN12 Cause Familial Exudative Vitreoretinopathy（FEVR）[J]. Invest Ophthalmol Vis Sci，2016，57（15）：6902-6908.

7. SON G，LEE S，KIM Y J，et al. Correlation between Visual Function and Structural Characteristics of the Macula in Advanced Retinitis Pigmentosa[J]. Ophthalmologica，2019：1-9.

8. VARGAS M，MITCHELL A，YANG P，et al. Bietti Crystalline Dystrophy[J]. 1993.

9. HIRASHIMA T，MIYATA M，ISHIHARA K，et al. Choroidal Vasculature in Bietti Crystalline Dystrophy With CYP4V2 Mutations and in Retinitis Pigmentosa With EYS Mutations[J]. Invest Ophthalmol Vis Sci，2017，58（10）：3871-3878.

10. SHEN Y，XU X，CAO H. Pigmented paravenous retinochoroidal atrophy：a case report[J]. BMC Ophthalmol，2018，18（1）：136.

11. TSANG S H，SHARMA T. Pigmented Paravenous Chorioretinal Atrophy（PPCRA）[J]. Adv Exp Med Biol.2018；1085：111-113.doi，10.1007／978-3-319-95046-4_22

第七节　眼　外　伤

一、黄斑激光灼伤

【概述】随着激光设备或产品在许多领域的使用日趋普及,激光相关损伤的发生率也日益增加。由于视网膜对激光最敏感,眼部损伤占所有激光事故首位。视网膜激光损伤可以包括视网膜下出血、视网膜水肿、视网膜色素上皮受损、脉络膜视网膜出血、玻璃体积血、中心凹周围色素改变或沉积、中心凹环形色素沉着病变以及罕见的脉络膜新生血管形成。其中对视力影响最大的是黄斑激光灼伤。

【临床表现】有明确的激光或其他有害光线接触史,根据光的波长、强度和接触时长的不同可有不同程度的视力下降和黄斑区视网膜灼伤,灼伤程度重者会造成中心视力的永久损害。

【影像学检查】眼底彩照可见黄斑区类似激光斑的改变,OCT上可见光损伤多位于椭圆体带和RPE,内层视网膜相对完好,炫彩成像和红外光反射图像可突显光损伤病灶。

【治疗】轻度灼伤者可观察,重度灼伤者可给予激素治疗以减轻局部反应。

【炫彩成像的应用价值】与传统眼底彩照相比,炫彩成像和红外光反射图像更能准确清楚地显示光损伤病灶。

【病例2-7-1】患者男性,20岁,右眼被激光笔照射后出现中心视力下降,既往史无特殊,BCVA右眼:0.6,双眼前节无明显异常。

眼底表现如图2-7-1。

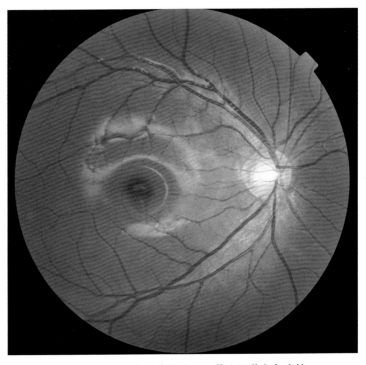

图2-7-1(1)　右眼底彩照显示黄斑区黄白色病灶

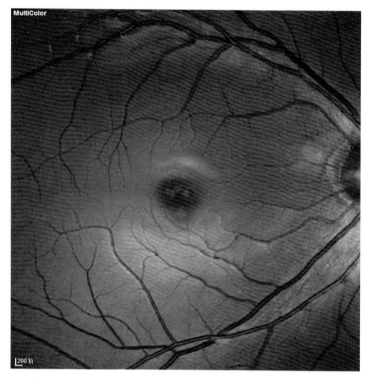

图 2-7-1(2)　右眼炫彩成像可见中心凹附近三处橘红色病灶

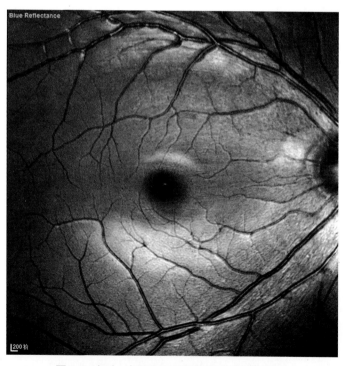

图 2-7-1(3)　右眼蓝光反射图像未见明显异常

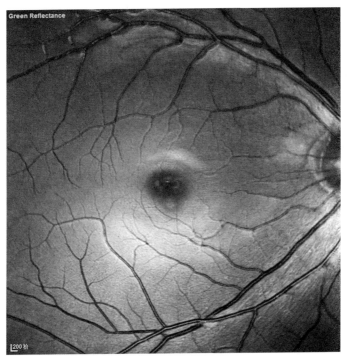

图 2-7-1(4)　右眼绿光反射图像可见与炫彩成像三处病灶对应的边界不清的中高反射病灶

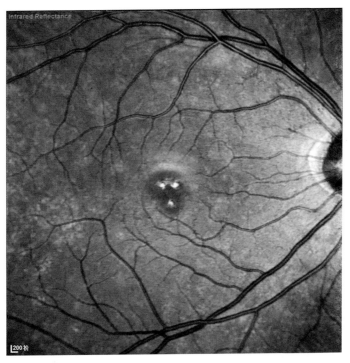

图 2-7-1(5)　右眼红外光反射图像可见中心凹附近三处高亮病灶

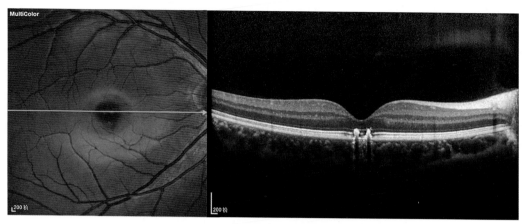

图 2-7-1（6）　炫彩成像联合 OCT 显示经过两个橘红色病灶的横向扫描可见
中心凹下两处 RPE 水平的高反射隆起，椭圆体带不连续

二、电焊弧光性视网膜损伤

【概述】电焊弧光性视网膜损伤（retinal arcing injury）是电焊弧光所致的视网膜损伤。
电焊弧光是一种高强度混合光，包括红外线、可见光和紫外线，对眼部组织损伤性强，不仅
可损伤结膜、角膜而引起电光性眼炎，还可造成视网膜损害。据报道，黄斑光损伤的发生率
是 0.14%，其中 15% 是由于电焊弧光导致的。电焊弧光对视网膜的损伤部位主要位于黄斑
区的感光细胞层和视网膜色素上皮层。由于损伤病灶很小，患者症状及体征均较隐匿，容
易漏诊，从而导致光感受器细胞受损，视功能降低。

【临床表现】患者有明确电弧光接触史，忽视眼部防护，电弧光损伤后出现视力下降、
视物模糊。

【影像学检查】眼底照相可见黄斑区正常的橘红色变淡，OCT 可显示外层视网膜的结
构变化，眼底自发荧光可见黄斑区自发荧光不均匀增强，炫彩成像、蓝光、绿光和红外光可
突显损伤病灶。

【治疗】轻度损伤者可观察，损伤严重者可给予激素治疗以减轻局部反应。

【炫彩成像的应用价值】炫彩成像、蓝光、绿光和红外光可突显电弧损伤的病灶，图像
优于普通眼底彩照。

【病例 2-7-2】患者男性，41 岁，从事电焊工作十余年，近年来发现视力逐渐下降，
BCVA 右眼：0.6，左眼：0.6，双眼前节未见异常。

眼底表现如图 2-7-2。

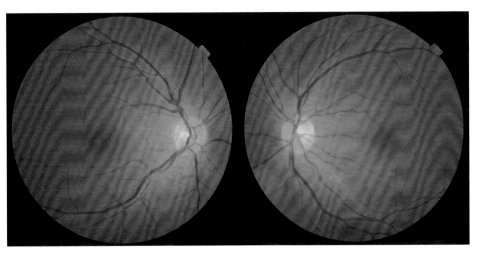

图 2-7-2(1) 双眼底彩照可见黄斑中心凹黄白色改变

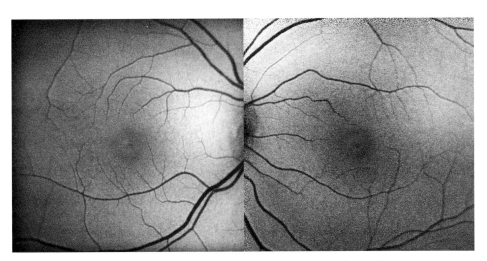

图 2-7-2(2) 双眼底短波长自发荧光可见黄斑区荧光稍增强

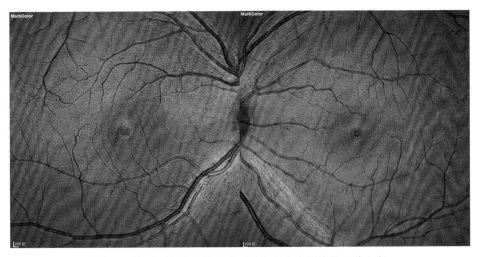

图 2-7-2(3) 双眼炫彩成像可见黄斑中心凹病灶呈暗红色

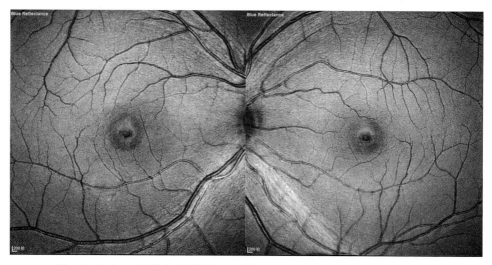

图 2-7-2（4） 双眼蓝光反射图像可见黄斑中心凹病灶呈黑色，周围呈灰白色

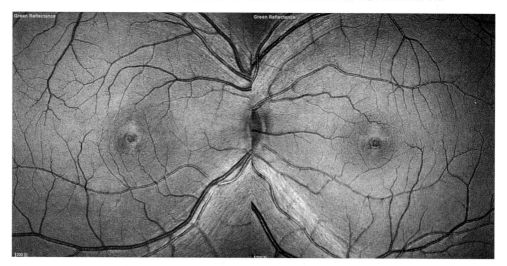

图 2-7-2（5） 双眼绿光反射图像可见黄斑中心凹呈灰黑色，周围呈灰白色

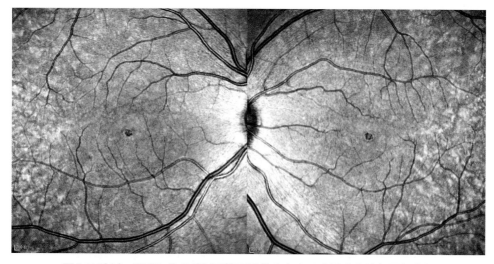

图 2-7-2（6） 双眼红外光反射图像可见黄斑中心凹边界清晰的灰黑色病灶

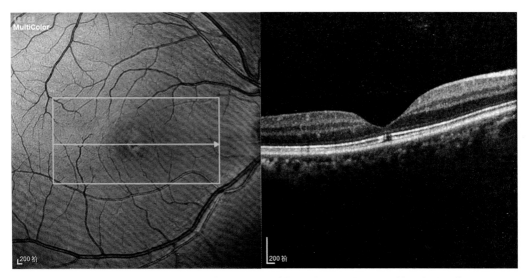

图 2-7-2(7)　右眼炫彩联合 OCT 经过黄斑中心凹的横向扫描可见中心凹下椭圆体带和嵌合带断裂，
断裂处呈低反射

三、脉络膜裂伤

【概述】脉络膜裂伤（choroidal rupture）通常是指脉络膜，Bruch 膜和视网膜色素上皮的撕裂。该病由 von Graefe 在 1854 年首次描述。据报道 5% 到 10% 的脉络膜裂伤由眼钝挫伤引起，眼穿通伤或贯通伤也会导致脉络膜裂伤。

【临床表现】患者一般有眼钝击伤史，继而视力下降。视力损伤程度取决于脉络膜破裂的位置以及出血程度。视网膜下或视网膜出血通常会遮蔽其下的脉络膜裂伤，待出血吸收，裂伤可呈现曲线或月牙形外观的黄白色裂隙，围绕视神经呈同心弧状排列。位于血管弓内以及邻近黄斑中心凹的脉络膜破裂易并发脉络膜新生血管。

【影像学检查】眼底照相可见黄白色新月形裂隙，凹面向着视盘，视网膜血管横过其上，局部脉络膜及视网膜水肿，并有出血。晚期在裂痕处可见色素堆积，严重者脉络膜血管破裂，出血可经过视网膜进入玻璃体。FFA 可见裂伤处呈强荧光，OCT 可见 RPE 断裂和周围组织改变，炫彩成像和红外光图像可突显脉络膜裂伤病灶。

【治疗】通常无需治疗，临床随访，若并发 CNV，可采取抗 VEGF 治疗、传统激光或 PDT。

【炫彩成像的应用价值】炫彩成像和红外光图像可突显脉络膜裂伤病灶。

【病例 2-7-3】患者，男，29 岁，外伤后发现左眼眼前黑影遮挡、视力明显下降。

眼底表现如图 2-7-3。

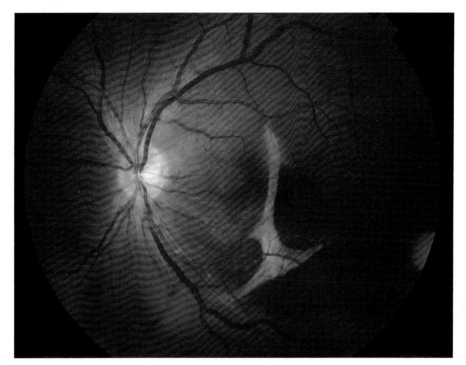

图 2-7-3(1) 左眼底彩照可见黄斑区条状黄白色脉络膜裂伤

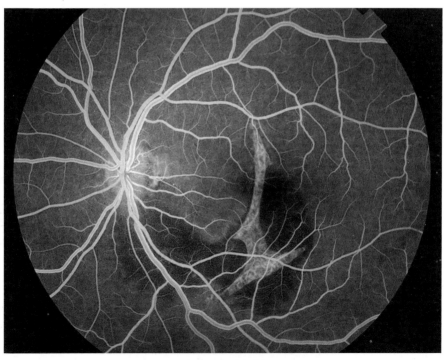

图 2-7-3(2) 左眼 FFA 早期可见与眼底彩照对应的黄斑区强荧光，
视网膜血管横跨其上，透见脉络膜血管

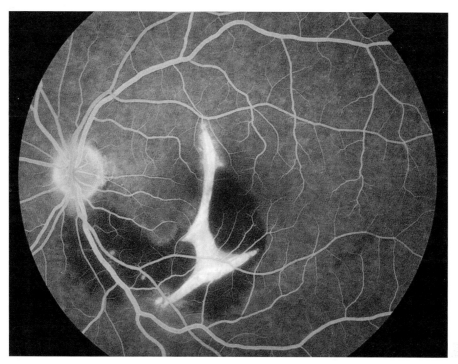

图 2-7-3（3） 左眼 FFA 晚期显示荧光增强，边界清楚，视网膜血管横跨其上

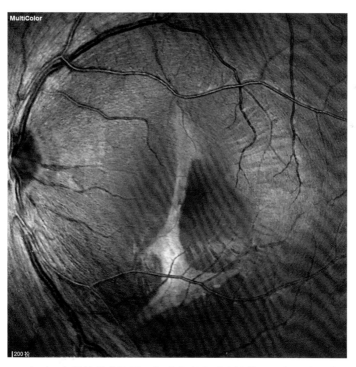

图 2-7-3（4） 左眼炫彩成像显示与眼底彩照对应的黄斑区条状脉络膜裂伤，裂伤处呈现蓝绿色和橘红色夹杂的改变，病灶颞侧见放射状黄绿色改变

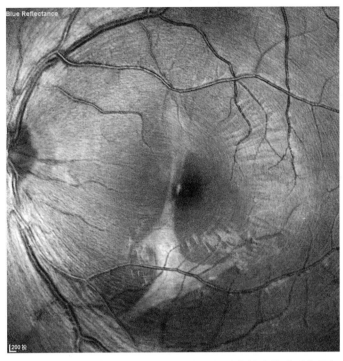

图 2-7-3(5)　左眼蓝光反射图像透见与眼底彩照对应的脉络膜裂伤呈灰白色，
病灶颞侧见灰白色放射状改变

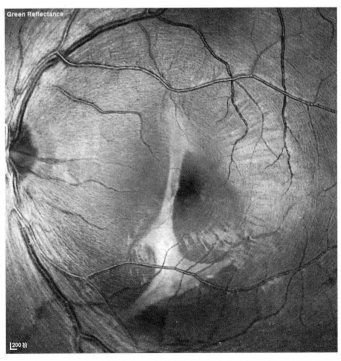

图 2-7-3(6)　左眼绿光反射图像透见与眼底彩照对应的脉络膜裂伤呈灰白色，
病灶颞侧见灰白色放射状改变

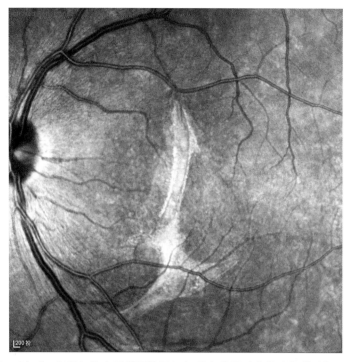

图 2-7-3(7) 左眼红外光反射图像显示与眼底彩照对应的脉络膜裂伤呈白色

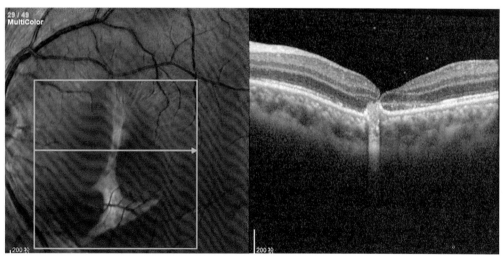

图 2-7-3(8) 左眼炫彩成像联合 OCT 显示经过中心凹的横向扫描可见脉络膜裂伤处 RPE 断裂，断裂处下方呈高反射信号

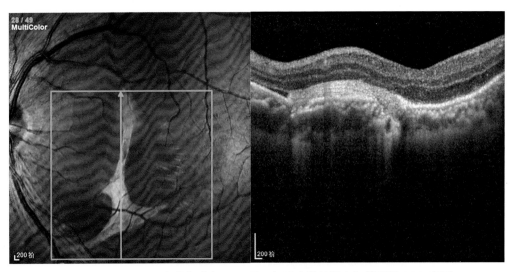

图 2-7-3（9） 左眼炫彩成像联合 OCT 显示经过病灶的纵向扫描可见 RPE 断裂，
裂伤处呈均匀的高反射改变

参 考 文 献

[1] SAYMAN M I，HOCAOGLU M，ARF S，et al. Macular Burns from Nonmedical Lasers[J]. Turk J Ophthalmol，2016，46（3）：138-143.

[2] PATEL M M，CHEE Y E，ELIOTT D. Choroidal rupture：a review[J]. Int Ophthalmol Clin，2013，53（4）：69-78.

[3] SHIN J Y，CHUNG B，NA Y H，et al. Retinal pigment epithelium wound healing after traumatic choroidal rupture[J]. Acta Ophthalmol，2017，95（7）：e582-e586.

第三章 青 光 眼

第一节 原发性开角型青光眼

【概述】原发性开角型青光眼（primary open angle glaucoma，POAG），又称慢性开角型青光眼、慢性单纯性青光眼。是一种慢性进展性视神经病变，特征是眼压升高（两眼中至少一眼的眼压持续≥21mmHg）、房角开放并具有正常外观、杯盘比扩大、视网膜视神经纤维和节细胞丢失，以及与病变相对应的特征性视野缺损。临床上检测到视野缺损时，常发现视网膜神经纤维层（retinal nerve fiber layer，RNFL）已缺失，因此早期发现 RNFL 缺失对诊断早期青光眼十分重要。

【临床表现】早期可无症状，随病变进展发生视力模糊、眼胀、头痛等症状，眼底有特征性视网膜视神经损害，视盘凹陷进行性扩大加深，杯盘比增加，晚期视神经萎缩。

【影像学检查】可行眼底彩照、OCT、炫彩成像、OCTA，同时需结合视野、眼压等检查。

【治疗】根据患者具体病情，可选择药物治疗、手术或激光治疗（LTP）。

【炫彩成像的优势】视盘周围的蓝光、绿光和炫彩成像能清楚显示 RNFL 的丢失，且较普通眼底彩照显示得更清楚。

【病例 3-1-1】患者男性，50 岁，左眼上方视物遮挡数年，诊断为左眼原发性开角型青光眼，BCVA 右眼：1.0，左眼：1.0，接受盐酸卡替洛尔滴眼液和盐酸倍他洛尔治疗 5 年，眼压控制理想，视野稳定。患者姐姐亦患青光眼。

眼底表现如图 3-1-1。

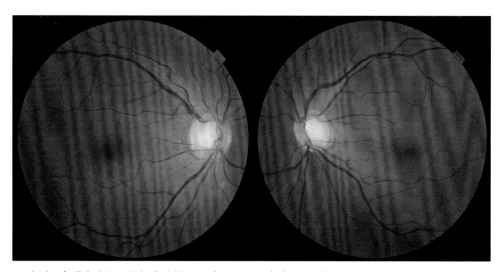

图 3-1-1(1)　右眼底彩照可见杯盘比约 0.5，盘沿无明显变窄，左眼底彩照可见杯盘比约 0.6，颞下方盘沿窄

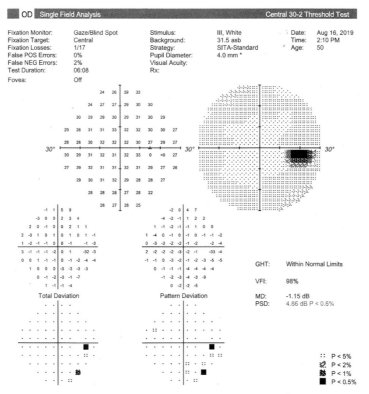

图 3-1-1（2） 右眼 Humphrey 30-2 视野正常

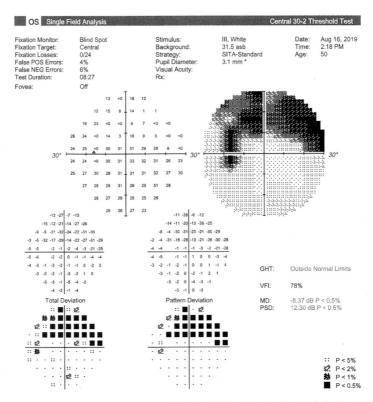

图 3-1-1（3） 左眼 Humphrey 30-2 视野显示鼻上方阶梯状暗点，与生理盲点相连形成上方弓形暗点

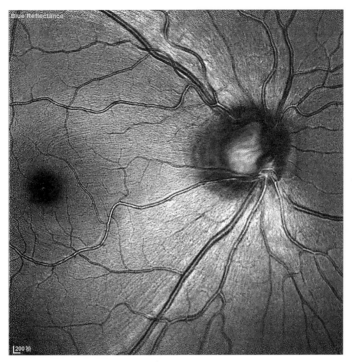

图 3-1-1（4）　右眼蓝光反射图像显示正常

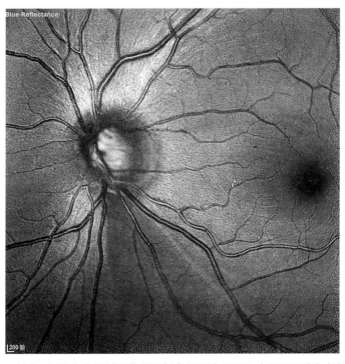

图 3-1-1（5）　左眼蓝光反射图像显示视盘颞下方 RNFL 走行区呈暗灰色低反射

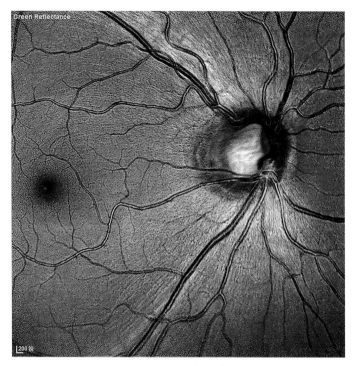

图 3-1-1(6) 右眼绿光反射图像显示正常

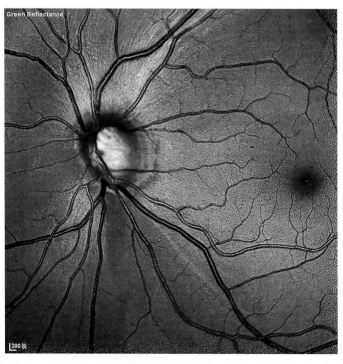

图 3-1-1(7) 右眼绿光反射图像显示视盘颞下方 RNFL 走行区呈暗灰色低反射

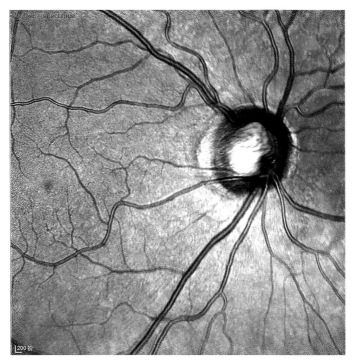

图 3-1-1（8）　右眼红外光反射图像显示正常

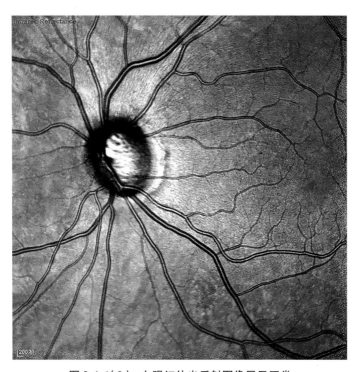

图 3-1-1（9）　左眼红外光反射图像显示正常

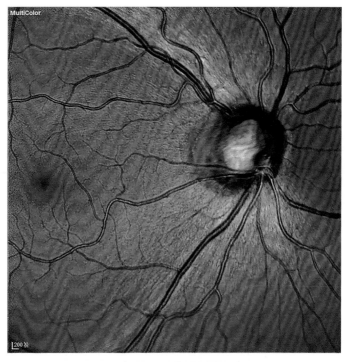

图 3-1-1(10) 右眼炫彩成像显示正常

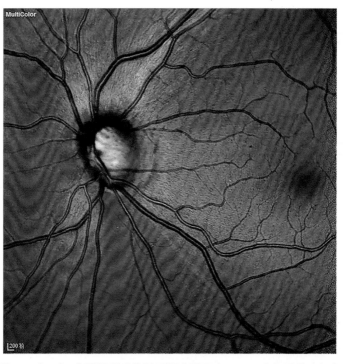

图 3-1-1(11) 右眼炫彩成像显示视盘颞下方 RNFL 走行区呈暗红色

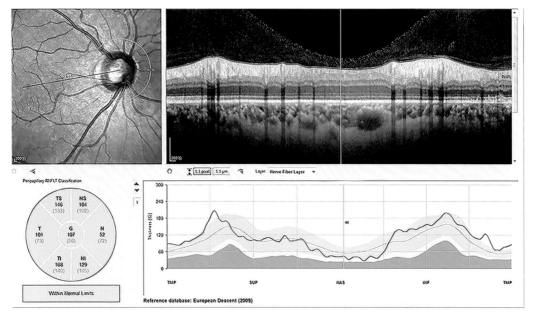

图 3-1-1（12） 右眼视盘 OCT 扫描显示 RNFL 厚度正常

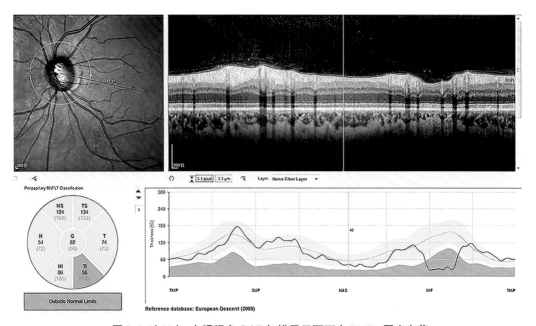

图 3-1-1（13） 左眼视盘 OCT 扫描显示颞下方 RNFL 厚度变薄

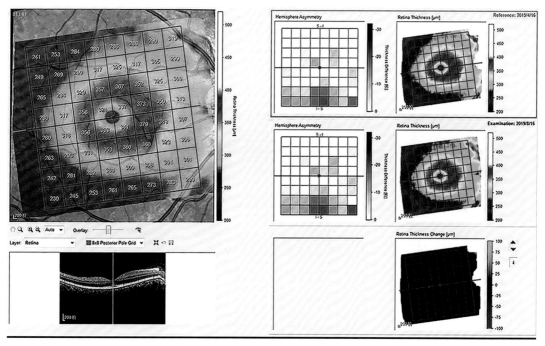

图 3-1-1(14) 右眼后极部视网膜厚度图显示正常

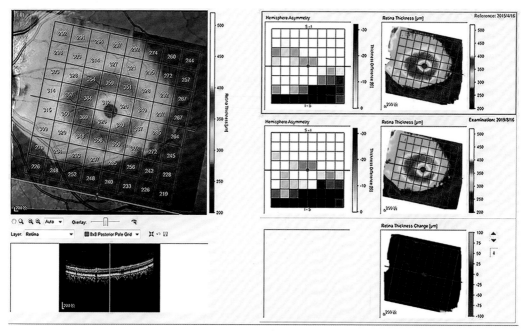

图 3-1-1(15) 左眼后极部视网膜厚度图显示黄斑颞下厚度变薄

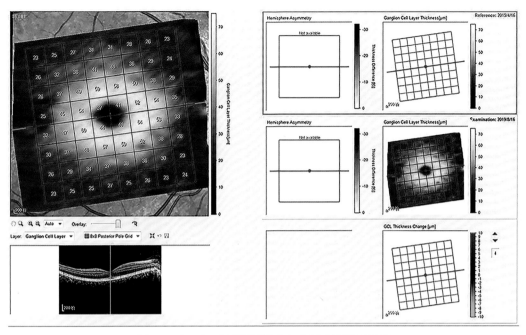

图 3-1-1(16) 右眼视网膜节细胞厚度图显示正常

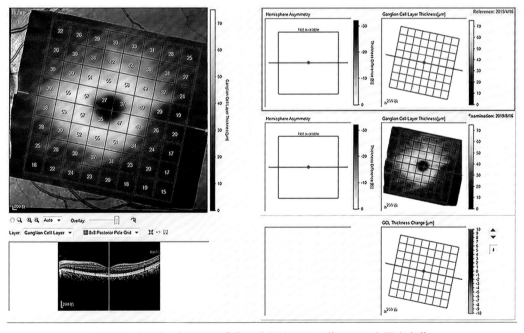

图 3-1-1(17) 右眼视网膜节细胞厚度图显示黄斑颞下方厚度变薄

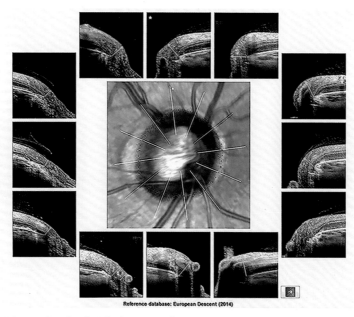

图 3-1-1（18） 右眼视盘 Bruch 膜开口至视盘表面垂直距离分析正常

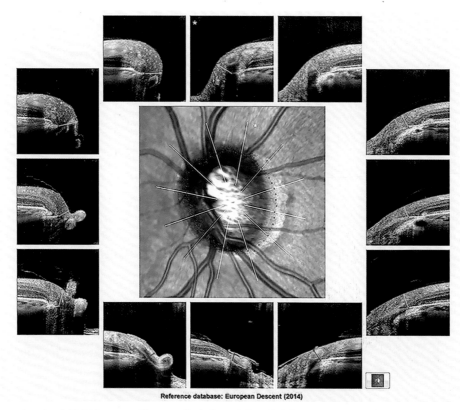

图 3-1-1（19） 左眼视盘 Bruch 膜开口至视盘表面垂直距离分析显示颞下方三个位点距离缩短（红线）

第二节 正常眼压青光眼

【概述】24h 眼压峰值不超过正常值上限（眼压≤21 mmHg），眼底有青光眼的特征性损害（视网膜神经纤维层缺损或视盘改变）和/或视野出现青光眼性损害，房角开放，并排除其他疾病引起的眼底及视野变化，可诊断为正常眼压型青光眼（normal tension glaucoma，NTG）。NTG 的发病机制中非压力因素如微循环障碍可能发挥更大作用，近年来研究报道高血流阻力相关的反复缺氧、氧化应激和炎症等参与了视神经的损伤。

【临床表现】视力减退，视野模糊、缺损，与高眼压性青光眼相比，正常眼压性青光眼的视盘凹陷较浅，杯盘比与视野损害不成比例，更易出现视盘边缘出血，鼻侧旁中心暗点是 NTG 常见的视野缺损。

【影像学检查】可行眼底彩照、OCT、炫彩成像、OCTA，同时需结合视野、眼压等检查。

【治疗】根据具体病情，可选择临床观察、降眼压药物和营养神经治疗。

【炫彩成像的优势】视盘周围的蓝光、绿光和炫彩成像能清楚显示 RNFL 的丢失，且较普通眼底彩照显示得更清楚。

【病例 3-2-1】患者女性，57 岁，视力渐进性下降一年余，BCVA 右眼：0.3，左眼：0.15，24h 眼压在正常范围内。

眼底表现如图 3-2-1。

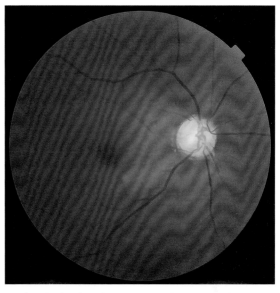

图 3-2-1（1） 右眼底彩照可见杯盘比明显扩大，颞侧盘沿窄，视盘周围 RNFL 走行区色泽较暗

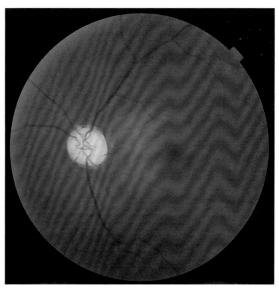

图 3-2-1（2） 左眼底彩照可见杯盘比扩大明显，颞侧盘沿窄，视盘周围 RNFL 走行区色泽较暗，视盘色白

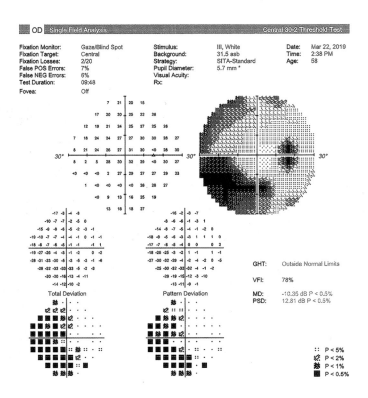

图 3-2-1(3)　右眼 Humphrey 30-2 视野鼻下和鼻上阶梯暗点, 见旁中心暗点

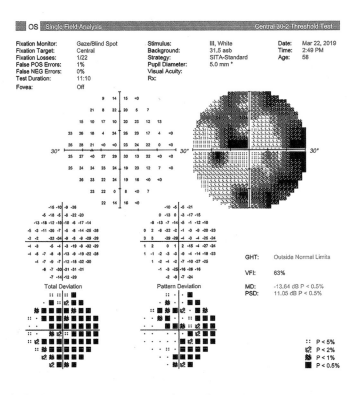

图 3-2-1(4)　左眼 Humphrey 30-2 视野鼻下和鼻上阶梯暗点, 黄斑鼻上旁中心暗点

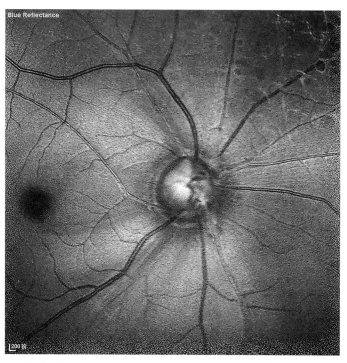

图 3-2-1(5)　右眼蓝光反射图像显示视盘颞上、颞下、鼻侧 RNFL 弓形纤维
走行区和乳斑束呈低反射暗区

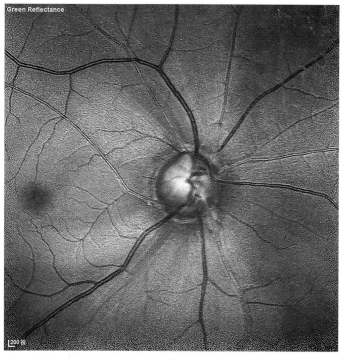

图 3-2-1(6)　右眼绿光反射图像显示视盘颞上、颞下、鼻侧 RNFL 弓形纤维
走行区和乳斑束呈低反射暗区

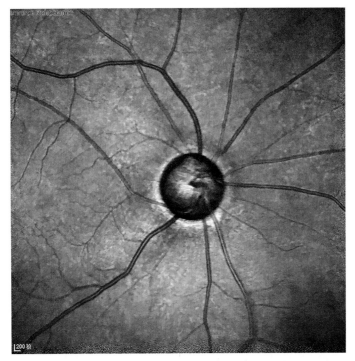

图 3-2-1(7) 右眼红外光反射图像未见异常

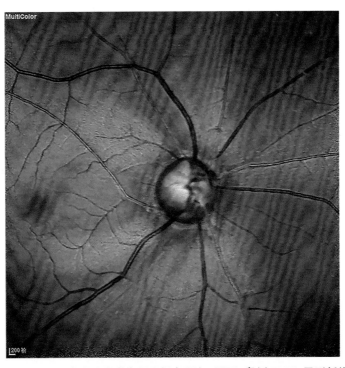

图 3-2-1(8) 右眼炫彩成像显示视盘颞上、颞下、鼻侧 RNFL 弓形纤维
走行区和乳斑束呈暗红色

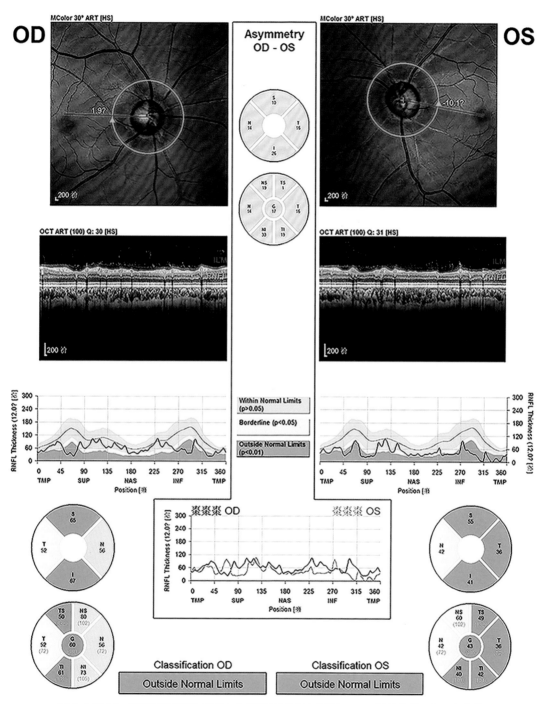

图 3-2-1(9) 双眼视盘周围 RNFL 分析显示颞上和颞下 RNFL 异常变薄,乳斑束变薄

参 考 文 献

1. KWON J，JO Y H，JEONG D，et al. Baseline Systolic Versus Diastolic Blood Pressure Dip and Subsequent Visual Field Progression in Normal-Tension Glaucoma[J]. Ophthalmology，2019，126（7）：967-979

2. KILLER H E，PIRCHER A. Normal tension glaucoma：review of current understanding and mechanisms of the pathogenesis[J]. Eye，2018，32（5）：924-930.

3. ZHAO J，SOLANO M M，OLDENBURG C E，et al. Prevalence of Normal-Tension Glaucoma in the Chinese Population：A Systematic Review and Meta-Analysis[J]. Am J Ophthalmol.2019 Mar;199：101-110.doi：10.1016/j.ajo.2018.10.017.Epub 2018 Oct

第四章　神经眼科疾病

第一节　视神经炎

【概述】视神经炎（optic neuritis，ON）指累及视神经的炎症性病变，表现为（亚）急性视力下降或视野缺损，可单眼或双眼发病，常伴有眼球转动痛、色觉障碍。青年及中年发病多。急性期时，当病变累及球内段视神经，患眼眼底可见明显视盘水肿，否则当病变仅限于眶内段、管内段或颅内段视神经，患眼眼底所见视盘的形态可以正常，非急性期视盘可有不同程度的萎缩。目前根据病因，视神经炎可分为以下四种类型：特发性视神经炎、感染性和感染相关性视神经炎、自身免疫性视神经病及其他无法归类的视神经炎，其中特发性视神经炎又细分为以下三种情况：特发性脱髓鞘性视神经炎（idiopathic demyelinating optic neuritis，IDON）或多发性硬化相关性视神经炎（multiple sclerosis related optic neuritis，MS-ON）、视神经脊髓炎谱系病相关性视神经炎（neuromyelitis optica spectrum disorder，NMOSD-ON）和其他中枢神经系统脱髓鞘疾病相关性视神经炎。

【临床表现】亚急性或急性视力下降、视野缺损，单眼或双眼发病，常伴有眼球转动痛、色觉障碍。急性期时，炎症累及球内段视神经时，眼底可见明显视盘水肿，非急性期视盘可有不同程度的萎缩。自身免疫性、多发性硬化相关性及视神经脊髓炎谱系病相关性视神经炎等特殊类型视神经炎，可合并神经系统症状，如四肢麻木、肌力减退、恶心、呃逆、人格改变、意识改变等。

【影像学检查】眼底照相可见视盘水肿、充血，FA可见视盘强荧光伴渗漏，部分患者合并有视网膜血管渗漏。急性期OCT可见视盘周围的视网膜神经纤维层（retinal nerve fiber layer，RNFL）增厚，非急性期OCT可见RNFL和节细胞层（ganglion cell layer，GCL）变薄。急性期眼眶磁共振（增强）可见受累节段视神经增粗，T2WI高信号，增强后伴强化，部分患者视神经周围软组织边界不清伴增强后强化。

【治疗】感染性视神经炎需根据治病病原体选择适合的抗感染治疗方案。非感染性视神经炎急性期静脉用药，激素冲击治疗后根据患者病情、恢复情况及是否有复发倾向，激素改口服剂型，并快速或缓慢减量，特殊类型视神经炎患者在缓解期需要加用免疫抑制剂。可加用营养神经药物。

【炫彩成像的应用价值】蓝光和绿光反射图像以及炫彩成像对视盘周围RNFL丢失的显示优于普通眼底彩照，对视神经疾病导致的黄斑区视网膜层间微囊样结构改变的显示也优于普通眼底彩照。

【病例4-1-1】患者男性，13岁，突发右眼视力下降一周，既往右眼患视神经炎发作一次，本次就诊查见脊髓少突胶质细胞糖蛋白（myelin oligodendrocyte glycoprotein，MOG）抗体阳性。诊断为 MOG-IgG 相关视神经炎。

　　眼底表现如图 4-1-1。

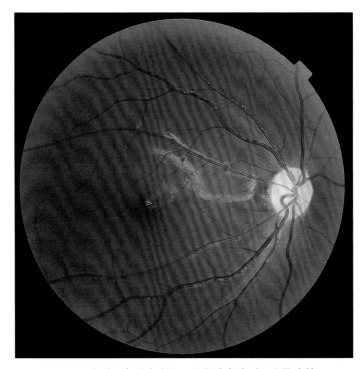

图 4-1-1(1)　右眼底彩照可见视盘颜色淡，边界清楚

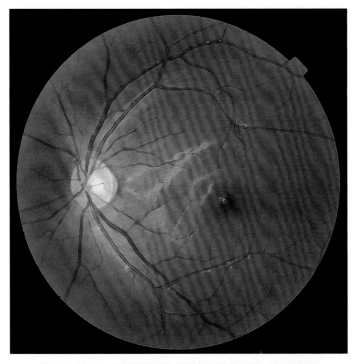

图 4-1-1(2)　左眼底彩照可见视盘颜色红润，边界清楚

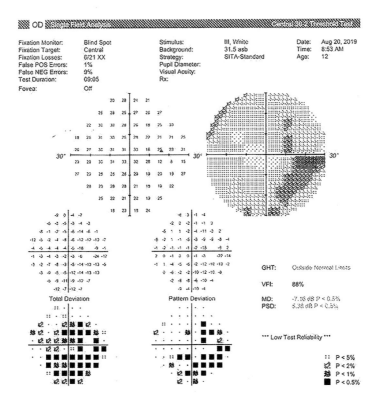

图 4-1-1（3）　右眼 30-2Humphrey 中心视野显示旁中心和视盘周围暗点

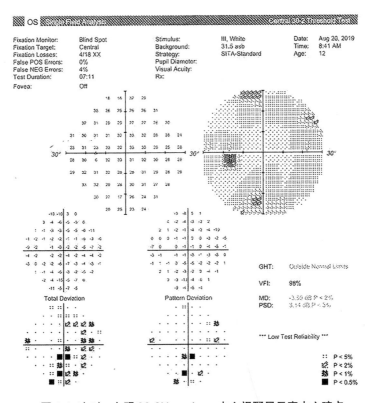

图 4-1-1（4）　左眼 30-2Humphrey 中心视野显示旁中心暗点

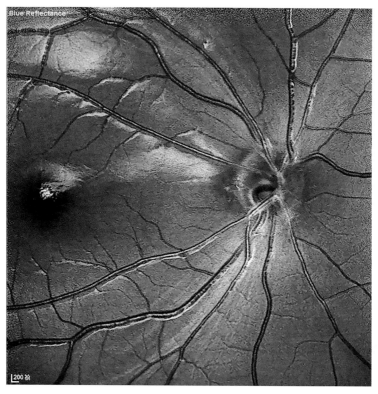

图 4-1-1(5) 右眼蓝光反射图像显示视盘颞上、颞下 RNFL 和乳斑束走行区呈暗灰色,
提示神经纤维丢失

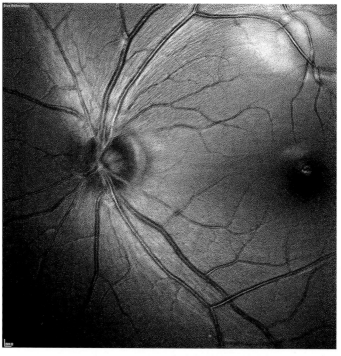

图 4-1-1(6) 左眼蓝光反射图像未见异常

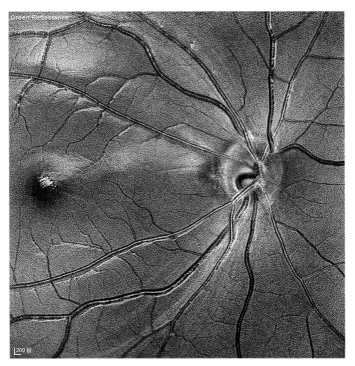

图 4-1-1（7） 右眼绿光反射图像显示视盘颞上、颞下 RNFL 和乳斑束走行区呈暗灰色，
提示神经纤维丢失

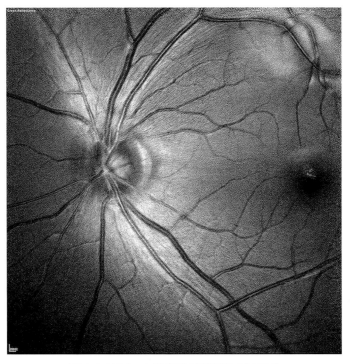

图 4-1-1（8） 左眼绿光反射图像未见异常

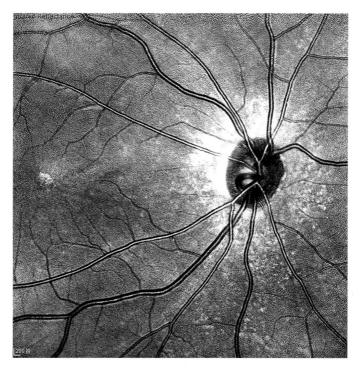

图 4-1-1(9) 右眼红外光反射图像未见异常,视盘周围曝光偏强

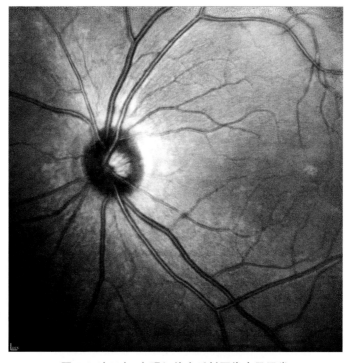

图 4-1-1(10) 左眼红外光反射图像未见异常

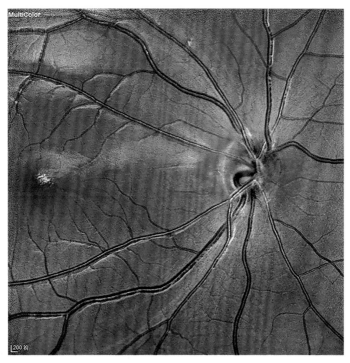

图 4-1-1(11)　右眼炫彩成像显示视盘颞上、颞下 RNFL 和乳斑束走行区呈暗红色，
提示神经纤维丢失

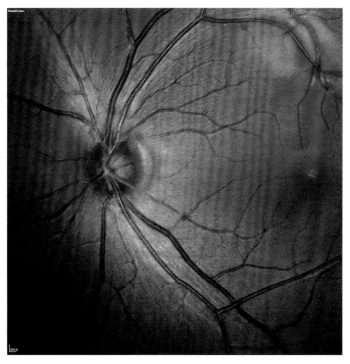

图 4-1-1(12)　左眼炫彩成像未见异常

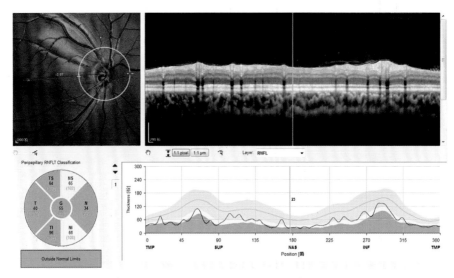

图 4-1-1(13)　右眼炫彩成像联合 OCT 显示 RNFL 厚度普遍变薄

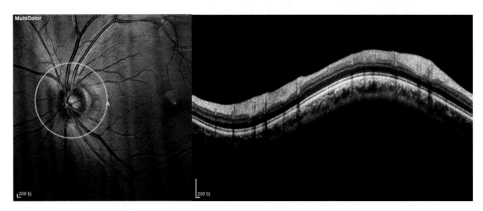

图 4-1-1(14)　左眼视盘周围 RNFL 厚度正常

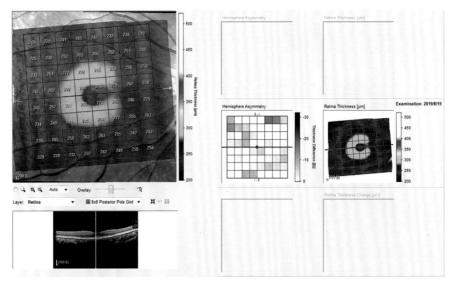

图 4-1-1(15)　右眼视网膜厚度图显示中心凹旁节细胞厚度变薄

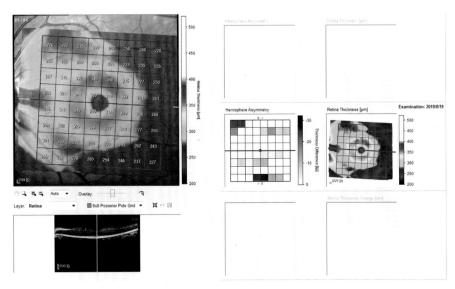

图 4-1-1(16) 左眼视网膜厚度图显示中心凹旁节细胞厚度正常

第二节　非动脉炎性前段缺血性视神经病变

【**概述**】非动脉炎性前段缺血性视神经病变（non-arteritic anterior ischemic optic neuropathy，NAION）指非动脉炎症因素所引起的视盘急性缺血，缺血由睫状后动脉低灌注所致，是严重危害中老年人视功能的视神经疾病。患者往往有全身系统性血管性疾病、鼾症及视盘偏小等危险因素。患眼一旦出现急性视觉功能损伤后，病程中不会再有进行性加重或反复发作，但患眼视力预后一般，大部分患者急性视觉功能损伤后不可恢复。

【**临床表现**】急性、无痛性象限性视野缺损或视力下降，患者常于早晨起床时偶然发现，单眼发病多见，可双眼相隔数月至数年先后发病，患眼眼底常表现为节段性或弥漫性视盘充血水肿，视盘颜色随着时间推移变淡。合并全身疾病的患者可有其他全身系统异常，如血压偏高或偏低、夜间睡眠呼吸暂停等。

【**影像学检查**】眼底照相可见视盘节段性或弥漫性充血水肿，患眼或对侧眼视盘小，FFA 主要表现为视盘周围毛细血管（节段性）充盈迟缓，晚期可见视盘渗漏。急性期 OCT 可见视盘 RNFL（节段性或象限性）增厚，萎缩期 OCT 可见（象限性）RNFL 及对应的 GCL 变薄、萎缩。急性期眼眶磁共振（增强）无明显异常，视神经增强后不强化，萎缩期磁共振可见视神经变细，T2WI 高信号，视神经周围蛛网膜下腔增宽，视神经增强后不强化。

【**治疗**】无明确的临床有效治疗方法，一般以改善微循环、营养神经等辅助治疗为主，合并全身疾病者需积极治疗原发病因，以防止另一眼的发作或全身性疾病进展所致的严重后果。急性期可考虑短期使用激素。

【**炫彩成像的应用价值**】蓝光和绿光反射图像以及炫彩成像对视盘周围 RNFL 丢失的显示优于普通眼底彩照。

【**病例 4-2-1**】患者男性，61 岁，自诉晨起后右眼下方视物遮挡一周，无眼球转动痛。既往患高血压病数年。BCVA：右眼 0.2，左眼 0.8，右眼 RAPD（+）。诊断为右眼 NAION。

眼底表现如图 4-2-1。

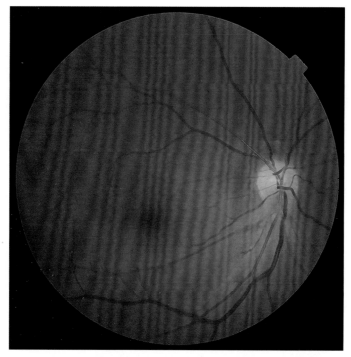

图 4-2-1(1)　右眼底彩照可见视盘上半颜色较白,边界清楚

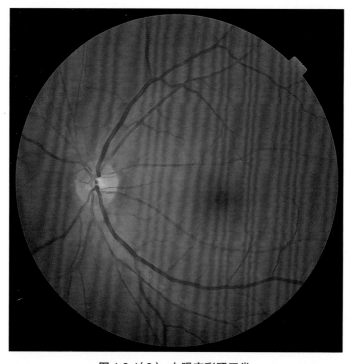

图 4-2-1(2)　左眼底彩照正常

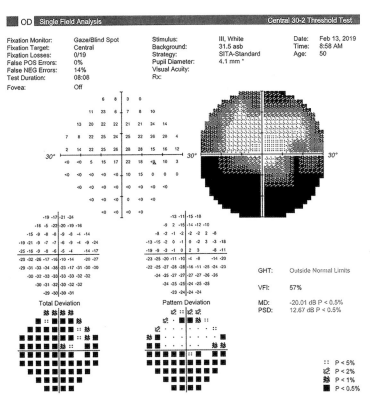

图 4-2-1（3） 右眼 30-2Humphrey 中心视野显示与视盘相连的绕过中心注视点的下方视野缺损

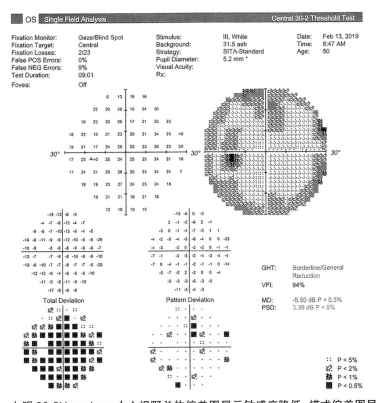

图 4-2-1（4） 左眼 30-2Humphrey 中心视野总体偏差图显示敏感度降低，模式偏差图显示基本正常

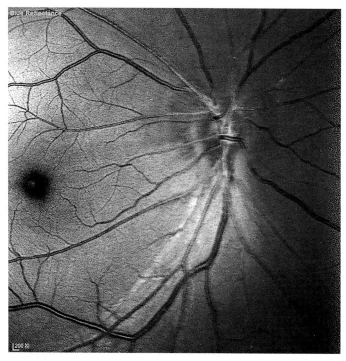

图 4-2-1(5) 右眼蓝光反射图像视盘鼻侧和上方可见大片低反射区，
提示 RNFL 丢失区域

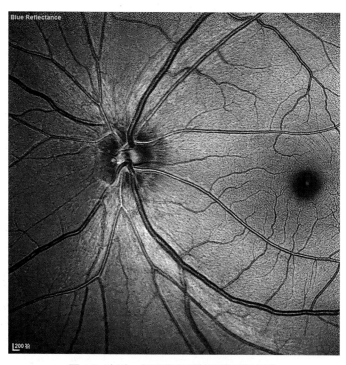

图 4-2-1(6) 左眼蓝光反射图像显示正常

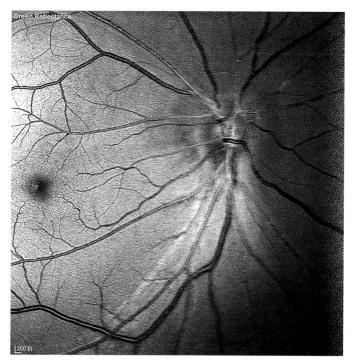

图 4-2-1(7) 右眼绿光反射图像视盘鼻侧和上方可见大片低反射区，
提示 RNFL 丢失区域

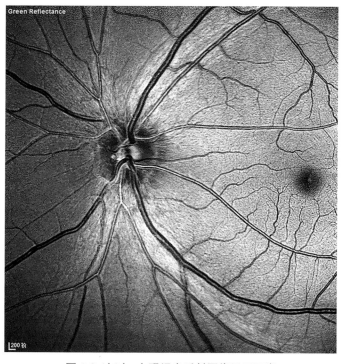

图 4-2-1(8) 左眼绿光反射图像显示正常

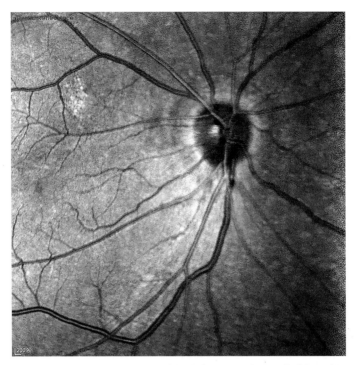

图 4-2-1（9）　右眼红外光反射图像视盘鼻侧和上方可见大片低反射区，
为蓝光和绿光反射图像的投射效应

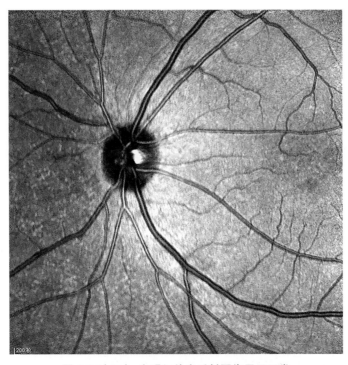

图 4-2-1（10）　左眼红外光反射图像显示正常

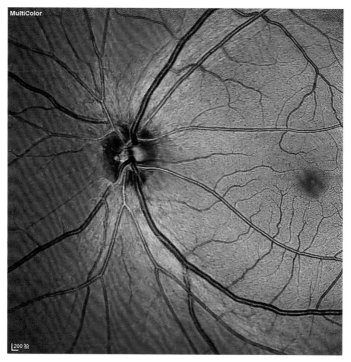

图 4-2-1(11)　左眼炫彩成像显示正常

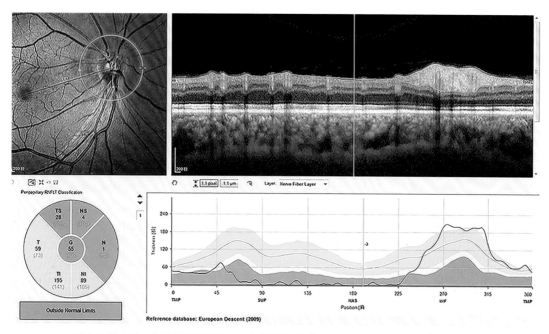

图 4-2-1(12)　右眼视盘周围 OCT 扫描显示视盘周围 RNFL 上方和鼻侧明显变薄

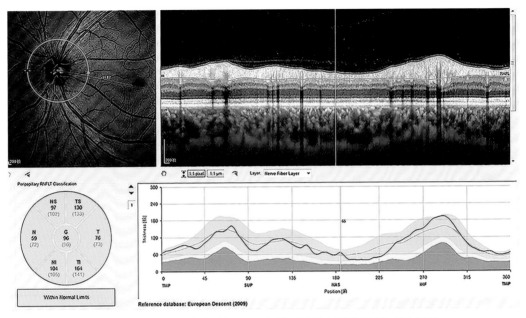

图 4-2-1(13)　左眼视盘周围 OCT 扫描显示视盘周围 RNFL 厚度正常

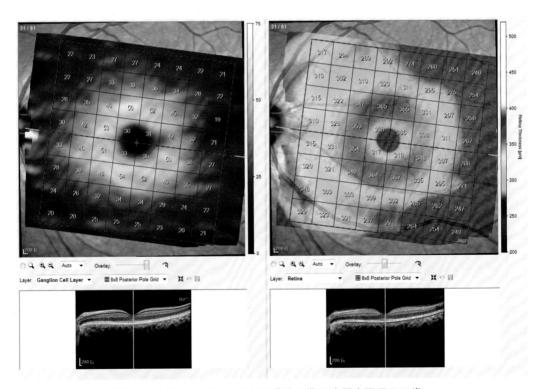

图 4-2-1(14)　左图:左眼视网膜神经节细胞厚度图显示正常;
右图:左眼视网膜全厚度图显示正常

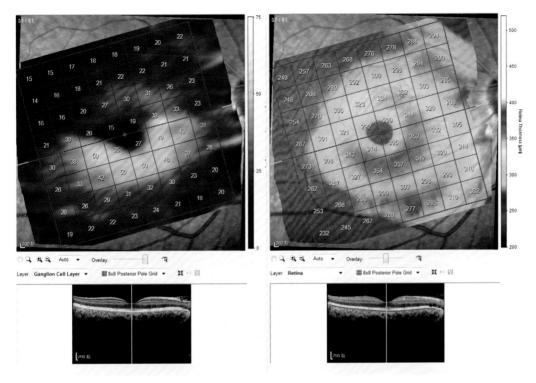

图 4-2-1（15）　左图：右眼视网膜神经节细胞厚度图显示黄斑区上半节细胞厚度变薄；
右图：右眼视网膜全厚度图显示黄斑区上半视网膜厚度变薄

❖ 第三节　Leber 遗传性视神经病变

【概述】Leber 遗传性视神经病变（Leber hereditary optic neuropathy，LHON）是一种线粒体基因组突变引起的遗传视神经病变，此病好发于男性患者，临床上常见突变类型有 11778（ND4）、14484（ND6）、3460（ND1），其中 14484 型在发病后患者视功能可部分自发缓解。

【临床表现】亚急性或急性，无痛性的双眼同时或相继出现的（旁）中心暗点或视力下降，急性期可见患眼视盘周围毛细血管血管充血、扩张，但有别于其他视神经病变，造影中患眼视盘并没有渗漏，萎缩期常表现为视盘萎缩，以颞侧萎缩为甚。有部分患者同时合并颅内病灶，而出现痉挛性截瘫和（或）肌张力障碍等神经内科症状，称为 Leber 叠加综合征或 Leber 附加征。

【影像学检查】眼底照相可见双眼视盘假性水肿，主要表现为周围毛细血管充血、扩张，行 FFA 检查视盘及视盘周围不会出现渗漏。急性期 OCT 显示双眼 RNFL 增厚，萎缩期 OCT 表现为明显 RNFL 变薄，其中视盘黄斑束（乳斑束）RNFL 变薄更为明显，同时伴后极视网膜 GCL 弥漫变薄。急性期眼眶磁共振（增强）无明显异常，视神经增强后不强化，萎缩期磁共振可见视神经变细，T2WI 高信号，视神经周围蛛网膜下腔增宽，视神经增强后不强化。

【治疗】无明确的临床有效治疗方法，可考虑应用抗氧化类、改善细胞代谢的药物（艾地苯醌、辅酶 Q10 等），辅以改善循环、营养神经等支持治疗。明确携带突变基因的个体应禁烟禁酒，以免诱发临床症状发作或加重。

【炫彩成像的应用价值】蓝光和绿光反射图像以及炫彩成像对 LHON 急性期视盘水肿

和萎缩期视盘周围 RNFL 丢失的显示优于普通眼底彩照。

【病例4-3-1】 患者男性，13 岁，双眼无痛性视力下降半月，BCVA 双眼 0.1，母亲视力正常。双眼前节无特殊，线粒体 DNA 检测发现 11778 突变位点，确诊为双眼 Leber 遗传性视神经病变。

眼底表现如图 4-3-1。

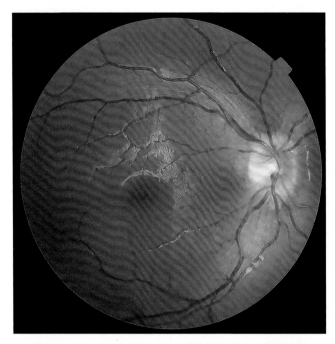

图 4-3-1(1)　右眼底彩照可见视盘颜色偏红，鼻侧明显

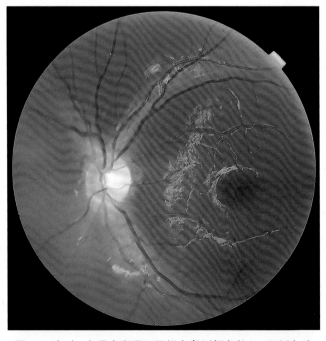

图 4-3-1(2)　左眼底彩照可见视盘鼻侧颜色偏红，颞侧色淡

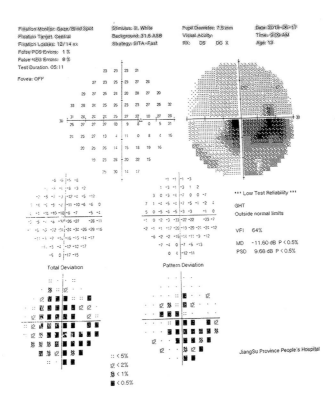

图 4-3-1(3) 右眼 30-2Humphrey 中心视野总体和模式偏差图显示中心暗点

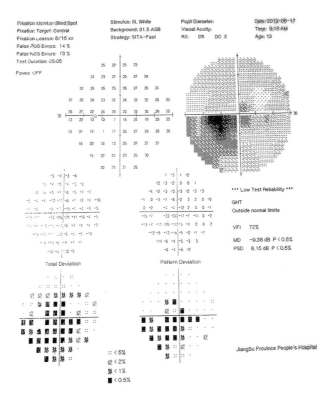

图 4-3-1(4) 左眼 30-2Humphrey 中心视野总体和模式偏差图显示中心暗点

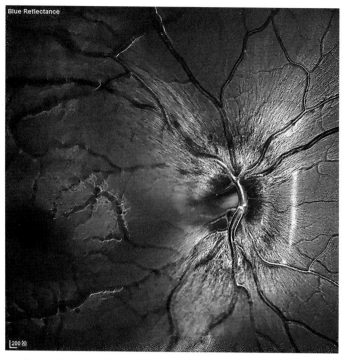

图 4-3-1(5)　右眼蓝光反射图像显示视盘边界不清,盘周突显水肿的 RNFL
呈放射状高亮改变

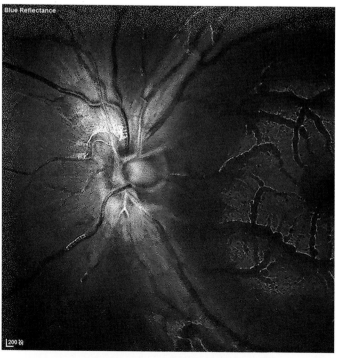

图 4-3-1(6)　左眼蓝光反射图像显示视盘边界不清,盘周突显上方和下方水肿的 RNFL
呈放射状高亮改变,视盘颞侧呈弧形低反射暗区

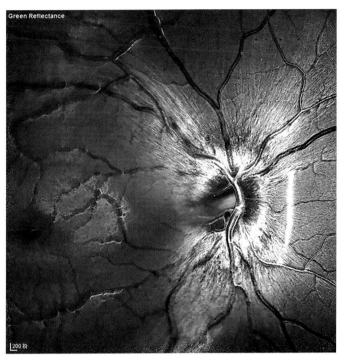

图 4-3-1(7)　右眼绿光反射图像显示视盘边界不清,盘周突显水肿的 RNFL
呈放射状高亮改变

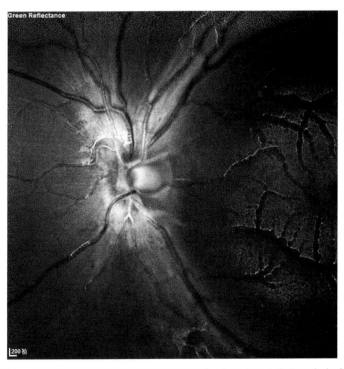

图 4-3-1(8)　左眼绿光反射图像显示视盘边界不清,盘周突显上方和下方水肿的 RNFL
呈放射状高亮改变,视盘颞侧呈弧形低反射暗区

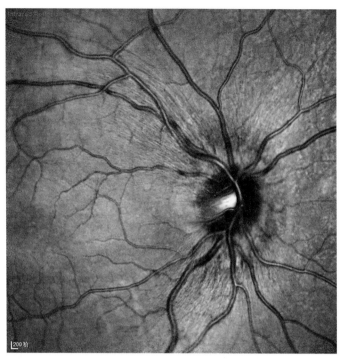

图 4-3-1(9) 右眼红外光反射图像可见视盘边界，盘周可见浅层 RNFL 水肿的投射

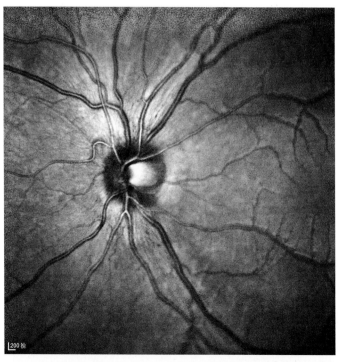

图 4-3-1(10) 左眼红外光反射图像显示的视盘边界较蓝光清楚，盘周突显上方和下方水肿的 RNFL 呈放射状高亮改变，视盘颞侧弧形低反射暗区不如蓝光反射图像明显

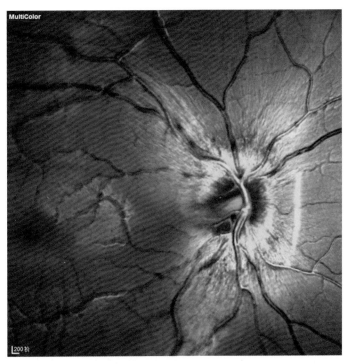

图 4-3-1(11) 右眼炫彩成像显示视盘边界不清,盘周突显水肿的 RNFL
呈放射状黄绿色改变

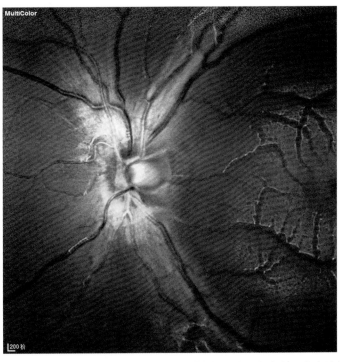

图 4-3-1(12) 左眼炫彩成像显示视盘边界不清,盘周突显上方和下方水肿的 RNFL
呈放射状高亮改变,视盘颞侧呈弧形低反射暗区

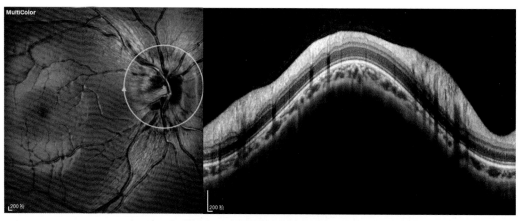

图 4-3-1(13) 右眼炫彩成像联合 OCT 扫描显示和视盘周围黄绿色改变对应的 OCT 可见 RNFL 水肿增厚

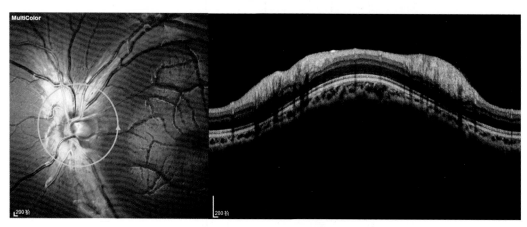

图 4-3-1(14) 左眼炫彩成像联合 OCT 扫描显示和视盘周围黄绿色改变对应的 OCT 可见 RNFL 水肿增厚，和视盘颞侧暗红色区域对应的 OCT 可见 RNFL 明显变薄

第四节 压迫性视神经病变

【概述】压迫性视神经病变（compressive optic neuropathy，CON）泛指对视神经、视交叉及视束产生机械性压迫和占位效应所引起的视觉传入通路神经功能进行性损伤。

【临床表现】该疾病起病隐匿，常表现为慢性、进行性，单眼或双眼视力下降，根据病灶所在位置，患者可出现相应的视野缺损，晚期患眼视盘象限性或弥漫萎缩，其视盘改变与视野缺损相对应。

【影像学检查】疾病早期患眼眼底照相可以完全正常，萎缩期可见视盘象限性或弥漫萎缩。疾病早期患眼视盘 OCT、视网膜 OCT 显示 RNFL、GCL 厚度正常，萎缩期则表现出与视野缺损相对应的萎缩改变。眼眶、头颅磁共振（增强）可见出现在视觉传入通路上的占位性病变，帮助定位病灶，不同的病灶可有不同的形态、特征性信号改变以及强化形式，协助对病灶进行定性诊断。

【治疗】以解除或缓解占位性效应为原则，针对病因对患者进行转诊、相应治疗（外科或内科治疗）以及随访安排。

【炫彩成像的应用价值】蓝光和绿光反射图像以及炫彩成像图像对视盘周围 RNFL 丢失的显示优于普通眼底彩照。

【病例 4-4-1】患者男性，35 岁，主诉右眼外侧视物不清数月，确诊为垂体瘤伴压迫性视神经病变。

眼底表现如图 4-4-1。

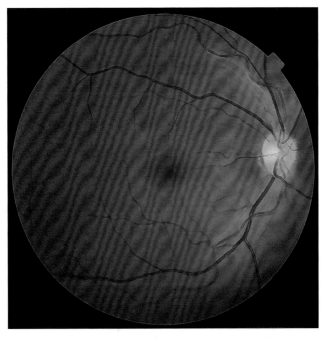

图 4-4-1(1) 右眼底彩照可见视盘颜色较白，边界清楚，视网膜未见异常

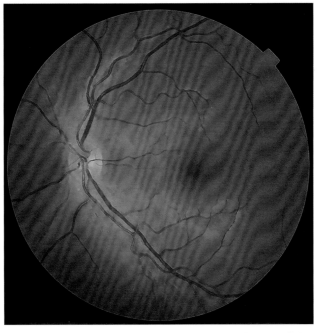

图 4-4-1(2) 左眼底彩照可见视盘颜色正常，边界清楚，视网膜未见异常

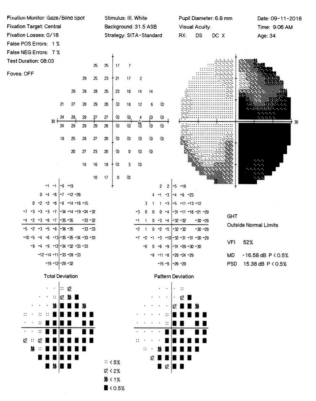

图 4-4-1(3) 右眼 30-2Humphrey 中心视野显示颞侧视野缺损

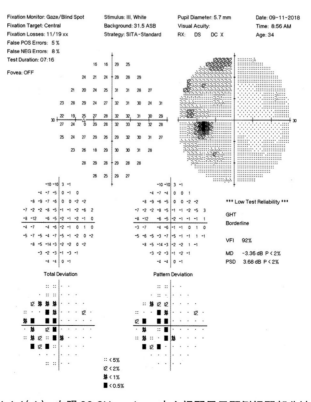

图 4-4-1(4) 左眼 30-2Humphrey 中心视野显示颞侧视野部分缺损

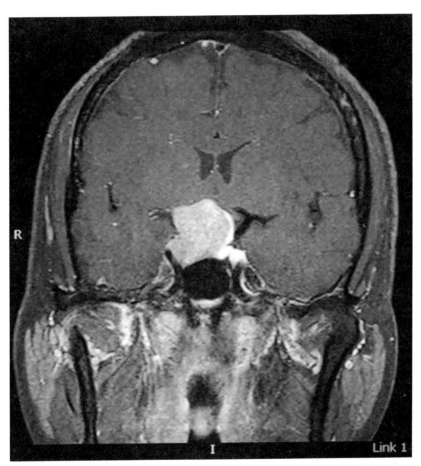

图 4-4-1(5) 眼眶 MRI 平扫 + 增强：T1 增强冠状位，鞍区可见软组织肿块突入鞍上池，
压迫视交叉及右视神经颅内段，涉及右侧海绵窦，包绕部分右侧颈内动脉海绵窦段

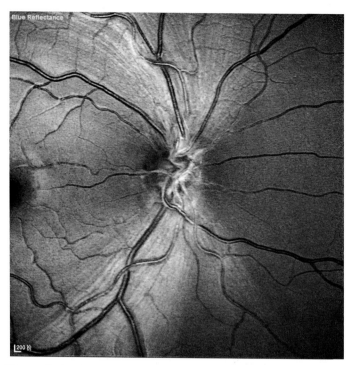

图 4-4-1(6) 右眼蓝光反射图像显示视盘鼻侧和颞侧大片低反射区，
提示对应区域有 RNFL 丢失

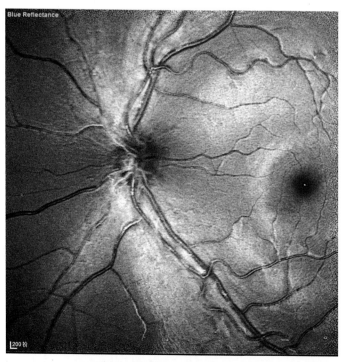

图 4-4-1(7) 左眼蓝光反射图像显示视盘鼻侧和颞侧大片低反射区，
提示对应区域有 RNFL 丢失

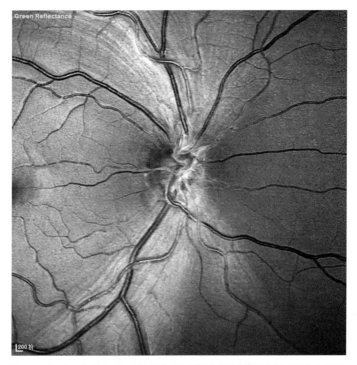

图 4-4-1(8)　右眼绿光反射图像显示视盘鼻侧和颞侧大片低反射区，
提示对应区域有 RNFL 丢失

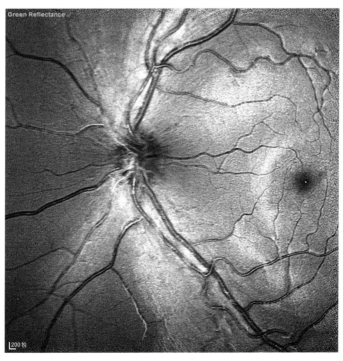

图 4-4-1(9)　左眼绿光反射图像显示视盘鼻侧和颞侧大片低反射区，
提示对应区域有 RNFL 丢失

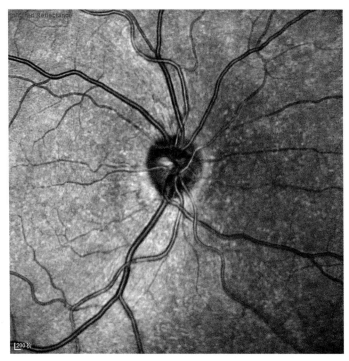

图 4-4-1(10) 右眼红外光反射图像显示鼻侧大片低反射区，
为浅层 RNFL 丢失的投射效应

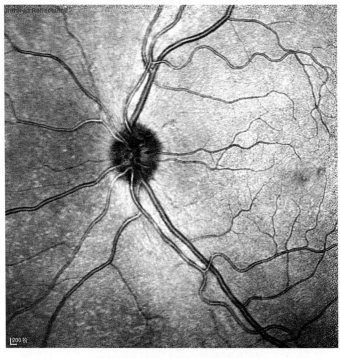

图 4-4-1(11) 左眼红外光反射图像显示鼻侧大片低反射区，
为浅层 RNFL 丢失的投射效应

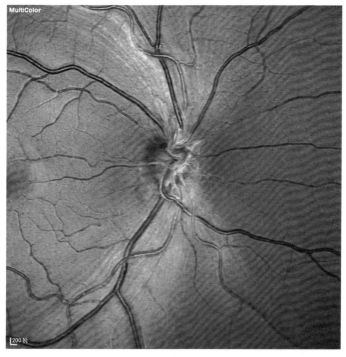

图 4-4-1(12) 右眼炫彩成像显示视盘鼻侧和颞侧色彩较暗,鼻侧更明显,
颞上和颞下弓形走行的 RNFL 呈现黄白色

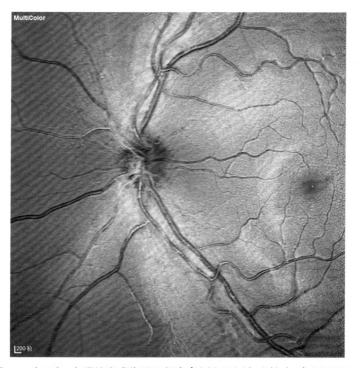

图 4-4-1(13) 左眼炫彩成像显示视盘鼻侧和颞侧色彩较暗,鼻侧更明显,
颞上和颞下弓形走行的 RNFL 呈现黄白色

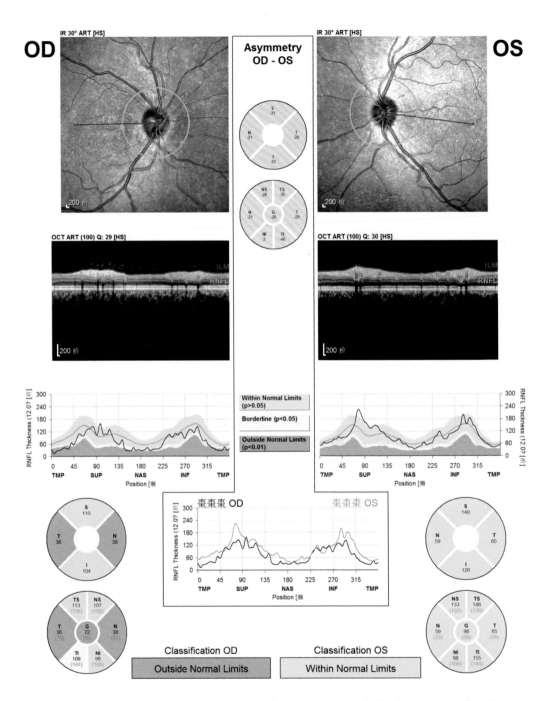

图 4-4-1(14) RNFL 厚度图显示右眼视盘鼻侧和颞侧 RNFL 变薄，左眼 RNFL 厚度正常

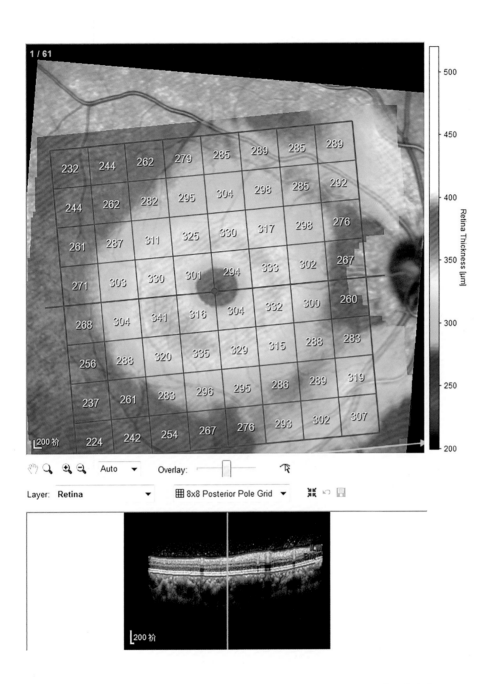

图 4-4-1（15） 右眼视网膜全厚度图显示黄斑旁中心区域视网膜厚度变薄

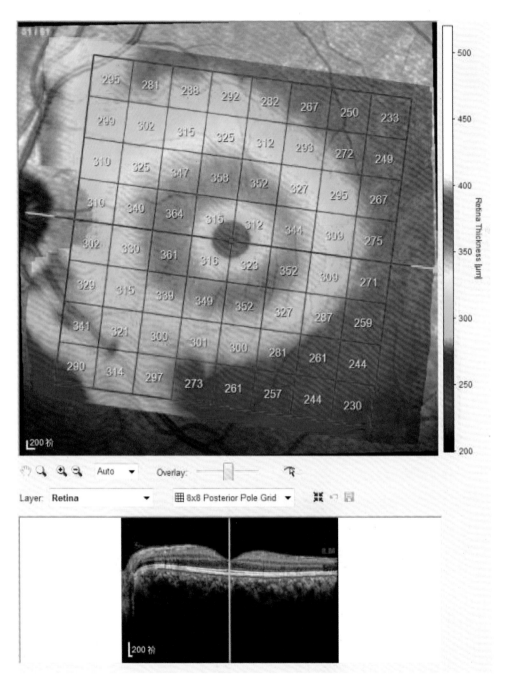

图4-4-1(16)　左眼视网膜全厚度图显示视网膜厚度正常

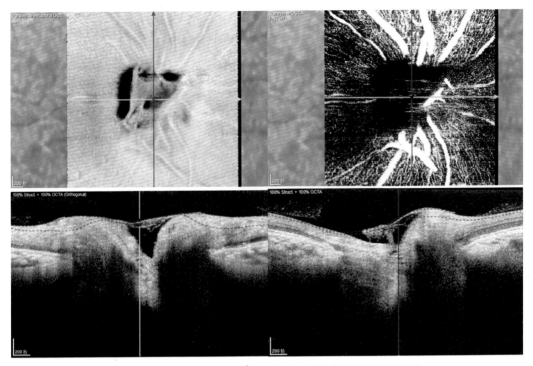

图 4-4-1(17)　右眼 OCTA 显示视盘颞侧和鼻侧毛细血管丢失

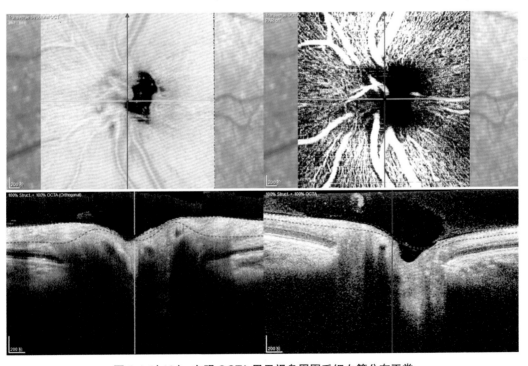

图 4-4-1(18)　左眼 OCTA 显示视盘周围毛细血管分布正常

❖ 第五节　视神经脊髓炎相关视神经炎

【概述】视神经脊髓炎（neuromyelitis optica，NMO）指一类同时累及中枢神经系统及视神经的炎性脱髓鞘病变，女性患者多见，青年和老年是两个发病的高峰年龄段。该病预后差，可致残致盲。

【临床表现】急性单眼或双眼视力下降或视野缺损，伴或不伴有患眼眼球转动痛，同时出现肢体麻痹、乏力、躯干部感觉异常及排便功能异常等脊髓炎的症状。由于患者视神经炎类型往往是球后视神经炎，急性期患眼眼底检查可以正常，但由于炎症对视神经造成的损伤严重，萎缩期患眼眼底检查可见视盘苍白，明显萎缩。患者急性期常伴有血特异性抗体-抗水通道蛋白4抗体（AQP4）阳性。

【影像学检查】急性期患眼眼底照相可见视盘边界不清，甚至明显水肿，如视神经炎症受累节段靠后，患眼视盘可以无明显异常，萎缩期患眼眼底可见视盘苍白。急性期患眼OCT上RNFL可以表现为增厚或正常，萎缩期患眼RNFL及GCL往往显著变薄。急性期眼眶磁共振可见患者受累节段视神经（往往是球后段视神经至视交叉之间发生炎症改变）T2WI高信号，T1增强后强化，受累节段常常较长；急性期脊髓磁共振可见长节段横贯性脊髓炎表现（以颈胸段脊髓T2WI高信号、增强后强化病灶为主），颅脑磁共振可见导水管周围、极后区、丘脑病灶。

【治疗】视神经炎急性期静脉糖皮质激素冲击治疗（如甲泼尼龙），症状缓解后改为口服，并逐渐缓慢减量。为减少复发次数和复发症状，缓解期使用免疫抑制剂治疗，一线用药为硫唑嘌呤、利妥昔单抗，方案的制定一般根据患者疾病发作情况、个人因素（经济条件、生育要求等）而有所差异，某一种免疫抑制剂无效的情况下，遵循序贯治疗原则选择另一种免疫抑制剂。对于急性脊髓炎，急性期用药同视神经炎，缓解期、后遗症期，可使用解痉、减少神经冲动等对症药物，辅以康复治疗。

【炫彩成像的应用价值】蓝光和绿光反射图像以及炫彩成像对视盘周围RNFL丢失的显示优于普通眼底彩照。

【病例4-5-1】患者女性，46岁，双眼视神经炎反复发作，抗AQP-4抗体：1∶100，阳性。诊断为双眼视神经脊髓炎相关视神经炎。

眼底表现如图4-5-1。

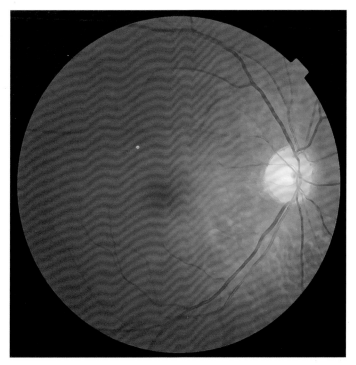

图 4-5-1(1) 右眼视盘色淡,边界清楚

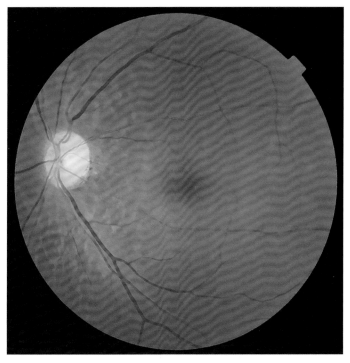

图 4-5-1(2) 左眼视盘色白,边界清楚

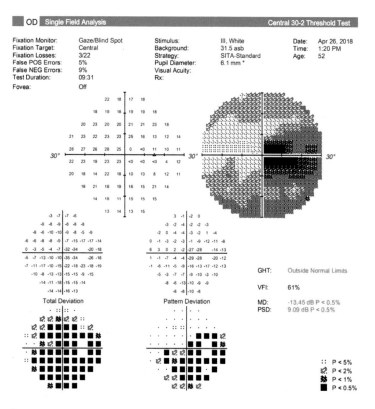

图 4-5-1（3） 右眼 30-2 Humphrey 视野显示中心视野光敏感度普遍降低，以中心凹颞侧和下方为甚

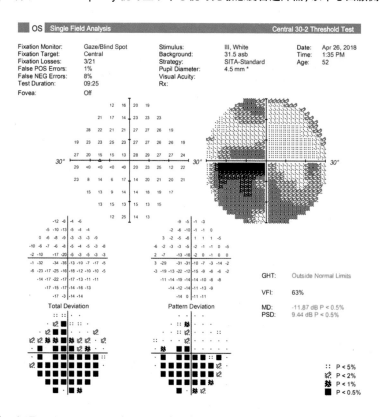

图 4-5-1（4） 左眼 30-2 Humphrey 视野显示中心视野光敏感度普遍降低，以中心凹颞侧和下方为甚

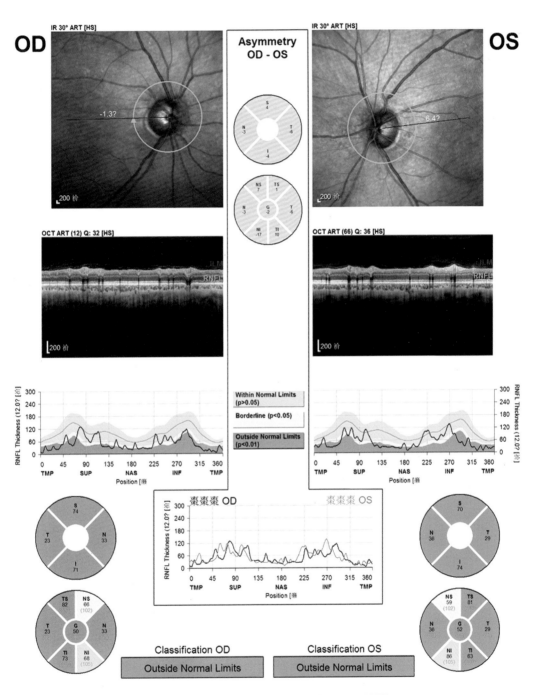

图 4-5-1（5） 双眼视盘 OCT 扫描可见盘周 RNFL 普遍变薄

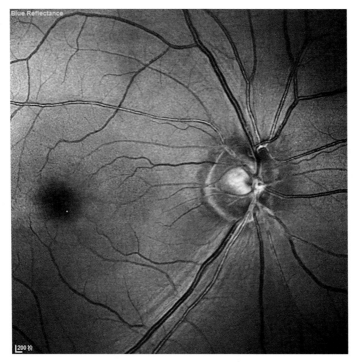

图 4-5-1(6) 右眼蓝光反射图像可见视盘颞侧、下方和鼻侧 RNFL 走行区呈低反射暗区，
黄斑区见细颗粒状低反射暗区

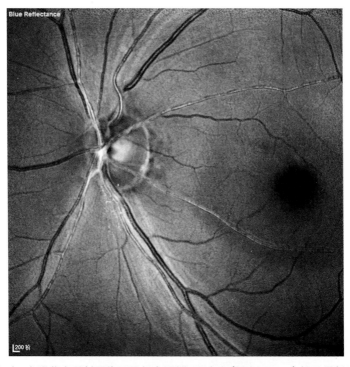

图 4-5-1(7) 左眼蓝光反射图像可见视盘颞侧、下方和鼻侧 RNFL 走行区呈低反射暗区，
黄斑区见细颗粒状低反射暗区

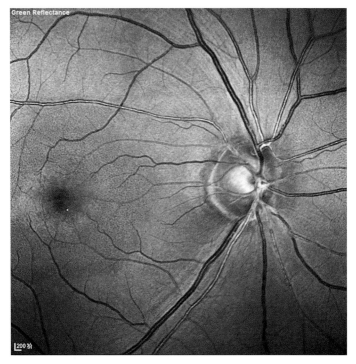

图 4-5-1（8）　右眼绿光反射图像可见视盘颞侧、下方和鼻侧 RNFL 走行区呈低反射暗区，
黄斑区见细颗粒状低反射暗区

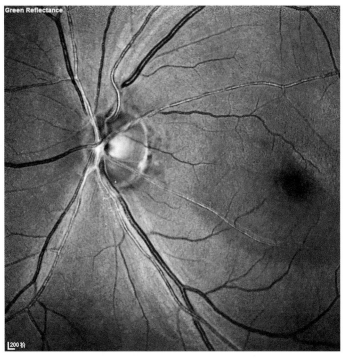

图 4-5-1（9）　左眼绿光反射图像可见视盘颞侧、下方和鼻侧 RNFL 走行区呈低反射暗区，
黄斑区见细颗粒状低反射暗区

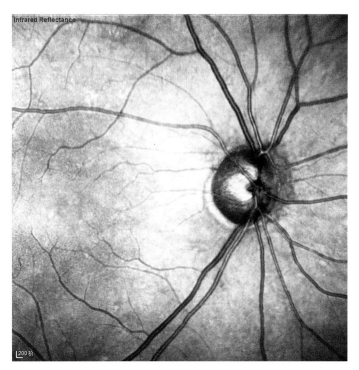

图 4-5-1(10) 右眼红外光反射图像未见明显异常

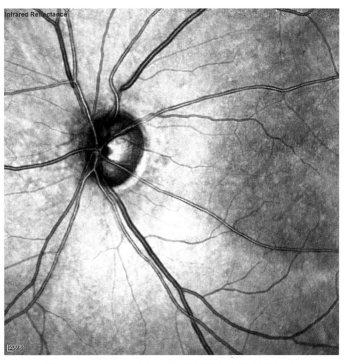

图 4-5-1(11) 左眼红外光反射图像未见明显异常

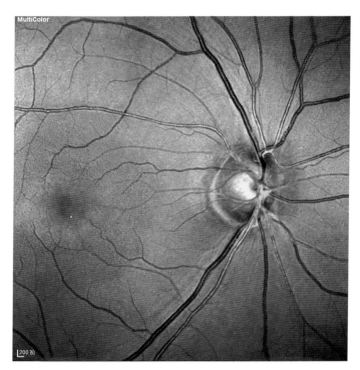

图 4-5-1(12)　右眼炫彩成像可见视盘颞下方、下方和鼻侧 RNFL 走行区呈暗红色，
提示 RNFL 丢失，黄斑区见细颗粒状黄绿色改变

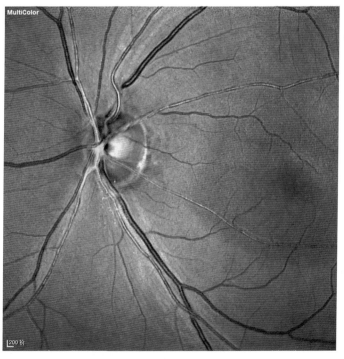

图 4-5-1(13)　左眼炫彩成像可见视盘颞侧、下方和鼻侧 RNFL 走行区呈低反射暗区，
黄斑区见细颗粒状黄绿色改变

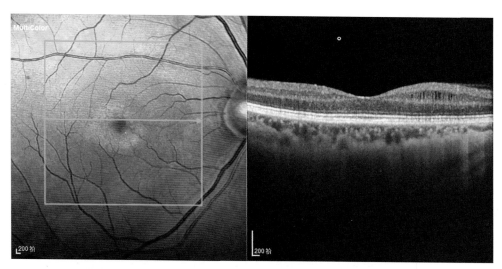

图 4-5-1(14) 右眼炫彩成像联合 OCT 显示经过黄斑中心凹颗粒状黄绿色区的
水平扫描对应的 OCT 上可见内核层的微囊样改变, 神经纤维层丢失

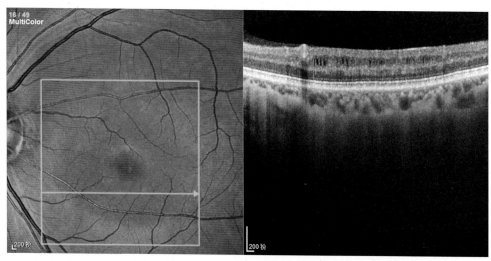

图 4-5-1(15) 左眼炫彩成像联合 OCT 显示经过黄斑区下方颗粒状黄绿色区的
水平扫描对应的 OCT 上可见内核层的微囊样改变, 神经纤维层丢失

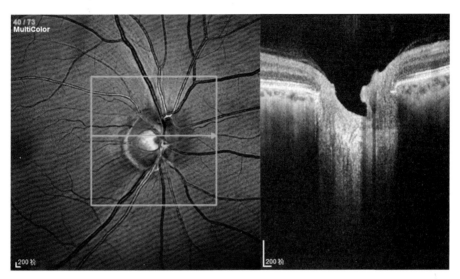

图 4-5-1(16)　右眼炫彩成像联合 OCT 扫描可见视盘颞侧 RNFL 丢失

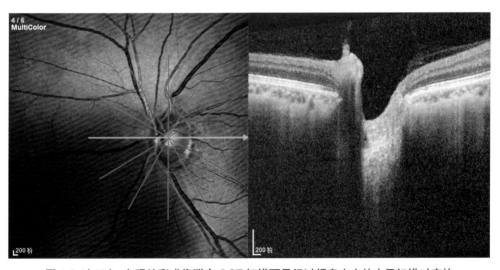

图 4-5-1(17)　左眼炫彩成像联合 OCT 扫描可见经过视盘中央的水平扫描对应的
视盘断面 OCT 图像中颞侧和鼻侧的 RNFL 丢失

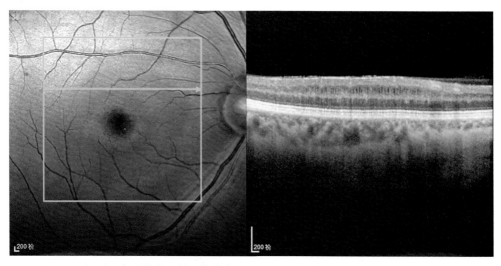

图 4-5-1(18) 右眼蓝光反射图像联合 OCT 显示经过黄斑区上方的水平扫描对应的
OCT 上可见内核层的微囊样改变,神经纤维层丢失

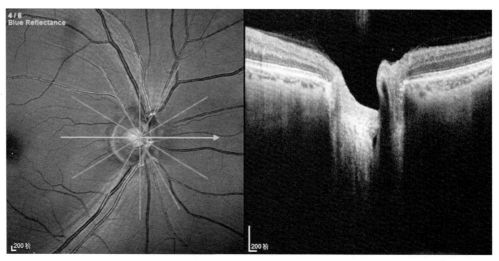

图 4-5-1(19) 右眼蓝光反射图像联合 OCT 扫描可见经过视盘中央的水平扫描对应的
视盘断面 OCT 图像中颞侧和鼻侧的 RNFL 丢失

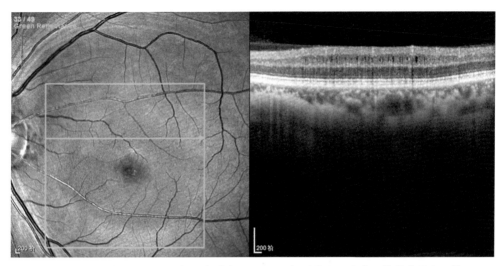

图 4-5-1(20) 左眼绿光反射图像联合 OCT 显示经过黄斑区上方颗粒状黄绿色区的
水平扫描对应的 OCT 上可见内核层的微囊样改变,神经纤维层丢失

第六节 节段性视神经发育不良

【概述】节段性视神经发育不良(segmental optic nerve hypoplasia,SONH)是先天性视盘发育不良的一种类型,以上方节段性视神经发育不良最为常见,该病与母亲孕期 1 型糖尿病有关。

【临床表现】患者多视觉无症状,常体检发现视盘异常或视野异常前来就诊,眼底检查可见从视盘发出的血管向视盘鼻侧移位,鼻侧或鼻上方 RNFL 变薄。由于视盘血管向鼻侧移位,偏颞侧的视杯显得相对较大。SONH 患者视力大都正常,但多数有视野缺损,颞下方视野缺损较常见。SONH 患者合并正常眼压青光眼也不少见。

【影像学检查】眼底彩照、OCT 和炫彩成像结合视野检查能明确诊断,特别是视盘 OCT 能鉴别 SOHN 和青光眼的 RNFL 改变。

【治疗】SOHN 无需治疗,合并正常眼压青光眼是需治疗青光眼并定期随访。

【炫彩成像的应用价值】蓝光和绿光反射图像以及炫彩成像对视盘周围 RNFL 丢失的显示优于普通眼底彩照。

【病例 4-6-1】患者男性,39 岁,BCVA 双眼 1.0,左眼确诊正常眼压青光眼多年,使用前列素类降眼压药,非接触式眼压:右眼 13.4mmHg,左眼 12.9mmHg,OCT 检查发现双眼视盘鼻侧 RNFL 明显变薄,诊断为双眼节段性视盘发育不良。

眼底表现如图 4-6-1。

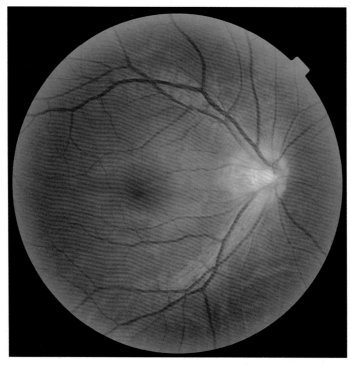

图 4-6-1（1） 右眼底彩照可见视盘偏小，视盘血管向鼻侧偏移

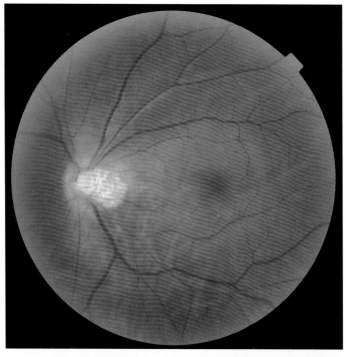

图 4-6-1（2） 左眼底彩照可见视盘偏小，杯盘比大，颞侧盘缘窄，视盘颞侧可见萎缩斑，
视盘鼻侧色暗，视盘血管向鼻侧偏移

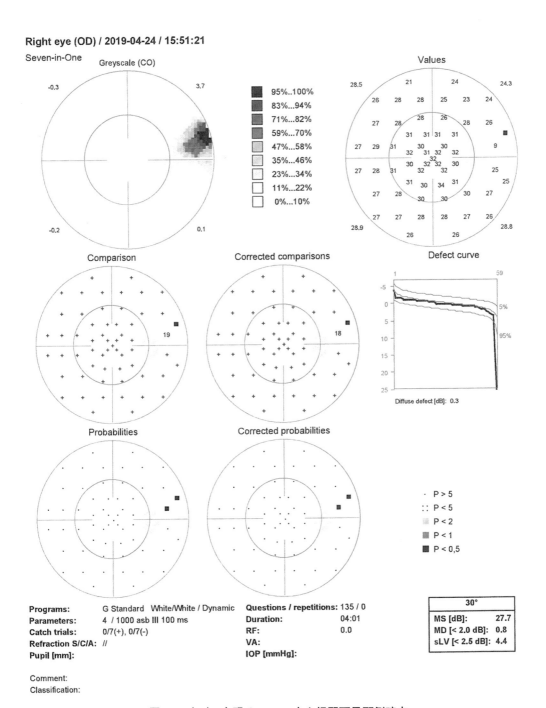

图 4-6-1（3） 右眼 Octopus 中心视野可见颞侧暗点

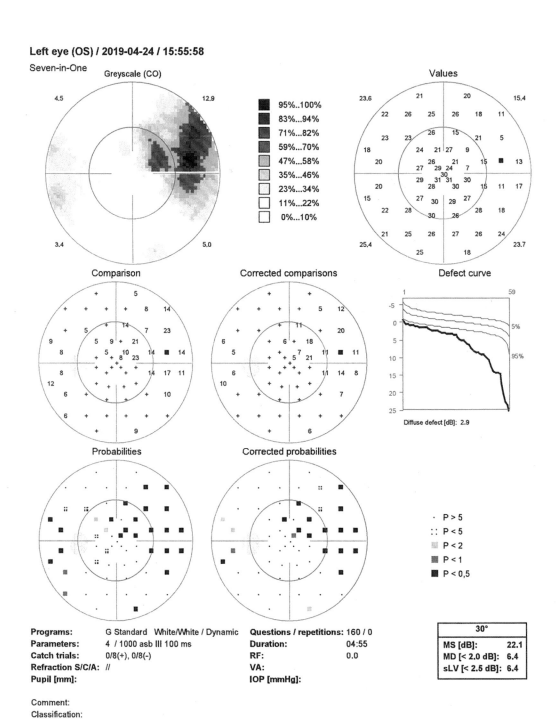

图 4-6-1(4) 左眼 Octopus 中心视野可见鼻侧阶梯、旁中心暗点和颞侧暗点

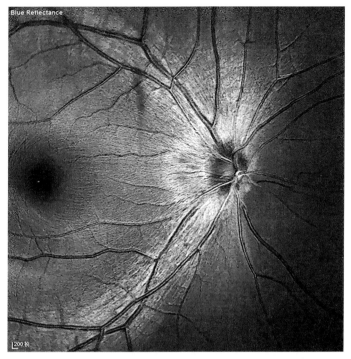

图 4-6-1(5) 右眼蓝光反射图像显示视盘鼻侧呈暗灰色，
与视盘鼻侧 RNFL 变薄的区域对应

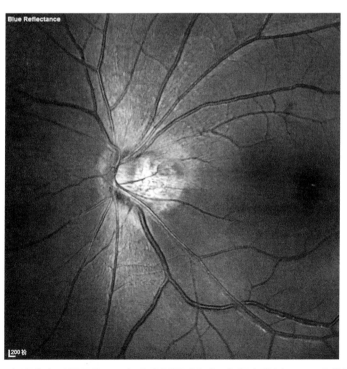

图 4-6-1(6) 左眼蓝光反射图像显示视盘鼻侧呈暗灰色，与视盘鼻侧 RNFL 变薄的区域对应，
视盘颞下弓形神经纤维丢失区呈暗灰色

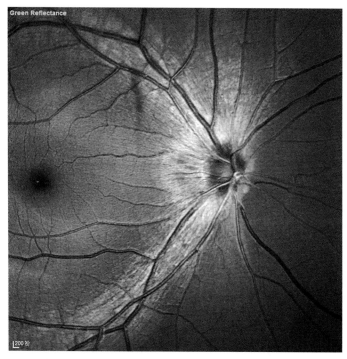

图 4-6-1(7) 右眼绿光反射图像显示视盘鼻侧呈暗灰色，
与视盘鼻侧 RNFL 变薄的区域对应

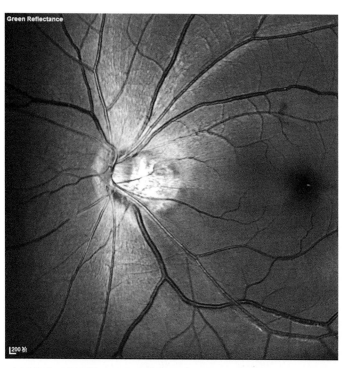

图 4-6-1(8) 左眼绿光反射图像显示视盘鼻侧呈暗灰色，与视盘鼻侧 RNFL 变薄的区域对应，
视盘颞下弓形神经纤维丢失区呈暗灰色

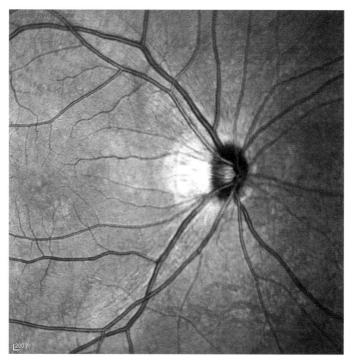

图 4-6-1（9） 右眼红外光反射图像未见异常

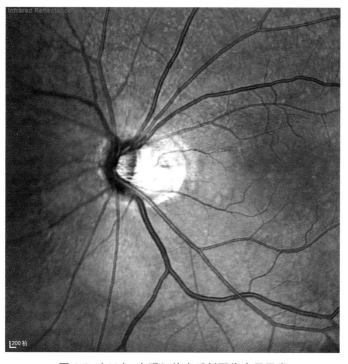

图 4-6-1（10） 左眼红外光反射图像未见异常

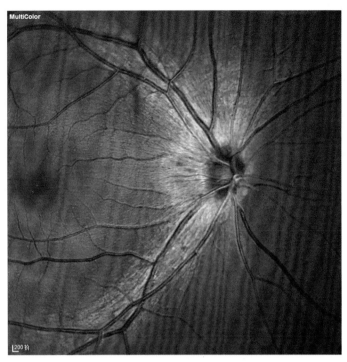

图 4-6-1(11) 右眼炫彩成像显示视盘鼻侧呈暗红色,与视盘鼻侧 RNFL 变薄的区域对应

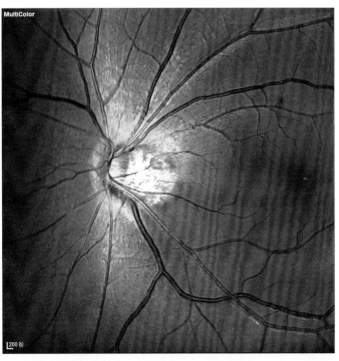

图 4-6-1(12) 左眼炫彩成像显示视盘鼻侧呈暗红色,与视盘鼻侧 RNFL 变薄的区域对应,
视盘颞下弓形神经纤维丢失区呈暗红色

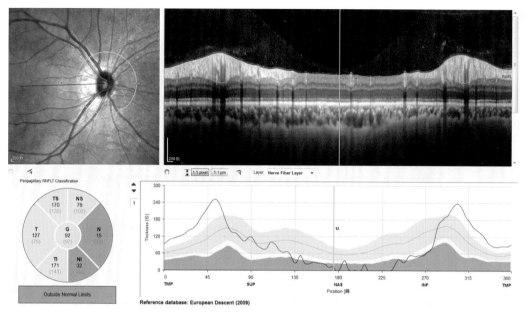

图 4-6-1(13) 右眼视盘周围 OCT 扫描显示视盘鼻侧和鼻下 RNFL 厚度明显变薄

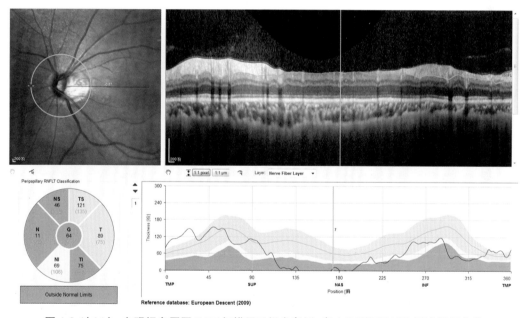

图 4-6-1(14) 左眼视盘周围 OCT 扫描显示视盘鼻侧、鼻上和颞下 RNFL 厚度明显变薄

第七节 颅内压增高所致视盘水肿

【概述】各种原因引起的颅内压增高都有可能导致视盘水肿(papilledema),它是由于大脑蛛网膜下腔与视神经鞘膜下间隙相通所致,颅内压增高的原因可分为特发性和继发性。

【临床表现】通常累及双眼,程度基本一致,早期表现为双眼一过性黑矇、视野生理盲点扩大，视盘水肿，随着疾病进展可出现双眼进行性的视野向心性缩小，视力下降，视神经萎缩，可伴有耳鸣、头痛等症状。

【影像学检查】眼底彩照可见双眼视盘边界不清，伴视网膜血管走行迂曲、视盘周围线状出血，严重的病例视盘上的血管轮廓不清，萎缩期表现为双眼视盘不同程度的萎缩。双眼 OCT 显示 RNFL 全周增厚，萎缩期显示 RNFL 全周变薄，伴 GCL 弥漫变薄。头颅磁共振可见双眼视神经增粗，冠状位 T2WI 显示视神经鞘膜下间隙增宽，可见患者脑室扩大。根据患者颅高压原因不同，可表现为颅内占位、静脉窦血栓或脑膜炎等相应病因的特征性改变，特发性颅高压患者脑室无明显扩大，头颅磁共振表现为空蝶鞍及视神经鞘膜下间隙增宽。

【治疗】治疗原发病，可口服碳酸酐酶抑制剂减少脑脊液及房水的分泌。部分难治性颅高压，可考虑行视神经鞘开窗或脑室-腹腔分流术。

【炫彩成像的应用价值】蓝光和绿光反射图像以及炫彩成像对视盘水肿的显示以及萎缩期视盘周围 RNFL 丢失的显示优于普通眼底彩照。

【病例 4-7-1】患者女性，48 岁，双眼视力下降伴一过性黑矇，耳鸣半年。诊断为特发性颅高压。

眼底表现如图 4-7-1。

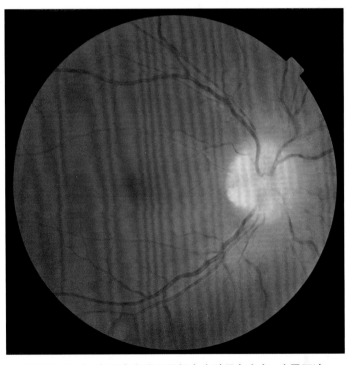

图 4-7-1(1)　右眼底彩照可见视盘水肿呈灰白色，边界不清

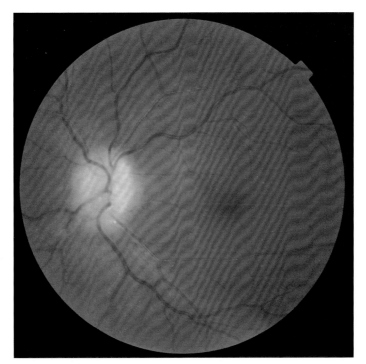

图 4-7-1(2) 眼底彩照可见视盘水肿呈灰白色,边界不清,水肿程度较右眼轻

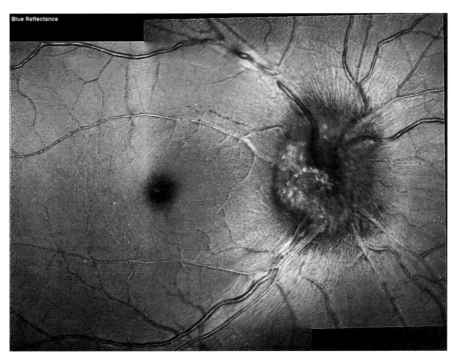

图 4-7-1(3) 右眼蓝光反射图像显示视盘水肿呈低反射,边界不清,
颞侧视盘表面可见颗粒状高反射改变,盘周 RNFL 呈放射状高反射

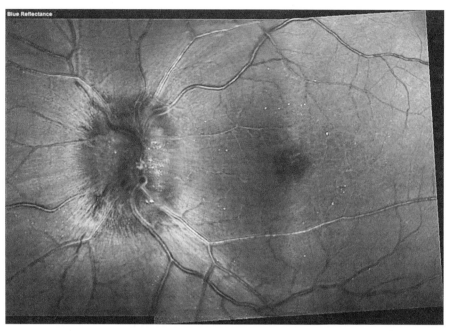

图 4-7-1(4) 左眼蓝光反射图像显示视盘水肿呈低反射，边界不清，视盘颞侧表面和视盘鼻侧可见
颗粒状高反射改变，较右眼少，黄斑区周围散在高反射点，盘周 RNFL 呈放射状高反射

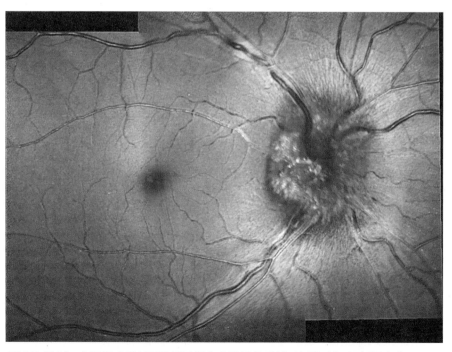

图 4-7-1(5) 右眼绿光反射图像显示视盘水肿呈低反射，边界不清，颞侧视盘表面可见
颗粒状高反射改变，盘周 RNFL 呈放射状高反射

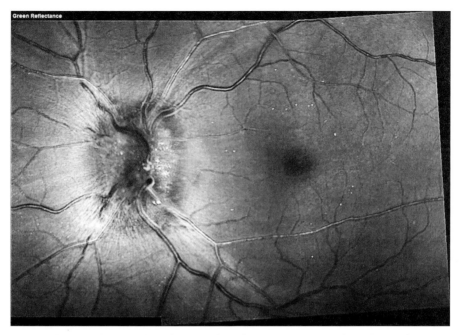

图 4-7-1(6)　左眼绿光反射图像显示视盘水肿呈低反射,边界不清,视盘颞侧表面可见颗粒状高反射改变,较右眼少,黄斑区周围散在高反射点,盘周 RNFL 呈放射状高反射

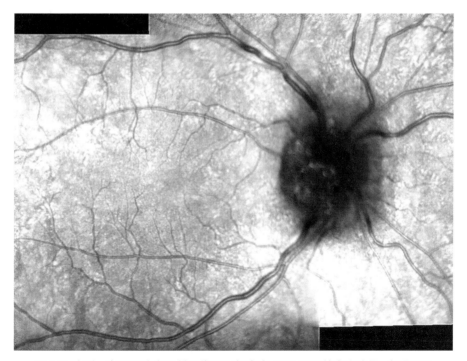

图 4-7-1(7)　右眼红外光反射图像显示视盘在 RPE 层面的真实边界,盘周可见表面水肿的投影(暗影),颞侧视盘可见高反射颗粒状改变

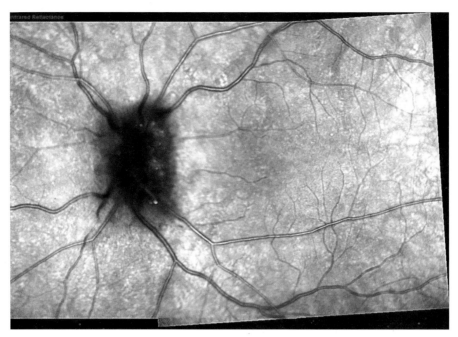

图 4-7-1(8) 左眼红外光反射图像显示视盘边界不清,鼻侧视盘可见高反射颗粒状改变

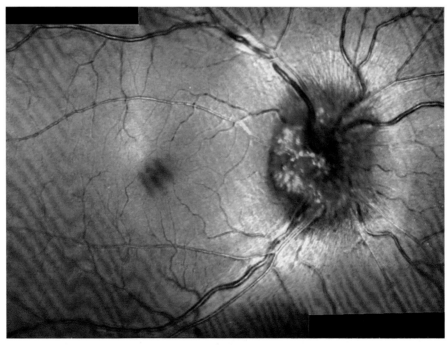

图 4-7-1(9) 右眼炫彩成像显示视盘水肿亮绿色,边界不清,视盘颞侧表面可见
颗粒状亮绿色改变,周围放射状 RNFL 呈黄绿色

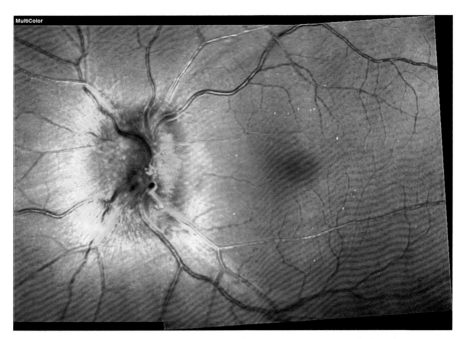

图 4-7-1(10) 左眼炫彩成像显示视盘水肿亮绿色,边界不清,视盘鼻侧表面可见
颗粒状亮绿色改变,周围放射状 RNFL 呈黄绿色,黄斑区散在高亮点状改变

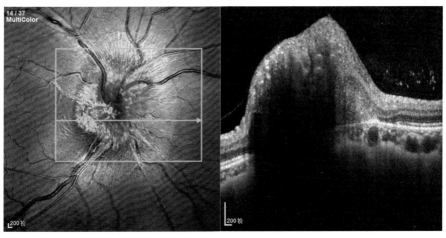

图 4-7-1(11) 右眼炫彩成像联合 OCT 显示经过视盘的横向扫描可见视盘明显隆起,
OCT 上视盘浅层的颗粒状高反射病灶与炫彩成像上的亮绿色颗粒状病灶对应

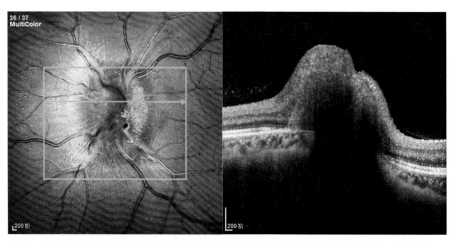

图 4-7-1(12) 左眼炫彩成像联合 OCT 显示经过视盘的横向扫描可见视盘明显隆起，
OCT 上视盘浅层的颗粒状高反射病灶与炫彩成像上的亮绿色颗粒状病灶对应

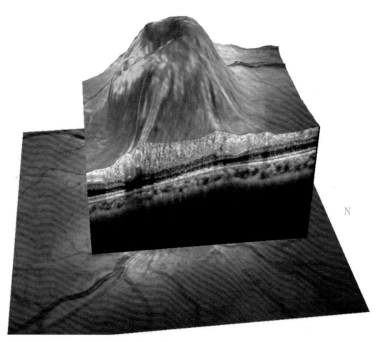

图 4-7-1(13) 右眼视盘炫彩立体成像显示视盘水肿

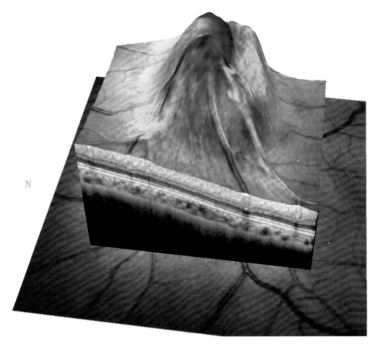

图 4-7-1(14) 左眼视盘炫彩立体成像显示视盘水肿

第八节 视盘小凹

【概述】视盘小凹（optic disc pit）是指位于视盘边缘的圆形或卵圆形灰白色小凹陷，常位于视盘颞侧，也可出现在视盘其他任何部位，为神经外胚层发育缺陷，胚裂上缘闭合不全所致，多为单眼发病。

【临床表现】单纯的视盘小凹患眼可无症状，如合并黄斑区浆液性视网膜脱离（约25%～75%），则出现视物变形、视物模糊、视物变小甚至视力明显下降等视觉障碍。

【影像学检查】眼底检查可见视盘边缘灰白色圆形或卵圆形凹陷，可伴有邻近脉络膜视网膜萎缩灶或色素上皮改变，合并有黄斑区浆液性视网膜脱离时，可见黄斑中心凹反光消失，后极部视网膜水肿、脱离。患眼 FFA 早期显示小凹处弱荧光，逐渐边缘着染，晚期强荧光。患眼 OCT 可见视盘边缘区域筛板组织缺失，形成邻近视盘正常凹陷的另一个凹陷，合并黄斑区浆液性视网膜脱离时，可见黄斑区视网膜神经上皮层与色素上皮层分离，伴局部视网膜劈裂腔形成。

【治疗】视盘小凹合并视网膜脱离时需行手术治疗。

【炫彩成像的应用价值】蓝光和绿光反射图像以及炫彩成像对视盘小凹周围 RNFL 丢失、RPE 改变和视盘周围结构改变的显示优于普通眼底彩照。

【病例 4-8-1】患者女性，30 岁，偶然发现左眼视力较右眼差 3 个月，既往史无特殊，BCVA 左眼 0.7，眼前段无特殊。诊断为左眼视盘小凹。

眼底表现如图 4-8-1。

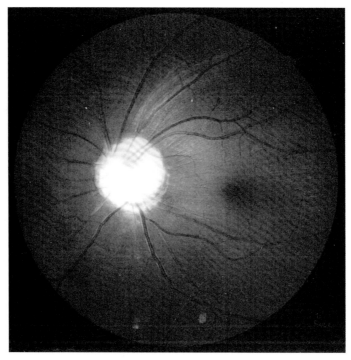

图 4-8-1(1) 左眼底彩照可见视盘鼻下方边缘卵圆形凹陷，
视盘颞侧可见放射状皱褶，视盘色白

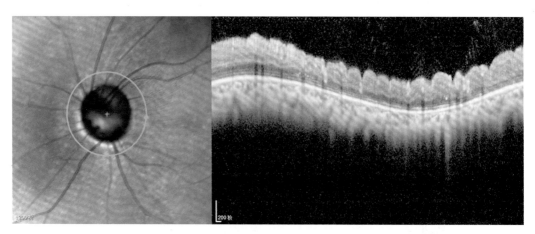

图 4-8-1(2) 左眼围绕视盘周围的 OCT 扫描显示视盘周围视网膜皱褶

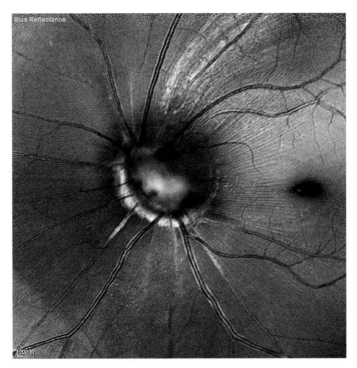

图 4-8-1(3)　蓝光反射图像显示鼻下方视盘凹陷部分呈灰白色,边缘呈白色,视盘鼻侧、下方、颞下和鼻上方色暗,提示 RNFL 丢失,视盘颞侧可见视网膜表面放射状皱褶呈暗灰色条纹

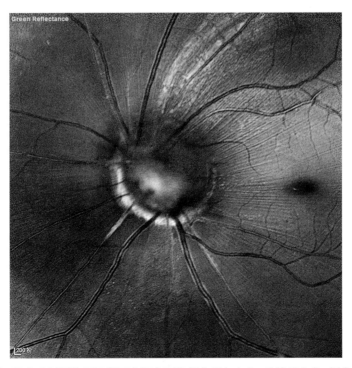

图 4-8-1(4)　绿光反射图像显示鼻下方视盘凹陷部分呈灰白色,边缘呈白色,视盘鼻侧、下方、颞下和鼻上方色暗,提示 RNFL 丢失,视盘颞侧可见视网膜表面放射状皱褶呈暗灰色条纹

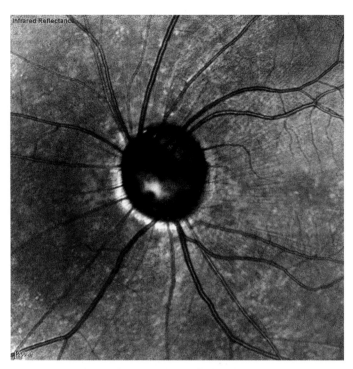

图 4-8-1(5)　红外光反射图像显示鼻下方视盘凹陷部分呈灰白色，边缘呈白色，视盘鼻侧色暗，
视盘颞侧可见视网膜表面放射状皱褶的投影

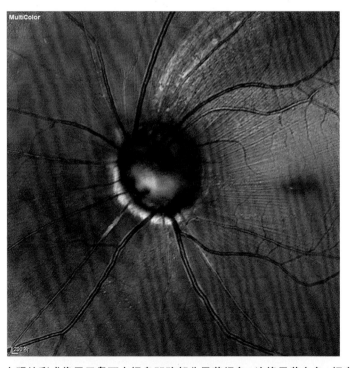

图 4-8-1(6)　左眼炫彩成像显示鼻下方视盘凹陷部分呈黄绿色，边缘呈黄白色，视盘鼻侧、下方、
颞下和鼻上方色暗红，提示 RNFL 丢失，视盘颞侧可见视网膜表面放射状皱褶呈暗红色条纹

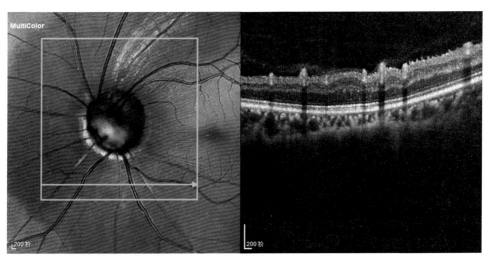

图 4-8-1(7)　左眼炫彩成像联合 OCT 显示经过视盘下方的横向 OCT 扫描可见
与炫彩成像上放射状条纹对应的视网膜表面皱褶和分支血管

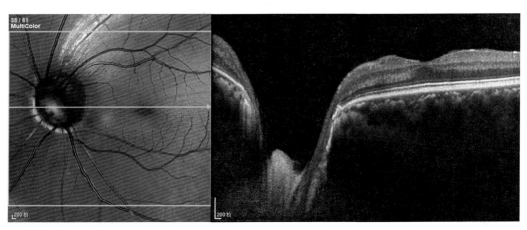

图 4-8-1(8)　左眼炫彩成像联合 OCT 显示经过视盘凹陷的横向 OCT 扫描可见视盘凹陷深，
视盘底部见高反射隆起，视盘鼻侧 RNFL 消失，视盘颞侧 RNFL 明显变薄

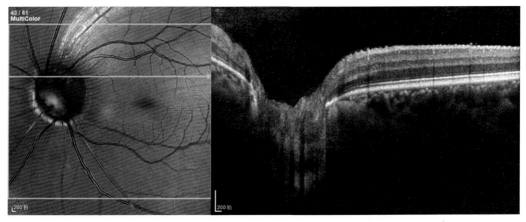

图 4-8-1(9)　左眼炫彩成像联合 OCT 显示经过上方视盘的横向 OCT 扫描可见视盘凹陷较下方明显变浅，
视盘鼻侧 RNFL 消失，视盘颞侧见视网膜表面皱褶

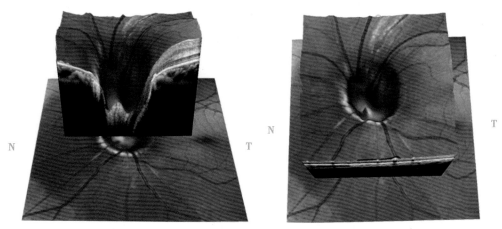

图 4-8-1(10) 左眼视盘立体扫描显示下方视盘明显凹陷(左图),视盘凹陷底部反射呈黄白色(右图),
N:鼻侧,T:颞侧

第九节 视盘玻璃疣

【概述】视盘玻璃疣(optic disc drusen,ODD)是由钙、氨基酸、核酸和黏多糖所组成的一种非细胞沉积物,位于视盘筛板前方或埋藏于视盘内,在人群中发生率为 0.3%~2.4%,多累及双眼。其发病机制尚未明确,目前认为可能由于轴突代谢异常、轴突中断、细胞内线粒体突出到细胞外,钙质不断沉积于细胞外线粒体,产生小的钙化小体,持续的钙质累积从而形成玻璃膜疣。家系研究还提示 ODD 存在不规律的不完全外显的显性遗传模式,且与视盘血管系统的先天发育不良有关。

【临床表现】ODD 在检眼镜下呈黄白色结节样改变,埋藏型 ODD 眼底镜检查不容易发现,可引起视盘隆起,边界不规则,呈水肿样外观,常见于儿童,通常无症状,易漏诊;随着年龄增长,约 60% 的 ODD 逐渐移向表面,形成临床检查可见的 ODD,玻璃膜疣呈圆形、苍白、轻度不规则突起,可单个分布或形成大的分叶状聚集,位于视盘某些部分,常有视野缺损(生理盲点扩大、全周视野缺损等)表现。有时 ODD 可引起诸如缺血性视神经病变、视网膜血管阻塞等并发症,使视力急性下降。

【影像学检查】眼底自发荧光、B 超和 OCT 可清晰显示 ODD 病灶,尤其在诊断埋藏型 ODD 中至关重要。玻璃疣在自发荧光上显示为强荧光,B 超上显示为强回声团,OCT 表现为视盘边缘旁的视网膜下不规则或类圆形的低反射灶,其周为高反射环。

【治疗】ODD 本身无需治疗,若出现缺血性视神经病变或视网膜血管阻塞等并发症,可做相关治疗。

【炫彩成像的应用价值】蓝光和绿光反射图像以及炫彩成像对视盘水肿和周围 RNFL 丢失的显示优于普通眼底彩照。

【病例 4-9-1】患者男性,55 岁,左眼视力下降一年余,既往史无特殊,BCVA 左眼 0.3,右眼 1.0,眼前段无特殊。诊断为左眼视盘埋藏玻璃疣。

眼底表现如图 4-9-1。

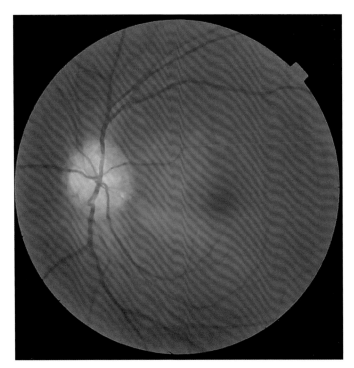

图 4-9-1(1) 左眼底彩照可见视盘边界不清,鼻侧隆起,颜色灰白

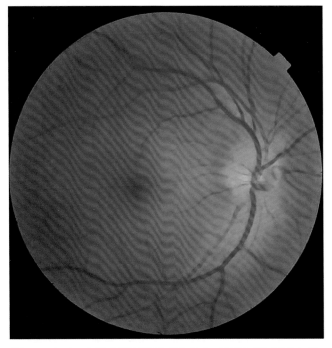

图 4-9-1(2) 右眼底彩照可见视盘偏小,边界欠清,颜色红润

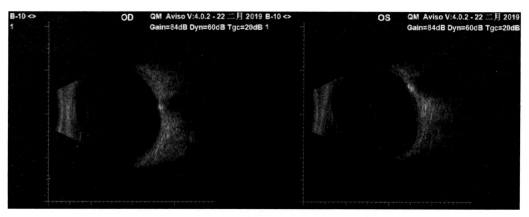

图 4-9-1（3） 双眼 B 超显示视盘表面点状强回声

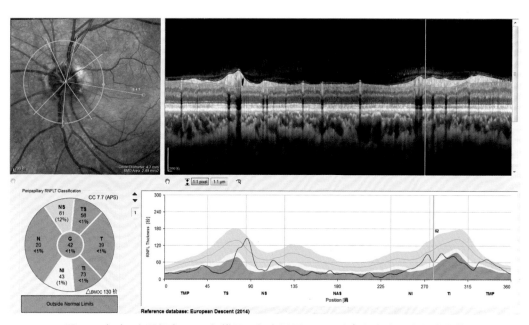

图 4-9-1（4） 左眼视盘 OCT 扫描显示视盘周围 RNFL 除鼻上方外厚度普遍变薄

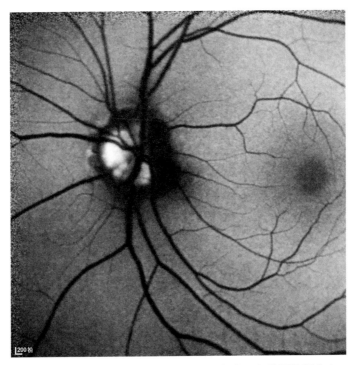

图 4-9-1(5)　左眼自发荧光可见来源于视盘深部的团状强荧光

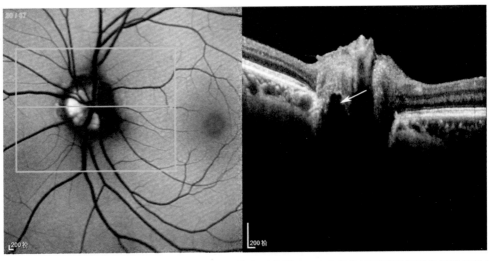

图 4-9-1(6)　左眼自发荧光联合 OCT 显示经过强荧光团的横向 OCT 视盘扫描可见视盘鼻侧低反射病灶
（箭头），病灶上表面有高反射边界

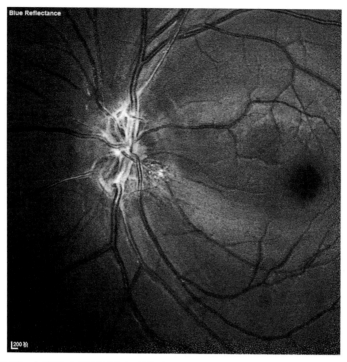

图 4-9-1(7) 左眼蓝光反射图像可见视盘颞上和颞下 RNFL 走行区域呈低反射暗区，
视乳头黄斑束也呈低反射暗区，提示 RNFL 丢失。视盘边界不清，
视盘部分血管呈高亮信号，提示视盘水肿

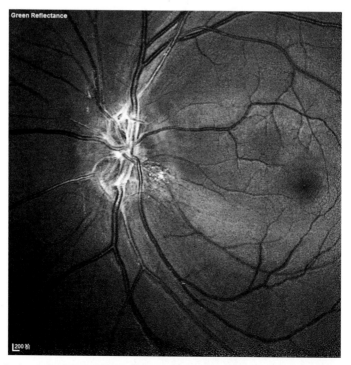

图 4-9-1(8) 左眼绿光反射图像可见视盘颞上和颞下 RNFL 走行区域呈低反射暗区，
视乳头黄斑束也呈低反射暗区，提示 RNFL 丢失。视盘边界不清，
视盘部分血管呈高亮信号，提示视盘水肿

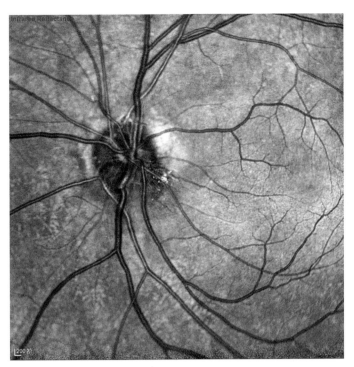

图 4-9-1(9) 左眼红外光反射图像可见下方视盘边界模糊,提示视盘水肿,
视盘颞下盘缘可见白色颗粒状改变

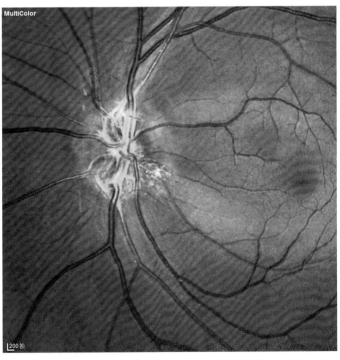

图 4-9-1(10) 左眼炫彩成像可见视盘呈暗绿色,视盘上的血管呈亮绿色,提示视盘水肿,
视盘颞下盘缘可见亮绿色颗粒状改变,视盘颞上和颞下 RNFL 走行区域呈暗红色,
视乳头黄斑束也呈暗红色,提示 RNFL 丢失

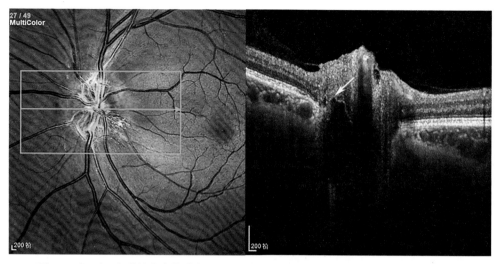

图 4-9-1(11) 左眼炫彩成像联合 OCT 显示经过视盘中央的横向 OCT 视盘扫描可见
视盘鼻侧低反射病灶,病灶上表面有高反射边界(箭头)

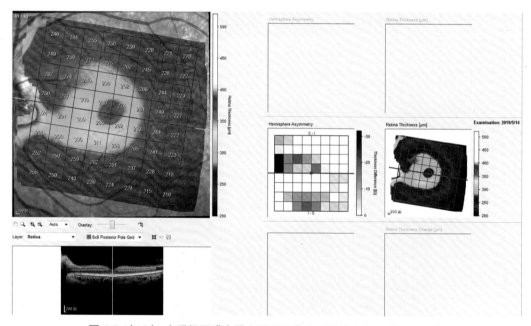

图 4-9-1(12) 左眼视网膜全厚度图显示黄斑区及周围视网膜厚度变薄

参 考 文 献

1. ACHESON J. Optic nerve and chiasmal disease[J]. J Neurol. 2000;247(8):587-96.

2. CHATZIRALLI I, THEODOSSIADIS P, THEODOSSIADIS GP. Optic disk pit maculopathy:current management strategies[J]. Clin Ophthalmol. 2018;12:1417-22.

3. CHUN BY, RIZZO JF. Dominant Optic Atrophy and Leber's Hereditary Optic Neuropathy:Update on Clinical Features and Current Therapeutic Approaches[J]. Semin Pediatr Neurol. 2017;24(2):129-34.

4. DENIS D, HUGO J, BEYLERIAN M, et al. Congenital abnormalities of the optic disc [J]. J Fr Ophtalmol.

2019，42（7）：778-789.

5. HOCH MJ，BRUNO MT，SHEPHERD TM. Advanced MRI of the Optic Nerve. J Neuroophthalmol[J]. 2017;37（2）：187-196.

6. IORGA RE，MORARU A，OZTURK MR，et al. The role of Optical Coherence Tomography in optic neuropathies[J]. Rom J Ophthalmol. 2018;62（1）：3-14.

7. NAKANO E，HATA M，OISHI A，et al. Quantitative comparison of disc rim color in optic nerve atrophy of compressive optic neuropathy and glaucomatous optic neuropathy[J]. Graefes Arch Clin Exp Ophthalmol. 2016;254（8）：1609-1616.

8. PEELER C，CESTARI DM. Non-Arteritic Anterior Ischemic Optic Neuropathy（NAION）：A Review and Update on Animal Models. Semin Ophthalmol[J]. 2016;31（1-2）：99-106.

9. RAMKUMAR HL，VERMA R，FERREYRA HA，et al. Myelinated Retinal Nerve Fiber Layer（RNFL）：A Comprehensive Review[J]. Int Ophthalmol Clin. 2018;58（4）：147-156.

10. TAN CT，MAO Z，QIU W，et al. International consensus diagnostic criteria for neuromyelitis optica spectrum disorders[J]. Neurology. 2016;86（5）：491-492.

11. THOMPSON AJ，BANWELL BL，BARKHOF F，et al. Diagnosis of multiple sclerosis：2017 revisions of the McDonald criteria[J]. Lancet Neurol. 2018;17（2）：162-173.

12. UZEL MM，KARACORLU M. Optic disk pits and optic disk pit maculopathy：A review[J]. Surv Ophthalmol. 2019，10（5）：595-607.

13. VUONG LN，HEDGES TR. Ganglion cell layer complex measurements in compressive optic neuropathy[J]. Curr Opin Ophthalmol. 2017，28（6）：573-578.

14. YU-WAI-MAN P，TURNBULL DM，CHINNERY PF. Leber hereditary optic neuropathy[J]. J Med Genet. 2002;39（3）：162-169.

15. HAMANN S，MALMQVIST L，COSTELLO F. Optic disc drusen：understanding an old problem from a new perspective[J]. Acta Ophthalmol，2018，96（7）：673-684.

16. PALMER E，GALE J，CROWSTON JG，et al. Optic Nerve Head Drusen：An Update[J]. Neuroophthalmology，2018，42（6）：367-384.